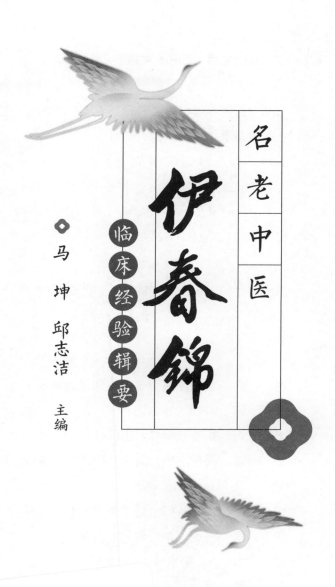

名老中医

伊春锦

临床经验辑要

◆ 马坤 邱志洁 主编

U0341287

海峡出版发行集团 THE STRAITS PUBLISHING & DISTRIBUTING GROUP | 福建科学技术出版社 FUJIAN SCIENCE & TECHNOLOGY PUBLISHING HOUSE

图书在版编目（CIP）数据

名老中医伊春锦临床经验辑要 / 马坤，邱志洁主编 . —
福州：福建科学技术出版社，2021.6
ISBN 978-7-5335-6458-2

Ⅰ . ①名… Ⅱ . ①马… ②邱… Ⅲ . ①中医临床—经
验—中国—现代 Ⅳ . ① R249.7

中国版本图书馆 CIP 数据核字（2021）第 066926 号

书　　名	名老中医伊春锦临床经验辑要
主　　编	马坤　邱志洁
出版发行	福建科学技术出版社
社　　址	福州市东水路 76 号（邮编 350001）
网　　址	www.fjstp.com
经　　销	福建新华发行（集团）有限责任公司
印　　刷	福州万紫千红印刷有限公司
开　　本	700 毫米 ×1000 毫米　1 / 16
印　　张	14.75
字　　数	238 千字
版　　次	2021 年 6 月第 1 版
印　　次	2021 年 6 月第 1 次印刷
书　　号	ISBN 978-7-5335-6458-2
定　　价	88.00 元

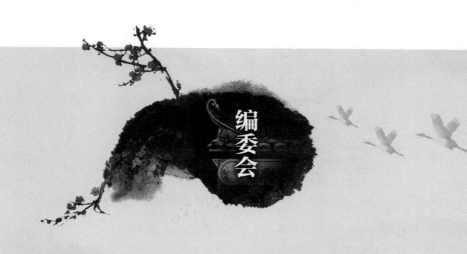

编委会

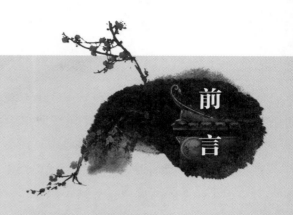

前言

　　中华传统文化源远流长，中医学更是理论知识和临床经验相结合的宝藏，而伊春锦老师无疑是这些宝藏的持有者之一。

　　伊春锦老师生于 1951 年 2 月，福建松溪县人，从事中医专业近 50 年。2012 年被评为全国第五批名老中医学术继承人指导老师，笔者有幸成为其学术继承人。

　　伊春锦老师少年时期的中国，刚从一个旧的时代走来，人民的医疗卫生保障也极度匮乏。目睹此境，伊春锦老师立志学医。她从基层做起，中医、西医均有涉猎，从事的是中医全科，为她以后的医学道路奠定了宽广的基础。但她仍觉需要进一步提高，于是先后跟随多位名师学习，再加上她长期勤奋刻苦学习和临证，逐渐形成了自己以中医脾胃病为主的学术思想和临床特色。

　　近 50 年医路走来，伊春锦老师深知学医的艰辛和不易，而中医目前又面临着众多的传承困局。中医临床整体疗效不佳，使得中医药和人们的日常医疗保健渐行渐远。中医的学术特点又使接受了现代科学体系的新一代年轻学子接受难度增加，无疑使信心受挫，导致中医人才缺乏、后继乏人。而老中医是理论和实践的最佳结合者，通过他们可以让患者看到疗效，让后学者们树立信心。

　　人生有涯而知也无涯，学术的传承需要中医人一代一代薪火相传。伊春锦老师认为不但要传承对中医的信仰、信心，只有这样才能指引我们在医海泛舟，无论有多大的风浪都不改其志，还要多读书、广泛涉猎，读有字之书；要勤临证、胆大心细，而临床则是无字之书。要站在前人的肩上继承他们的宝贵经验，又要与时代同行，学习现代科学先进的技术，与时俱进、开拓进取。提高中医的临床疗效，而疗效是中医的立身立命之本。同时能让更多的人认识中医、学习中医，这样中医之树才能长青。

　　我们学术继承团队收集整理了伊春锦老师近50年来临床医案、学术论文，认真总结其学术思想和临床经验，尽量把老师的医术完整、全面地呈现给读者，以供临床学习参考之用，希望这本书能成为临证的好帮手。

　　本书内容分为7个部分：第一部分介绍了伊春锦老师的学医经历，揭示其学术思想的渊源；第二部分概括了伊春锦老师的主要学术思想；第三部分介绍伊春锦老师的临证经验，分诊断、治法、具体疾病诊治经验等几个方面；第四部分介绍了伊春锦老师选方用药的经验，包括常用药物和常用方剂的使用经验和体会；第五部分列举了伊春锦老师有代表性的临证医案；第六部分为医话随谈，以学生提问老师回答的形式解答了临床中常见的问题及学生的疑惑；第七部分为伊春锦老师及其传承团队论文摘要的选录。

　　对于本书稿提供热情帮助、提出见解的前辈、同道和朋友，在此一并表示真挚的谢意！同时由于编者水平所限，并不能完整地复原老师的学术思想，甚至有可能别解老师之意，望读者明眼。鉴于时间仓促，书中难免错讹之处，冀高贤予以厘正，不胜感激。

马坤

2021年于伊春锦名老中医工作室

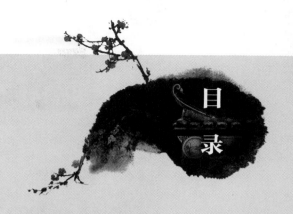

目 录

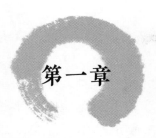

第一章

医家小传

一、伊春锦简介

　　伊春锦，女，1951 年 2 月生，福建松溪县人，毕业于广州中医药大学，现为福建省立医院中医科主任医师。从事中医专业近 50 年。1992 年在广州中医药大学附属第一医院进修 1 年，1997 年参加全国中西医结合消化系统疾病学习班及风湿病学习班。擅长中医消化病、肝胆病、风湿病、偏头痛、带状疱疹、妇女不明原因性水肿等疑难杂证的诊治。在中医消化病方面造诣尤深，先后发表或指导学术论文 40 余篇，编写专著《蔬菜治百病》1 本。担任福建省中西医结合学会肝病委员会常务委员兼秘书，福建省中医药学会脾胃病分会常务委员，福建省中西医结合学会活血化瘀分会副主任委员。2012 年评为全国第五批名老中医学术继承人指导老师。

二、伊春锦学医历程

　　伊春锦老师出生于中华人民共和国建国伊始，百废待兴，当时卫生保健工作面临着的是一个"病多""医少""药少"的局面，劳动人民根本享受不到基本的卫生保障，各种急慢性病、传染病、寄生虫病和地方病严重威胁着人民群众的生命和健康。"感往昔之沦丧，伤横夭之莫救"，伊春锦老师立志发奋学医。1970年从医开始师从林吉顺教授学习西医诊断治疗，1971年3月到建阳卫生学校学习西医临床基本知识。毕业后在基层卫生院担任全科医生，诊治内外妇儿各种疾病，还从事人流、结扎、上环及接生等工作。"人之所病病疾多，医之所病病道少"，因根植基层，目睹中医药的简便廉验，又深感所学有限，于是在1975年5月起到广州中医学院学习，系统学习中医基础理论、四大经典以及其他基础和临床课程5年，同时拜访名师接受指点。其间师从广州中医学院熊曼琪、郑中英、劳绍贤等教授，也跟随黄志刚老中医学习。其中熊曼琪教授对《伤寒论》造诣很深，劳绍贤教授对胃溃疡、溃疡性结肠炎、胃炎等消化系统疾病的诊治研究较深，开发了"肠炎灵""和胃片""胃炎消"等治疗消化系统疾病的成药，这些对伊春锦老师的影响很大。1983年左右曾跟随俞长荣、杨春波教授学习并参与杨春波教授的脾胃湿热证课题研究。俞长荣教授也是一位伤寒大家，颇多著述；杨春波教授尤其擅长消化系统和发热性疾病的诊治，对胃、肠、肝病的治疗及脾胃理论的研究造诣很深，曾获得多项成果嘉奖。脾胃湿热证的研究对伊春锦老师影响较多，她在临床上根据闽地气候湿热的特点，也常常临证应用绵茵陈、蒲公英、黄芩等清热化湿之品。伊春锦老师于1990年再次到广州中医学院附一医院进修，跟师邓铁涛、许鑫梅等教授以解临证之惑。许鑫梅教授也是一位治疗消化系统疾病非常有特色的老中医药专家，对胃肠道溃疡性及炎性疾病、肝炎、胆囊炎以及老年病等诊治经验丰富。她重视脾胃病从肝论治，注意心理因素对患者的影响。这些也体现在伊春锦老师日常治疗肠易激综合征、慢性胃炎等疾病时常常配合佛手、香附、素馨花、绿梅花等疏肝解郁之品，同时给患者以情志疏导。邓铁涛教授对中医脾胃理论的造诣颇深，并将其应用于多种现代医学诊断的疾病诊治中，在多种疑难杂症的治疗上获得了一定突破，如重症肌无力、再生障碍性贫血等。他极力主张"伤寒""温病"统一辨证论治，重视痰瘀在致病中的作用。这些临证经验对伊春锦老师也产生了较大的影响，如在治疗慢性萎缩性胃炎伴有肠上皮化生的患者时，伊春锦老师常常配合茯苓、白术等健脾化湿及三棱、莪术等活血化瘀之品。

　　伊春锦老师在学术成长的道路上汇聚各名家之长，结合自身的临床实际，逐渐形成了自己独特的学术特点。平时跟师，观其处方，再结合以上这些学医经历，仍可窥见其中印迹，可见这些学术经历对伊春锦老师学术思想的形成产生了深远的影响。

三、伊春锦主要学术思想

伊春锦老师从事中医专业近 50 载，熟读《黄帝内经》《伤寒论》《脾胃论》等经典著作，并深入研究其中章节，结合长期的医疗实践，本着理论和实践相结合的思想，从理论到实践，再从实践到理论的螺旋式肯定－否定－肯定过程后，由博返约，最终形成了自己独特的临床学术思想和学术专长。从伊春锦老师的学医经历可以看出，她是先学习西医，慕中医之瑰美，继而登堂入室，现临床衷中参西，突出中医药在临床中的优势，充分利用现代医学先进的检查手段和医学界新的医疗理念，西为中用。再者就是从基层做起、从全科做起，打下了坚实的临床基础，受历次的学习和进修经历的影响，逐渐形成了目前以消化系统疾病为主的"术业有专攻"的现状。通过长期的临床实践，伊春锦老师逐渐形成了自己独特学术思想：①强调整体观念及辨证论治的精髓。②古今结合，衷中参西。③宏观辨证与微观指标相结合，辨证和辨病相结合。④专注脾胃后天，重视湿热痰瘀毒为患。

第二章

伊春锦学术思想概述

一、伊春锦学术思想概述

（一）强调整体观念及辨证论治的精髓

整体观念与辨证论治是中医理论体系的主要特点，是中医的优势所在。

整体观念主要包括人体自身的整体性、人与自然环境的相统一，以及人与社会环境的相统一。而人体自身的整体性主要体现在五脏一体观和形神一体观上。五脏一体观主要强调人体是一个以心脏为主导、各脏腑密切相连协作的有机整体，而形神一体观即是形体与精神的相互结合与统一。由此可见，五脏精气盛衰与精神活动有着密切关系，长期的精神活动异常将影响五脏之气的运行，进而引起五脏精气相应的病变。而人与社会环境的统一性恰也能解释上述理论。

人是具有社会属性的，社会因素中政治、经济、文化、婚姻、人际关系等均可影响人体的生理、心理和病理变化。《素问·玉机真藏论》说："忧恐悲喜怒，令不得以其次，故令人有大病矣。"有人对一组 596 例慢性结肠炎患者进行发病诱因调查，有情志因素者 311 例，占 52.2%，其中以怒、思、恐 3 种精神因素关系最大；又有对 280 例胃痛患者证型进行调查，其中肝胃气滞证占 57.5%、肝郁脾虚证占 26.1%，可见肝郁在胃痛中占了绝对优势。对于这些现象，现已经可以通过动物实验或人体的生物化学、免疫等方面测试研究证实。有人观察到将小白鼠严格束缚在震荡器械上紧张颠簸，经过一段时间可发生胃溃疡。研究发现人体在紧张、焦虑、激动及愤怒时胃液分泌增加，胃酸和胃蛋白酶含量也增加，胃蠕动加快；若存在抑郁、悲伤、沮丧等精神因素时，胃液分泌减少，胃酸和胃蛋白酶量下降，胃蠕动减慢。可见情志精神因素可以通过交感、副交感神经影响胃肠分泌和运动功能，使胃黏膜屏障功能减弱而攻击因子增强逐渐形成溃疡等疾病。故伊春锦老师在临床上对患者的精神状态甚为注意，重视调理其情志以帮助疾病好转。如胃溃疡患者溃疡活动期常表现为肝郁或脾胃郁热，伊春锦老师在治疗上多采用健脾为主、疏肝为辅的方式，往往取得满意的疗效。且在诊疗患者时，除了了解病性外，尚需深入了解患者的工作与生活环境，以排除心理因素对治疗的干扰。临床上常见一些慢性胃痛、泄泻的患者，他们都经过各种药物的治疗，初用有效，时常复发，久之无效，其中不少患者是因为未排除心理因素对治疗与疾病的影响所致。对待这些患者首先应耐心倾听其诉说，让其压抑减轻，得到宣泄；然后要理解患者的疾苦，安慰并鼓励患者，使其增强生活的信心，战胜疾病。

　　临床上伊春锦老师对自然环境对人体的影响也较为重视。伊春锦老师常说，福建地处湿热，该地区患者患病易染湿热之邪，故治疗应常用清热利湿之品。

　　辨证论治是中医诊治疾病的基本原则，是运用中医学理论辨析有关疾病的资料以确立证候，论证其治则治法方药并付诸实际的思维和实践过程。其中辨证是将望闻问切四诊所收集到的与疾病相关的资料，运用中医学理论进行分析、综合、判断、概括为某种性质证候的过程。在辨识证候的同时应辨明疾病的病因、病位、病性及疾病的发展变化趋势。不同的病因、病位、病性及其发展趋势将决定了不同的治疗方案。其中伊春锦老师对病因的辨识尤为重视，认为治病应求本，只有对病因病机进行针对性的治疗方能从根本上治疗疾病。古人有云"百病之生，各有其因，因有所感，则显其症"，体内有病就必然能在体表得到反映。要善于审症求因、审因论治。而论治又包括因证立法、随证选方、据方施治3个步骤。从辨证到论治的各个步骤是环环紧扣、不可分割的，只有辨证正确了才能立法无误，随之方药对应而上，如此疗效方能显著。

（二）古今结合，衷中参西

　　上下五千年的文明，中医药是其重要的一部分，她至今仍然焕发着旺盛的生命力，其根源是其显著的临床疗效、独特的理论体系、丰富的治疗方法及纯天然的药物等。但因其年代久远、理论幽深、文字古奥，初学者难探其门径，且其辨证论治取决于医者主观本能的观察，形成四诊的局限性，较为主观，缺少量化、标准化，临床过程中随意性较强，较难形成统一的认识和标准。且历史的长河中，基于哲学基础的中医理论，也存在一些糟粕，也需要借助现代科学的辩证唯物主义思想及高科技技术来甄别。现代医学以其循证而显得直观，更易理解掌握。伊春锦老师认为现代中医应该古今结合，以传统的中医理论为根本，保存传统中医理论的精髓和特色，临床可以参考现代医学的检查结果，科研利用现代科技手段，为这门传统的医学插上腾飞的翅膀。

当今科技日新月异的变化情况下，疾病谱的变化、科技手段的更新，使中医学这门传统的医学也面临着新的机遇和挑战。伊春锦老师常讲，对于一个现代的中医师来讲，仅仅靠望闻问切已经不能满足临床的需要了，还要结合现代医学的一些检查手段和新的理念。她主张古今结合、衷中参西，一方面抓住中医传统理论精研深学，另一方面要会利用和参考现代技术手段，以古为本，以今为辅。

（三）宏观辨证与微观指标相结合，辨证和辨病相结合

大千世界，芸芸众生，历来研究医学的方法众多，传统之格物致知，现代之循证医学，均为研究之法门。然孰优孰劣，难分伯仲，当各取其长而避其短。整体观念是中医学的一个重要的特点和优势，因其古代条件所限发展而成。整体观念即人体本身是一个整体、人和自然是一个整体、人和社会是一个整体，即宏观辨证，和现代所谓生物—心理—社会医学模式有异曲同工之妙。事实证明，古之整体观念和今之循证医学虽研究方法上为"殊途"，在终点结果上常常"同归"，除去历史原因形成的糟粕不谈，现代医学愈发展愈能证明传统中医学中一些观念的正确性。如现代医学讲的由于心理因素导致身体产生疾病状态，和中医学的情志致病在观点认识上是一致的，不同的是现代医学从微观角度而中医学从宏观的角度。如在临床上，伊春锦老师研究认为慢性胃炎宏观辨证为湿热证的患者，在微观指标上多存在幽门螺杆菌感染，反之亦然。同时，清热化湿的中药如黄连、黄芩、蒲公英等在现代药理研究上对幽门螺杆菌均有不同程度的抑制作用。伊春锦老师认为现代医学理化检查可视为传统望、闻、问、切的延伸，可以为我所用。

在对疾病的诊治上，传统上以辨证论治为主。辨证论治是中医学的另一大特色，是保证中医临床疗效以及中医药能够传承几千年的关键和核心。证是疾病在发展过程中某一阶段的病理本质和变化宏观概括，可体现现阶段邪正交争的概况。辨证是对证候的辨析，有一定的阶段性；辨病是对疾病的辨析，具有系统整体性。二者都是认识疾病的过程。尽管在辨证思维过程中运用证候作为辨析疾病目标体现了中医

学诊病的特色,但是舍弃疾病的全过程和全貌而只考虑疾病的阶段性特点(即证候),则不能系统地了解疾病的本质,辨证的准确性也将受到质疑。反之,只确定疾病的类型,而没有辨出现阶段疾病的本质证候,那么治疗的有效性将难以保证。所以伊春锦老师十分重视辨病与辨证的结合、中国传统经验与现代科技诊疗技术手段的结合。这是中医辨证论治的补充,如此才能提高中医的临床诊治水平。如伊春锦老师在治疗胃脘痛时,对于胃镜提示慢性萎缩性胃炎的患者,多在辨证的基础上加用白花蛇舌草、夏枯草,且认为慢性萎缩性胃炎多以脾胃虚弱证及胃络瘀血证为主,临床上自拟健脾活血汤治之;对反流性食管炎患者使用珍白合剂治疗往往取得不错的效果;根据临床观察脾胃虚弱是消化性溃疡的主要病机,以自拟芪香汤,健脾益气补血提高胃黏膜的防御功能,从而促使溃疡面快速地愈合。伊春锦老师认为坚持辨病与辨证相结合的诊疗思路不仅能提高临床疗效,而且能使我们的传统医学与时俱进,是继承古训、开拓创新的一种表现。

综上,伊春锦老师认为中医诊治疾病的过程中,传统中医宏观辨证要结合现代医学理论、微观表现,除辨证之外也要辨病。尽管中医的辨病对于临床治疗的指导意义不如辨证,而辨证又受医师临床经验和患者主观情况等因素的制约,会出现同一患者,不同的医师出现辨证和用药不同的情况,就是对同一患者,重复性也不尽相同。现代医学诊病,结合症状、体征以及理化检查指标的结果,辨病具有客观、准确、重复性强的特点,而且对治疗有很强的指导意义。如临床上遇到胸闷、胸痛的患者,中医辨证为气滞血瘀证,而结合心电图、肌钙蛋白等现代检测手段提示为急性心肌梗死,若不能结合现代医学,不能准确判断预后,则贻误病情。治疗上,中医理气活血化瘀,而西医在时间窗内开通闭塞血管,辅以他汀类药物调脂、稳定斑块、抗血小板等治疗,两者联合,扬长避短,既可挽救患者生命又可规避医疗风险。

针对现代医学和中医学不同的特点,对于现代医学诊断明确的疾病,根据不同的中医证候拟定专病专方,用之临床,疗效确切,便于推广。伊春锦老师在临床上常常应用这种思维,拟定了治疗慢性萎缩性胃炎伴有癌前病变的"胃炎1号"、治疗食管炎的珍白合剂等专病专方。

（四）专注后天脾胃，重视湿热痰瘀毒为患

《素问·太阴阳明论》曰:"脾胃土也,治中央……生万物而法天地,故上下至头足。"李东垣也认为"内伤脾胃,百病乃生"。伊春锦老师遥承古训,详审虚实,对脾胃的重视不仅体现在治疗消化系统疾病中,也体现在治疗其他系统疾病的辨证

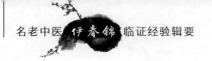

用药上。由于中焦脾胃功能紊乱常常导致气机紊乱及病理产物生成，伊春锦老师尤其重视湿热、痰浊、瘀血、毒邪为患，常常观其脉证，知犯何逆，随证治之。伊春锦老师认为只有充分、正确地认识脾胃的生理病理特点才能更好地运用到临床。

脾是脏，属阴，为阴土、湿土，胃为腑，属阳，为阳土、燥土，两者互为表里，五行属性为土。脾胃主受纳、运化水谷，为气血生化之源、后天之本，滋润濡养脏腑四肢百骸。伊春锦老师认为脾和胃临床上有合而论之，亦有分而论治。合而论之，常把脾胃作为一个功能整体，体现在消化吸收、生血、抵御外邪及机体的自我康复能力等方面。分而论之，在生理和病理上体现在运化和受纳、燥湿相济、升降相因等方面。

中医自古重视脾胃，有"有胃气则生，无胃气则死"的说法，脾胃的功能状态直接影响人的生、长、壮、老、已每个阶段的生命状态，甚至可以说是主宰，可见脾胃对于人体的重要性。伊春锦老师认为应把脾胃作为一个功能整体来看待，若功能出现异常，则水谷精微化生减少，后天不足以充养先天，出现元气不足、营卫不和，机体容易感染邪气且自我修复能力下降，或出现反复感邪以致经年不愈。所以在治疗这类疾病的时候，伊春锦老师常常从脾胃入手，脾胃健运、气血充足而疾病易愈，常常以补中益气汤加减取效，在用药时也尽量顾护脾胃，避免药物损伤生机，影响机体康复。同时在指导摄生时，伊春锦老师认为科学合理地饮食、适当运动、戒烟酒、畅情志，均有利于保持脾胃功能良好地运转，脾胃为生命之根，可以使生命之树长青。伊春锦老师结合现代身心医学和传统医学理论，认为良好的情绪可以使肝气调达，脾胃得肝气之疏泄有度，加之饮食有节、起居有常，四季脾（胃）旺而不受邪，避免了虚邪贼风对人体的戕害。若脾胃调养不当，就会产生高脂血症、高尿酸血症、糖尿病、高血压等诸多疾病。

伊春锦老师认为临床上因脾和胃两者之间以及脾胃和其他脏腑之间正常协调的生理功能出现障碍而产生病理状态，主要体现在运和受、燥和湿、升和降以及和其他脏腑之间失序。

脾主运化，主将胃受纳的食物进行消化吸收形成水谷精微；胃主受纳，主摄纳饮食水谷，脾胃这一功能相辅相成。若受纳和运化失常，百病乃生。脾的运化失常，则出现饮食水谷不能运化，形成气血亏虚及病理产物的产生，出现腹胀、疲乏、腹泻、水肿、吐痰涎等症状。胃受纳失常，则出现饮食减少或多食易饥等症。伊春锦老师认为功能性消化不良基本内因为中气虚弱、脾胃本虚，以香乌消痞汤治疗。

"胃喜润而恶燥，脾喜燥而恶湿"，脾胃的湿和燥是相反相成、相互依存的。

胃为阳土，因其燥热方能腐熟和纳食。脾为阴土，因其滋润始有运化。燥湿乖戾，导致疾病的产生。脾虚不能运化，饮食留而为湿、为滞，进而影响胃之受纳。胃之燥热过盛，导致阳明腑实证或阳明经证，从而影响脾之运化。在脾病的治疗上，伊春锦老师常宗东垣，多用风药，多为性燥之品。胃燥热致病，多宗叶天士之清滋之法。

脾胃共居中焦，脾升胃降，是人体气机升降的枢纽。伊春锦老师认为脾升主要是升"清"，主要体现在脾气散精、维持脏器位置。此功能异常，谷之精微不能敷布，机体失养，则易出现头晕、肌肉瘦削、心悸、乏力等；水之精微不能输布，聚而成湿、成痰，变证频出；升提作用异常，可出现内脏下垂，如胃下垂等。而降主要是降"浊"。六腑以通为用，浊气不降就会出现如呕吐、呃逆等。治疗上当效法《类证治裁》"脾宜升则健，胃宜降则和"之旨，以健脾益气、和胃降逆为大法。伊春锦老师常用黄芪、党参、升麻、柴胡、桔梗、荷叶以健脾升提，用半夏、旋覆花、大黄、柿蒂等以和胃降逆。

脾胃和其他脏腑的关系，主要为肝脾、脾肾、肺脾、心脾之间的关系，在逻辑上主要运用中医的五行学说来阐述。伊春锦老师还认为若临证之时，诸绪繁多，无所适从，当舍诸多纷繁芜杂之头绪，独取诸中焦脾胃，以达到执中焦以达四旁。肝脾主要是木和土之间的关系，有木郁克土和土壅木郁之分。脾肾之间主要体现为水和土之间的关系，也就是先天和后天之间的关系。肺脾是土和金的关系，脾土虚不能生肺金导致肺病，即"土不生金"，肺金病也可引起脾土病，即"子盗母气"。脾与心体现为火和土的关系，心火不能下温脾土，导致运化失常，即"火不生土"。同时临床上火土同病，即"心脾两虚"，本证也是临床上常见的病症，有心悸、失眠、怔忡、疲乏等症状，治疗以归脾丸加减以健脾生血、养心安神。

伊春锦老师认为湿热痰瘀毒为人体气血津液不归正化而形成的病理产物，其根源在于脏腑功能失调，其中关键为脾胃功能失调。湿热痰瘀毒既为病理产物，又是致病因素。

脾胃功能异常，水液代谢失常，形成湿邪，湿聚成痰，郁而化热。脾胃既病，进而影响气血生成和运行形成瘀血。伊春锦老师认为脂肪肝的基本病机是：肝失疏泄，脾失健运，湿热内蕴，痰血阻滞而最终形成湿痰瘀阻互结，痹阻肝脏脉络而形成脂肪肝。治疗上以化痰清湿、健脾消导、活血化瘀、疏肝解郁为主，也可根据病情辅以清热、解毒、利胆、化积补肾、养肝等方法，自拟保肝降脂方（半夏 10g、何首乌 12g、白毛藤 30g、车前子 10g、泽泻 10g、黄精 15g、黄芪 30g、丹参 15g、柴胡 9g、枸杞子 15g、绞股蓝 15g、山楂 15g、决明子 15g、赤芍 10g、茵陈蒿 15g）

治疗，疗效满意。在治疗疣状胃炎时，伊春锦老师应用清热除湿、健脾益气、活血化瘀、软坚散结法取得良好的疗效。

伊春锦老师重视毒邪在致病中的作用，认为邪气（湿、热、瘀）胶结转甚，邪之甚者为毒。伊春锦老师认为在脾胃病的治疗中"毒"大致有以下含义：①脾胃运化、升降、气化失常，水湿痰饮内生，郁而化毒，为内生之毒，致使胃络瘀滞，腺体失于荣养萎缩，加之毒邪浸淫，终则发生肠上皮化生或上皮内瘤变。②饮食中毒素、外感戾气、杂气等致病因素积聚化毒，为外感之毒，如亚硝酸盐、黄曲霉菌、细菌、病毒等。在脾胃病诊治中外毒最为关键的是幽门螺杆菌，现代医学已经证明，慢性胃炎与幽门螺杆菌感染密切相关，而癌前病变是发生在慢性胃炎基础上的肠化生和上皮内瘤变。伊春锦老师认为内生之毒和外感之毒常互为因果。因毒致虚，因虚毒恋，急性期以祛邪为主兼扶正，缓解期以扶正为主兼解毒。伊春锦老师认为脾胃病中常见毒邪有 4 种：热毒、湿毒、痰毒、瘀毒。热毒或因感受热毒之邪，或各种内生病理产物久蕴酿毒。热毒致病除了热邪致病特点如内易攻脏腑、外易生疮疡外，热毒则更为猛烈，内生热毒多从化于体质。热毒易与他邪气兼杂，常见瘀血。湿毒也大抵来源于外感自然界湿毒之邪，或内生湿气郁久成毒，其致病特点除了湿邪病位趋下，黏腻难除外，湿毒常病情急迫，易致内脏疮疡（胃肠道溃疡），常与热毒相兼发病。痰毒是指由于机体气郁或阳虚，不能运化津液，聚而成痰，痰结较甚，久而不消成毒，其致病特点除了症状多端、表现不一外，多有病情重、变化快、预后差的特点，且常和瘀毒相兼。瘀毒为血行失畅，瘀久生毒，瘀毒内伏，其病位深，病势缠绵，病程久，发展快，病情重，常见体表或体内肿块坚硬如石，疼痛呈刺痛、固定不移等特点。瘀毒常和热邪相兼致病。临床在辨证毒邪时，还可以结合现代实验室检测结果和现代医学对疾病的认识，衷中参西，作为对临床无症可辨时的辨证参考依据。伊春锦老师在治疗慢性萎缩性胃炎伴有癌前病变时，认为本病以脾虚血瘀毒蕴证最为常见，治疗上提出健脾活血解毒为治疗大法，药用党参、黄芪、芡实等健脾，三棱、莪术活血化瘀，蛇舌草、仙鹤草以解毒。伊春锦老师还以六神丸配合协定方灌肠治疗慢性结肠炎，疗效满意。

二、学术思想渊源与中医各家学派源流的关系

（一）内经为源，伤寒为砥

《黄帝内经》《伤寒杂病论》作为中医四大经典中最为重要的两部著作，是中医各科的基础，是中医临床医师的必备基本功。《黄帝内经》偏于理论阐述，在其著作之中，仅有 13 方，而《伤寒杂病论》包括《伤寒论》和《金匮要略》，是一部寓理、法、方、药为一体的对临床辨证论治有着很重要指导意义的经典。前者侧重于论"道"，为临床提出临床思维的准则、纲领和法度，而后者更倾向于阐"术"，为临床指出具体的解决方法。日常临床临证之时，伊春锦老师认为中医是一个从理论到实践，再从实践到理论的不断螺旋式的上升过程，临床思维不能突破时，要从经典著作中找寻灵感。而以《黄帝内经》《伤寒杂病论》为代表的经典著作，则为临床思维泉源不竭之源头活水。她常常说："做一个好的中医临床医生，要多读书、勤临证"。

伊春锦老师年轻时期曾跟随俞长荣、熊曼琪、邓铁涛等名老中医学习，他们无一不是读经典、用经典的大家。受其影响，伊春锦老师刻苦研读《黄帝内经》《伤寒杂病论》等经典著作，通篇熟读，重点章节精读甚至背诵，并查阅古今医家对其注释，透彻领悟其中内涵，通过临证反复验证，去伪存真，多有心得和体会。"脾为后天之本"理论渊源出于《黄帝内经》，伊春锦老师临证时尤重视脾胃的顾护，认为脾胃之气健运，水谷精微可以化生，精气充沛，未病防病，既病易愈，同时临证时为防苦寒之品损伤脾胃生机，常辅以健脾之法。源于《黄帝内经》的气血理论，后世概括为"气为血之帅，血为气之母"，气血辨证也是伊春锦老师常用的辨证方法之一。气机调畅，百病不生，一有弗郁，百病生焉。脾胃病常常合并情志障碍，伊春锦老师认为一和脾胃中焦枢机不利有关，二和肝郁有关（木旺克土、土壅木郁）。《伤寒杂病论》开创了"六经辨证"的辨证论治体系，其所载方剂被后世称为经方，临证准确，疗效卓著。小建中汤、半夏泻心汤、旋覆代赭汤等是伊春锦老师常用的方剂，同时她也会根据临床实际，结合现代医学研究成果，常常临证加减，有时和时方结合应用。

（二）勤求古训，博采众方

伊春锦老师认为经典是临床的基石，基本的规律不变，但随着时空的变化，自然环境、社会环境以及人的心理均逐渐发生着变化，临证需懂得权变，这就要从历代医家中勤求博采，汲取营养，学习他们是如何依据经典理论审时度势地适应当下现状，解决临床实际问题的。伊春锦老师上以私塾李东垣、汪绮石、叶天士等古圣，下以从游邓铁涛、杨春波等近贤，学有心得，用之临床，常常游刃有余、得心应手。

● 1. 李东垣

外感宗仲景，内伤法东垣，伊春锦老师临床上接诊消化系统疾病患者较多，而李东垣为"补土派"的开山之人，其所创的补中益气汤等都是伊春锦老师常用的方剂，对李东垣的代表作《脾胃论》《内外伤辨惑论》更是推崇备至。

《脾胃论》是李东垣学术思想的核心之一，脾胃为后天之本，在运化水谷化生精微物质以充养先天之本，维护人体正常身体机能的运转上起着重要的作用。同时脾胃踞中焦，为气机升降之枢纽，脾胃病变会导致气机紊乱、元气损伤、气火失调。伊春锦老师精研李氏著作，深得其精髓，临证常以脾胃为论治之本，常用李氏升发脾胃阳气之法。

（1）甘温除热

甘温除热法肇端于《内经》："劳者温之，损者益之"。《脾胃论》曰："若饮食失节，寒温不适，则脾胃乃伤。喜怒忧恐，损耗元气。既脾胃气衰，元气不足，而心火独盛。心火者，阴火也，起于下焦，其系心，心不主令，相火代之；相火，下焦包络之火，元气之贼也，火与元气不两立，一胜则一负。脾胃气虚，元气不足，清气下陷"。李氏曰："当以辛甘温之剂，补其中而升其阳，甘寒以泻其火则愈矣"。

李东垣所创补中益气汤是"甘温除热"法的代表方剂，整个方剂辛甘性温，广泛应用于气虚或阳虚发热。伊春锦老师认为气虚发热从现代医学的角度可能和体温调节障碍、免疫低下、慢性炎症状态以及功能性发热等有关，用之得当，效如桴鼓。

（2）阴火论

李氏据《内经》指出阴火乃内生之火，认为饮食劳倦、情志所伤为其病因，"上焦不行，下脘不通"，气火失调而生内热。《脾胃论》明确指出阴火为心火、肾火、肝火、肺火、经脉之火、五志化火、实火、虚火等，有虚有实，可分见于五脏、经脉等。

伊春锦老师认为对"阴火"的认识要避免虚火的误区，认为阴阳是一个相对概念，"阴火"之"阴"相对病位而言，虚实者皆有。大道至简，简单的道理切勿复杂化。

（3）用药及用量

李氏用药药味多量轻，用药虽多，但配伍严谨。李氏用"风药"较有特点。他继承张元素"风升生"之说，利用风药之升发外达之性，以达到调理气机、鼓舞正气的作用。如补中益气汤，升麻、柴胡用量很小。

伊春锦老师认为关于药物用量的问题，每个医者见解不同。若脾胃运化能力下降等慢性虚损性疾病，药多量轻，常收良效。若外感新病，需攻邪可视患者情况，亦可功大力专。医者，意也，存乎一心。

● 2. 汪绮石

汪绮石为明末医家，所著《理虚元鉴》是论述虚劳的专著。伊春锦老师擅治消化系统疾病，饮食劳倦、内伤积损多为其病因，故临证时常常借鉴《理虚元鉴》中虚劳的临证思路及用药，同时该书对现代医学的心理障碍、疾病的慢性状态及亚健康的治疗也有一定的指导意义。

（1）虚劳六因说

绮石认为虚劳的病因主要有 6 种，即先天之因、后天之因、痘疹之因、病后之因、外感之因、医药之因。子之所慎，齐、战、疾。伊春锦老师认为在当时能认识到医源性原因导致的慢性疾病是很不容易的，同时有指出临证用药要考虑到药物的副作用及不良反应，避免不良结果。因病致虚，我们要在养生及防治上做到慎避虚邪，避免不必要的消耗和损伤，既病防变。

（2）治从火立论

"壮火食气，少火生气"，绮石认为病理之火和虚劳有一定联系。伊春锦老师认为虚劳从火立论有其合理的一面，对于一些慢性疾病，免疫功能低下的同时伴有一些外邪的迁延感染，长期正邪交争，势必消耗人体的正气，为此绮石提出的"清金保肺"以及用药上甘润和缓，以期达到冲和之美。

（3）重三本二统

对虚劳的治疗，绮石主张三本二统。三本，肺、脾、肾。二统，统之于肺、脾。绮石认为："肺为五脏之天，脾为百骸之母，肾为性命之根，治肺、治脾、治肾，治虚之道毕矣。"还主张用药要平和，治脾不可过燥，治肾不可过用苦寒，治肺要清金保肺。绮石认为："凡阳虚为本者，其治之有统，统于脾也；阴虚为本者，其治之有统，统于肺也。"这有别于以脾肾为主的治疗虚劳的思路，伊春锦老师认为这种思路可以借鉴。

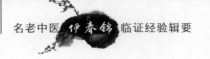

（4）倡未病先防

对于虚劳的预防及养生调摄，绮石提出"虚劳当治其未成"，并提出了"六节、八防、二护、三候、二守、三禁、四难"等预防。伊春锦老师认为这在临床中对患者的生活指导起着重要的作用。

● 3. 叶天士

《临证指南医案》是叶氏临床的真实再现，《温热论》则是其在温病理论上的创新，伊春锦老师认为其成书年代距今较近，其借鉴意义更大。叶氏脾胃及温病学术思想切合临床实际需要，伊春锦老师日常临证也多宗其法。

（1）卫气营血辨证

通过阅读叶天士的医案可知，叶氏精通《内经》《难经》《伤寒论》，尤对《伤寒论》的研究登峰造极，运用可谓是出神入化，是真正透彻领悟张仲景学术思想的医家之一。而《伤寒论》书中只提到温病，对其临床表现和治疗方法所论甚少，主要由于当时还有没有找到治疗温病有效的方法，或者通过伤寒六经辨证已经无法适应温病的临床需要，也就是说疗效欠佳，所以在《伤寒论》中只引而未发。然时势造英雄，清代瘟疫的流行为温病的研究提供了良好的临床条件，且之前的医家也为其理论和临床提供了基础，其中《伤寒论》在思维上对其影响最大。具体的疾病特点是不同的，一法不能尽赅诸病，针对不同的疾病谱，新的理论产生也是理所应当、形势所迫的。叶氏在继承前人研究成果的基础上结合自己的临床实践，形成了独特的"卫气营血"温病学术思想，这是对温病学说的发展和补充。

叶氏明确提出"温邪"，这和吴又可在《瘟疫论》中提出"戾气"理论上应该是一致的。在古代能有这种认识非常难能可贵。他提出"温邪上受，首先犯肺，逆传心包"，充分认识到了其传变迅速，严重时危及生命。逆传是温病的特殊传变规律。对其一般传变规律，突出"卫气营血"的传变。"大凡看法，卫之后方言气，营之后方言血。"按卫—气—营—血为一般传变规律。实际上疾病的发生卫气营血各阶段既有一般的传变，又有特殊的传变。在治疗方法上，"在卫，汗之可也，到气才可清气，入营犹可透热转气……入血就恐耗血动血，直须凉血散血。"强调邪气尚未到达气分不可用清气之药，邪气初入营分，犹可使邪气转入气分而解，突出气分药在传变二三阶段的过程中可以说是一以贯之的。同时其用词颇为精当，"可也""才可""犹可""直须"层次感分明，临证当权衡轻重斟酌应用。

（2）倡脾胃分治，创胃阴学说

李东垣脾胃理论重视脾胃阳气，将脾胃合论，详于治脾。而叶氏认为："纳食主胃，运化主脾，脾宜升则健，胃宜降则和。太阴湿土，得阳始运，阳明燥土，得阴自安，以脾喜刚燥，胃喜柔润也。"且脾为脏、胃为腑，提出脾胃分治原则。

叶氏认为若脾胃阳气虚则用东垣补中益气之法，若胃阴虚则不可用之，创胃阴学说。这是对脾胃学说的一大贡献。叶氏治疗胃阴虚症状如虚痞不食、舌绛咽干、烦渴等以麦门冬汤加减，以甘平或甘寒濡润药物清养胃阴，常用药物有麦冬、石斛、山药、玉竹、粳米、沙参、甘草等。

● 4. 邓铁涛

邓铁涛，广州开平县人，幼承庭训，业医70余载，当代国医大师。岭南和八闽地域相近，伊春锦老师有幸侍诊，深受其脾胃学术思想的影响。

（1）重视脾胃

中医认为脾主运化，胃主受纳，为后天之本。邓铁涛拓展了东垣升发脾阳说，除治疗胃下垂、子宫下垂等脏器下垂之外，还治疗如重症肌无力等。邓老提出重症肌无力的实质是脾胃虚，自拟强肌健力饮为主方。同时邓老对叶天士胃阴学说也有发挥。论治慢性萎缩性胃炎，邓老认为气阴虚瘀阻脉络和脾虚痰湿停聚为其主要病机。对于脾胃慢性疾病，邓老认为本病的病机是本虚标实，本虚是脾胃虚，脾以阳虚为主，胃以阴虚为主。标实不外痰浊、瘀血和火盛。治疗上用健脾气、养胃阴以治本，切忌温燥或滋腻，药用太子参、山药、石斛等；用活血、化湿、清热以治标，药用三棱、扁豆、茯苓、薏苡仁、川黄连、山栀子、黄柏等，用药上平和，以免破血伤气、清热损阳、化湿生燥。

（2）力主五脏相关

邓老一直在用五脏相关学说指导临床实践，强调以五脏为中心的脏腑之间的关系，并将自然、社会、人体本身环境与脏腑系统相联系。他把这种认识应用到慢性肝炎的治疗中，认为应肝脾同治，重点在脾，在疾病的演化过程中又会久病及肾。这种五脏相关学说对伊春锦老师也产生了较大的影响，她认为脾胃虚损日久，中焦气机斡旋失司，精微化生乏源，常累及他脏，出现肝、肺、肾、心的病症，故临证治疗脾胃病时常配合肝脾同治、脾肾同治、肝胃同治等。

（3）提出痰瘀相关

邓老据《黄帝内经》"津血同源"理论及结合长期临床实践，提出"痰瘀相关"

的理论，认为津血为正常生理物质，痰瘀为病理产物，痰瘀是津血不归正化的产物，二者之间存在内在生理和病理上的联系，并认为痰是瘀之始、瘀是痰之甚。故在治疗冠心病、高脂血症等疾病应用广泛"痰瘀相关"的理论。伊春锦老师受这种理论的影响在治疗慢性萎缩性胃炎伴有肠化时常常健脾化痰和活血解毒并举。

● 5. 杨春波

　　杨春波，福建人，第二、四批国家级名老中医，全国第三届"国医大师"，对脾胃病有深厚的造诣，尤对脾胃湿热证有深入的研究，创清化饮。因共居榕城，伊春锦老师有机会向其学习，在临床和科研上受其熏陶。

　　杨老重视脾胃湿热证，本证是临床常见的脾胃实证。杨老在 1992 年对脾胃湿热证开展研究，他认为脾胃湿热证与活动性炎症相关性明显，为幽门螺杆菌的存在提供了环境，提示潜在癌变的可能。从现代医学的角度来看，湿热证和体内免疫应答失调的综合病理反应相一致；从传统的角度来看，黄腻苔可作为判断依据。同时杨老倡导根据临床实际及传统中医学特点，应用现代科技手段探讨中医理论的实质，推进中医现代化。

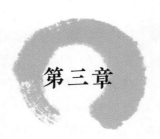

第三章

伊春锦临床诊疗经验

一、四诊尤重舌诊

舌诊就是通过观察舌象，应用中医理论来判断人体气血津液、脏腑功能状态的一种方法，司外揣内，从而了解人体生理和病理以及脏腑的功能状态。舌诊为我们诊断和治疗提供了科学的依据，是中医独特的一种诊断方法。伊春锦老师在辨证诊断中尤其重视舌诊，舌诊往往是辨证诊断中的重要依据，常被列为中医辨证中的主症或必备条件。当然，伊春锦老师也强调临床诊断时不能光靠舌诊，应四诊合参。

舌为脏腑阴阳气血以及邪气之外候，临床上通过对舌质的观察以客观了解脏腑阴阳气血的虚实等情况，而舌苔是胃气上蒸舌面所致，故伊春锦老师认为对脾胃病的诊断意义更大。她对常见脾胃病舌象诊断概述如下：舌淡红，苔薄白为正常；舌淡，边有齿痕为脾虚；舌淡嫩红，少苔或有裂纹为肝阴虚；舌边红，苔黄，伴口苦、反酸为肝胃郁热；舌红，苔黄腻为湿热，腻苔表明湿邪的存在；舌质淡，苔白厚腻，苔较水润者，伴有口淡不渴、呕恶清水者为寒湿或水饮；舌暗红为有血瘀。

临证过程中伊春锦老师还指出看舌象还能早期诊断癌症，并能判断癌症的发展程度。例如原发性肝癌患者，在舌头的左右两侧边缘呈现紫或青色，成条纹或不规则形状的斑块黑点，界限分明易于辨识，名之"肝瘿线"，验之临床颇多效验。现代医学认为，舌有丰富的血流，舌体的颜色受微循环状态、血流灌注量及流速、血氧饱和度、血红蛋白等影响。伊春锦老师认为紫暗舌与血瘀有关，是血瘀证辨证的主要指标之一。有报道，活血化瘀药物的应用可以改变晚期肿瘤患者的血液流变学，从而改善患者症状及生存质量。但也有人认为活血化瘀治疗可促进肿瘤的生长和转移，尤其是晚期肿瘤，反而促进死亡。伊春锦老师认为问题的关键是患者是否存在血瘀证，若存在血瘀证，可以酌情应用。同时紫暗舌也可见于某些心脏病、严重感染、呼吸循环衰竭、肝硬化、尿毒症等。

但并非所有暗舌均为病理状态，伊春锦老师发现临床上孕妇舌质往往偏暗，后查阅文献发现《瘟疫论》吴又可有相关论述"又有一种，舌俱黑而无胎，此经气，非下证也，妊娠多见此，阴证亦有此，并非下证"，主要是由于妊娠期血聚冲任以养胎，血液呈高凝、高黏状态所致。也曾有人报道妊娠"舌色略呈蓝色"。

二、十问尤必问便

问诊在日常临床中非常重要，"问而知之谓之工"，问诊也是体现一个医生基本功和临床思路的地方。明代医学家张景岳的《十问歌》示："一问寒热二问汗，三问头身四问便，五问饮食六胸腹，七聋八渴俱当辨，九问旧病十问因，再兼服药参机变，妇女尤必问经期，迟速闭崩皆可见，再添片语告儿科，天花麻疹全占验。"《景岳全书·传忠录》云："二便为一身之门户，无论内伤外感，皆当察此，以辨其寒热虚实"。除了上面舌诊之外，在问诊方面伊春锦老师也很重视对大便情况的询问。

在日常的跟师中，伊春锦老师每一份病例上必写大便的情况，可见伊春锦老师对大便是很重视的，大便的情况尤其和消化系统的疾病关系密切，这也许和伊春锦老师门诊消化系统来诊者较多的缘故有关。

生理上，从中医学的角度看，大便和脾胃的运化、肝的疏泄、肾阳的温煦及肺气的肃降、小肠泌别清浊、大肠传化等密切相关。大便和脏腑的功能正常与否、气机是否通畅等诸多因素有关，所以庄子说："道在屎溺中"。现代生理学认为大便是饮食物经胃肠消化吸收后，由肛门排出的糟粕性物质。正常大便一般每日或隔日1次，每日便量不等，常和进食多少等因素有关，一般100~300g，颜色受饮食影响，一般呈黄褐、棕黄色，有腐臭气，质软，便后有舒畅感。

病理上，中医认为大小肠、脾胃、肝、胆、肾、肺等脏腑功能失调，都会影响大肠传化糟粕的功能，引起大便的异常。《素问·五脏别论》指出："凡治病必察其下"。通过诊查大便可了解邪气的进退和去留、脾胃运化功能的强弱、津液的盈亏等全身状况。如热盛津亏者，大便干结而难解；阳虚者，大便多溏稀不成形。现代病理学认为肠道炎症、胃肠功能紊乱、肿瘤和其他一些全身疾病如甲状腺功能亢进症等均可出现大便性状和排便习惯的改变。

伊春锦老师对临床常见大便异常、临床意义及治疗也进行了归纳：大便干结，甚至呈颗粒状如羊屎，艰涩难出者，常因阴血虚燥热偏盛，常用大承气汤、新加黄龙汤或增液承气汤；大便稀多见脾虚湿盛，常用参苓白术散；大便暴泄如注，肛门灼热，伴发热，有不洁饮食者，多为感染湿热邪气，常用葛根芩连汤；大便时结时溏，多为肝脾不调，常用逍遥散；大便先干后稀，多为脾虚，常用六君子汤；完谷不化，多见病久体弱者，多属脾肾阳虚，常用四神丸；大便黄褐稀烂而臭，多积食或湿热蕴滞肠道，常用枳实导滞丸或保和丸。

伊春锦老师同时指出如果临床有以下情况，需完善相关检查明确病情，以免贻误病情。如大便色灰白如陶土，常伴目黄、身黄等症，可能是肝胆气机滞闭所致，多见于胆石症、胰腺癌等；大便变形或近期出现排便习惯改变者，常为瘀毒蕴结，多见于肠癌；里急后重，伴有脓血，偶有伴神志昏迷者，多见于痢疾（或为首先出现的单一症状，小儿多见）。

针对便秘，伊春锦老师常常中西药并用，以解决患者当下的痛苦，待症状缓解后再缓图其本。伊春锦老师临证时常在辨证基础上选用中药通便药物。如泻热通便药如大黄、芒硝、番泻叶等；润肠通便药如当归、黄精、首乌、柏子仁等；活血通便如桃仁；调气通便药如杏仁、枇杷叶；健脾除湿通便药如白术；清热化痰通便如瓜蒌。

三、临证当分标本缓急

跟师过程中，笔者发现伊春锦老师在诊治胃脘痛的时候，总是在辨证论治的基础上加用郁金和延胡索这两种药，以达到活血止痛、疏肝理气的目的，即"急则治其标"。同时治标在此也有另一种含义，即疼痛也会引起气滞血瘀等气血的运行失常，治标与治本此时就可以起到相辅相成的作用。

标本是中医的基础理论，是日常中医诊疗中需灵活运用和遵循的基本原则。伊春锦老师认为疾病的发生发展过程是复杂多变的，临床上先治标还是先治本，还是标本兼治，在遇到临床实际问题的时候往往还是有争论的。

标本理论肇始于《黄帝内经》："夫阴阳逆从，标本之道也。知标本者，万举万当，不知标本，是谓妄行。"张志聪云："标者，犹树之梢杪……本者，犹木之根干。"伊春锦老师认为在疾病的诊疗过程中，以医患论，患为本，医为标；以正邪论，正为本，邪为标；以病因症状论，病因为本，症状为标。可见"标""本"为相对概念，以表明诊疗过程中矛盾的主次关系。伊春锦老师在临证时标本缓急如何取舍经验概述如下：

首先，急则治其标。外感新病，邪甚而正不虚，当以驱邪为务，此时邪气易去。正如吴鞠通在《温病条辨》中所言"治外感如将，兵贵神速，机圆法活，去邪务尽"。若邪气稽留耗伤正气，则导致病势缠绵。如治疗外感，以鼻塞、流涕、发热等表症为主要临床表现，当以解表散邪为主，待上症缓解，观其脉症知犯何逆随证治之。再如上消化道大出血，治疗上不管是用止血药物、三腔二囊管还是手术等各种方法先紧急止血，再图缓治，否则气随血脱，危及生命。故临证时，急症当以治标先行，但这不是绝对的。

其次，缓则治其本。俗语有言：病来如山倒，病去如抽丝。冰冻三尺，非一日之寒。所以沉疴痼疾，当审证求因，缓缓图之，调整阴阳气血平衡和脏腑功能状态，使生气徐生，邪气渐除，以免攻补过峻，戕害正气。当然对于慢性病出现急性并发症的情况，则当以治疗紧急情况为主。笔者也想起了读本科时河南中医学院王付教授讲授桂枝茯苓丸时，曾讲过治疗一子宫肌瘤患者服药几麻袋的案例。

再则，标本兼治。伊春锦老师常说临床上绝对的本虚和纯粹的标实较为少见，以寒热错杂、虚实夹杂的疾病最为常见，故标本兼治最为常用也最为实用。此法扶正与驱邪并行，但在临证之时，又需权宜标本之轻重，用药上有侧重，故在标本兼治时又有以本为主和以标为主的不同。尽量做到主症次症分明，治疗重点突出，大方向上把握原则，又不失机圆法活的灵活性，充分体现中医辨证论治的精神。

临床是千变万化的，疾病的表象和实质有时候会难以分清，也就是标本模糊混淆的情况。如寒热的真假等证，临证时更要细心甄别。

四、巧用泻下法

下法是临床上常用的八法之一，历史上善用下法的莫若张从正。伊春锦老师在临证之时，常常用到该法，现将伊春锦老师应用下法的经验总结如下。

泻下法，即下法，是通过泻下、攻逐、荡涤等作用使停留于胃肠的宿食、燥屎、瘀血、结痰、停水、冷积等从下窍而出，达到祛除病邪的一种治疗方法，属于祖国医学的治病八法之一。其最初起源于《素问·阴阳应象大论》的"其下者引而竭之，中满者泻之于内"。临床多用此法治疗大便不通、腹满腹痛、胃肠积滞、实热内结、神昏谵语、高热不退、蓄水小便不利等证。伊春锦老师通过多年临床观察，体会到泻下法在某些疾病治疗中占有重要地位，是不可忽视的治疗方法，临床上巧用此法常常有意外之喜。

● 1. 泻下法的分类

由于病性有寒热虚实之别，病邪有兼夹，如有因热而结者、有因寒而结者、有因燥而结者，患者体质不同及有因水而结者，情况不同治法、用药也不尽相同，故泻下法又可细分为寒、温、润、攻补兼施、逐水等5类。①寒下法：适用于里热积滞实证，代表方有大黄牡丹汤、大承气汤。②温下法：适用于里寒积滞实证，代表方有温脾汤、大黄附子汤。③润下法：多用于肠燥津亏，大便秘结证，代表方有济川煎、麻子仁丸。④攻补兼施法：适用于正虚里实的大便秘结证，代表方有黄龙汤。⑤逐水法：适用于水饮壅盛于里的实证，代表方有十枣汤。

伊老师在以上5种分类的基础上结合自己临床经验上又总结出以下攻下变法：①表里双解、攻补兼施法：代表方如桂枝大黄汤、厚朴七物汤。两方中均有桂枝、大黄，通过加减变通而展现各自不同的效用。其中桂枝大黄汤主治邪热由阳经传入足太阴脾经，咽干而渴、腹满而痛、手足温、脉来沉而有力；而厚朴七物汤，主治外感表证未罢，里实已成。②攻下逐瘀法：代表方如桃核承气汤、大黄牡丹汤。由于里实热积滞胃肠以致气机升降阻滞，甚至导致气滞血瘀，故此法的变通有其实际意义。其中桃核承气汤主治下焦蓄血证，方中桃仁、大黄合用，瘀热并治，桂枝与硝、黄同用，相反相成，桂枝得硝、黄则温通而不助热，硝、黄得桂枝则寒下又不凉遏；而大黄牡丹汤主治肠痈初起，湿热瘀滞证。全方大黄、牡丹、芒硝、桃仁、冬瓜仁合用共起泻下、清利、破瘀之功，致使热清瘀散腑通痈消。③攻下涤痰法：代表方有宣白承气汤、陷胸承气汤。中焦积滞阻滞，气机不畅，使水饮运输无能，痰饮之邪故而形成。宣白承气汤主治阳明温病，喘促不宁，下之不通，痰涎壅滞，大便闭结，脉右寸实大，证属肺气不降者。"宣白"指宣通肺气，"承气"谓承顺腑气，肺与大肠相表里，主宣发肃降，而腑气赖肺气的肃降得以畅通。故本方以生大黄、生石膏、瓜蒌皮、杏仁粉合用，共使肺气宣降，腑气畅通，痰热得清，咳喘可止。陷胸承气汤主治痰热蕴结，腑气不通，胸膈痞满而痛，发热，甚则神昏谵语，腹胀便闭，苔黄腻，脉沉滑。瓜蒌仁、枳实、生大黄、半夏、小川连以及风化硝合用起清热泻火、化痰通便之用。④攻下清导法：主要用于湿滞大肠证或湿热挟滞的湿温里结证。代表方有枳实导滞丸、三黄枳术丸。⑤攻下息风法：多用于某些热性病证出现高热、神昏、惊厥而有腑实证者，方药可在承气汤的基础上加用羚羊角、钩藤等以息风止痉。⑥攻下化浊法：代表方有大黄硝石丸、茵陈蒿汤。所谓谷疸之为病，寒热不食，食即头眩，心胸不安，久久发黄，茵陈蒿汤主之。谷疸之成，初见寒热，是以湿热交蒸，营卫不和所致；湿热内蕴，影响脾胃健运功能，所以纳少食减。如强进饮食，则脾胃失司，不能消化，反助湿热，湿热不能下行，反而上冲。由于湿热阻滞气机则膀胱气化不利，故小便不利。小便不利则湿热无从排泄，使湿热上不得越、下不得泄，日久则湿蕴为黄疸。如茵陈蒿汤方中茵陈蒿、栀子清湿热，大黄泻积滞，使胃肠之郁热从大小便排泄，则黄疸自消。本法经常用于治疗急性黄疸型肝炎、胆囊炎、胆结石及其他疾病引起的黄疸。

2. 现代研究泻下方药的药理作用

泻下法在治疗疾病中之所以能取得显著疗效，与其复杂的作用机制是分不开的。现代临床研究证实，泻下方药有多方面的药理作用：①泻下通便的作用。此可以顺应消化道的生理功能、顺应肠道的传递方向，使胃通脾运。大量药理研究表明大黄可抑制肠黏膜 Na^+-K^+-ATP 酶系统，抑制大、小肠对水和水溶性化合物、电解质的吸收，从而促进肠蠕动；而芒硝则为容积性泻药，作用于小肠，使肠管扩张，积存液体引起泻下通便。②抗炎抗菌的作用。研究表明大承气汤可以降低和调节毛细血管通透性，大黄牡丹汤、桃仁承气汤能对抗多种炎症介质、抑制炎症反应，且大黄中的大黄酸、大黄素对多种细菌（如溶血性链球菌、金黄色葡萄球菌）有抑杀作用。③调节免疫功能的作用。研究表明加味大黄牡丹汤能提高单核巨噬细胞的增生功能。而生大黄能提高外周血白细胞对金黄色葡萄球菌的吞噬能力，并可提高血中溶菌酶含量，提高血清补体水平，促进人体干扰素的产生。大黄在体外还有抑制 T 细胞功能及 Fc 受体细胞的作用，芦荟也能促进吞噬细胞功能的作用。此外，泻下方药还有解热、保肝利胆、促进胆汁与胰液分泌、改善肠道血液循环、止血、改善肾功能等多方面的作用。

● 3. 泻下法在临床上各系统的应用

伊春锦老师临床上治疗各系统疾病时泻下法的运用均起了重要作用：①口腔咽喉疾病。如咽炎、口疮、牙龈痈等，可用凉膈散加生石膏、牵牛子，按不同部位和功能加减。②呼吸系统疾病。肺炎者凉膈散加麻杏石甘汤和通腑药大黄；喘息性支气管炎与哮喘者用小青龙汤加甘遂。渗出性胸膜炎的患者用芫花、甘遂、大戟等研成粉末装入瓶中，以大黄 10~15g 煎汤送服，隔日 1 次，5~6 次为 1 个疗程，副作用可有恶心、呕吐、腹痛等。③消化系统疾病。消化性溃疡，胆道、胰腺感染性疾病者均可在大柴胡汤的基础上加减；急性黄疸性肝炎、肝昏迷者茵陈蒿汤加减；痢疾者可用大黄、玄参、甘草、芒硝、黄芩、乌梅；急性出血性坏死性肠炎者用清热利通法，具体药物有大黄、枳实、川厚朴、黄芩、白头翁、桃花、地榆；肠伤寒者应尽早泻下，凉膈散 30~45g 冲开水服；肝硬化腹水者可在具体辨治的基础上加甘遂胶囊。④心血管系统疾病。心绞痛、心肌梗死常规服用火麻仁、大黄、瓜蒌、莱菔子；且伊春锦老师认为急性脑血管病用泻下法对控制病情发展有效果。⑤泌尿系统疾病。泻下法对急慢性肾衰竭均有效。急性肾衰竭伴有胃肠道症状应安其胃气治标，通其腑气大肠治本（胃热者用大黄、甘草缓中泻火；胃寒者生姜汁频服，大黄芒硝方适治）。目前各地用大黄灌肠配方治疗肾衰竭均取得一定的效果。

● 4. 泻下法应用禁忌

伊春锦老师认为巧用一种药物或一种治疗方法其关键要掌握适应证及禁忌证，如此方能百战不殆。同样，学会使用泻下法的关键亦在于掌握其使用禁忌。由上文可见，泻下法疗效可靠，被众医家重视和沿用，只要辨证无误，临床救治危重患者，常建殊功。但其前提必须掌握分寸，适时攻下，配伍恰当，顾及兼症。以下情况须注意：①因阳虚而推动无力，症见腹胀痛、便秘、脉沉无力、四肢不温者，不可急投苦寒攻下之品，宜温通寒积。胃中虚寒者更不适合强攻，否则必导致胃阳伤败，浊气上逆而呃逆不止。②未成腑实，仅见心下硬满而不拒按，或属无形邪热郁于阳明经，但见面唇色红赤、呕吐频繁者，慎用泻下法。③最后，泻下剂除了润下较为缓和之外，其他的都比较峻烈，所以孕妇忌用，新产后、妇女月经期、年老体弱、营血素虚或津伤失血者，均应慎用。

伊春锦老师强调，使用泻下法首先应判断有无可下之症及患者是否能耐受攻下，不可无的放矢。若有可下之症，但患者正虚，一般强攻宜缓，以犯"虚虚"之戒，必要时可用攻补兼施。变证时应综合病症及治疗经过，具体对待。

泻下法是顺应消化道"六腑以通为用"的生理功能，使胃得通降、脾以健运，脾旺不受邪。同时腑气畅通，有利于肝胆气机的疏泄，有利于糟粕的传化、胆汁的排泄，有利于气血的畅通，有利于病理产物痰浊、瘀血的排出。如现代医学认为大黄能轻度促进胆汁与胰液分泌、利胆排石、促进消化、止血、保肝、利尿、抗炎、排出毒素、解热、增加肠血流量等作用。其他如峻下逐水药，芫花含羟基芫花素可祛痰镇咳，商陆有祛痰镇咳平喘作用，而牵牛子常用于小儿肺炎痰、喘明显者。这也是下法能够治疗多种疾病的现代循证医学基础。

五、应用祛湿法经验

随着人们生活水平的提高、摄入食物的增多及饮食结构的改变，过食肥甘厚味、过逸少劳者增多，湿邪内生的情况日益增多，湿邪致病也呈明显上升趋势。又因阳明为水谷之海、太阴为湿土之脏，故感受湿邪多阳明、太阴受病，可见湿邪为病以中焦脾胃为中心。这与薛生白"湿热病属阳明、太阴经者居多，中气实则病在阳明，中气虚则病在太阴"之说相符合。故伊老师认为现在人发病多有夹湿，特别是脾胃病方面，临证上祛湿法的应用往往可使治疗事半功倍。

湿邪为病可有内湿、外湿之分。外湿者，多因阴雨湿蒸、久居湿地、冒雾涉水等，邪从外侵，可伤及肌表、经络，症见恶寒发热、肢体酸痛、头身困重。内湿者，多因恣食生冷、肥甘厚味，过量饮酒，湿邪从内而生，症见胸满脘呕、水肿淋浊、痹症、黄疸等。其中外湿可内侵脏腑，内湿又可外溢肌肤，可见内、外之湿邪可相引而相兼为病。

正所谓知己知彼百战百胜，治疗湿邪首先必须掌握其感邪特点，如此治疗上才能有的放矢。结合现有的理论知识及伊春锦老师的临证经验，现将湿邪致病特点总结为如下两点：①反复发作，病程缠绵难愈。众所周知，湿邪重浊、黏滞，易阻气机，气不行则湿不化，胶着难解，故湿邪为病病势缠绵，病程长，难速愈，且传变较慢，气分阶段持续时间较长。正如吴塘《温病条辨·上焦篇》述："湿为阴邪，自长夏而来，其来也渐，且其性氤氲黏腻，非若寒邪之一汗即解，温热之一凉即退，故难速已。"②多有兼夹症状。湿邪不仅可以单独致病，也可以与其他病因或病理产物相兼为病。其中以热邪、食滞为多见。其临床症状表现多样，不同的疾病时期及兼夹病邪的不同其临床表现各异，可表现为身热不扬，或午后潮热，脘腹胀满不适，或小腹硬满，口黏不渴，或渴不欲饮，或渴不多饮，头身困重，四肢乏力，多纳呆，恶心呕吐，小便不利、涩痛，多短赤或混浊，大便溏滞不爽。其临床表现差异性较大，但舌苔厚腻却是该病邪致病的共同特征。伊春锦老师认为腻苔渐化为病邪减退，腻苔转厚表示病邪渐深，强调舌诊在该病的诊断和辨证上非常重要，须在临床上悉心体会，细细揣摩。

祛湿法，顾名思义即将湿邪祛除机体之外，据其兼夹不同病邪及所处疾病时期的不同，伊春锦老师临床上将其分为燥湿法、渗湿法、温化寒湿法、祛风胜湿法4法。其中燥湿法是指用苦燥药祛除湿邪的方法，用于中焦湿证，也是伊春锦老师临床上最常用的祛湿方法。常用药物有黄芩、黄连、黄柏、半夏、厚朴、苍术、白蔻仁等。渗湿法多是辅助燥湿的治疗，正如"湿淫于内，治以苦热，佐以酸淡，以苦燥之，以淡泄之"。叶天士在《外感温热篇》中指出："渗湿于热下，不与热相搏，势必孤矣。"可见渗湿法可使湿去有路，从下分消，且祛湿不伤阴。常用药有茯苓、猪苓、薏苡仁等。温化寒湿法主要用于阳虚水不能化或者湿从寒化所致的痰饮、水肿等疾病。临床上常用温阳药联合健脾祛湿药组方，药物有附子、桂枝、干姜、茯苓、白术等。祛风胜湿法用于风湿在表所致的头痛、肢体困重，以及湿邪痹阻经络所致的腰膝痛痹等证。临床常用药物有羌活、独活、防风、桑寄生、秦艽等。

由于伊春锦老师临床上接诊患者多数为脾胃病患者，故燥湿法多用，这里就着重介绍该法。燥湿法首见于《素问·脏气法时论》："脾苦湿，急食苦以燥之。"后朱丹溪明确提出治痰法则为实脾燥湿，如《丹溪心法·痰》云："治痰法，实脾土、燥脾湿，是治其本也"，并提出一系列具有燥湿作用的方药，方有二陈汤、平胃散等，药有苍术、黄柏、黄芩、黄连、龙胆草等。薛生白在《湿热病篇》中将湿热病分三焦论治，他强调的"宣湿、化湿、燥湿、渗湿"治湿四法对临床颇具指导意义。其中的燥湿法应用于病在中焦气分，以苍术、草果、厚朴、半夏等苦温燥湿之药开中焦气分，自此燥湿法成为湿热病治疗的主要方法。现代医家在前人的理论指导下，结合现代医学的研究，将燥湿法应用于临床各种疾病并取得很好的效果，特别是消化系统疾病方面。如王冰平用理气燥湿和胃法（主要药物有：苍术、厚朴、陈皮、半夏、枳壳、黄芩、白蔻仁等）治疗消化性溃疡，临床观察发现疗效甚佳。巢因慈等研究发现平胃散（苍术、厚朴、陈皮、甘草）有很好的抑杀幽门螺杆菌作用，且以本方治疗慢性胃炎效果颇佳。可见燥湿法的临床应用有一定的理论及实验依据。因湿邪为阴质有形之邪，易阻遏气机，而气滞可进一步加深津液代谢失常，气不行则湿不化，故伊春锦老师在临床上燥湿的同时常兼理气。

最后，伊春锦老师强调祛湿药物大多芳香温燥，易耗伤阴津，临床上不可长时间使用该法，且素体阴虚、病后体弱、失血、剧烈呕吐者皆应慎用，以免加重病情。

六、应用清热解毒法经验

清热解毒法是指使用具有清解热毒作用的药物而达到清解热毒之邪的方法，是温病重要的治法之一，属于八法中的"清"法。临床上常用的清热解毒药有金银花、连翘、黄芩、黄连、黄柏、白花蛇舌草等。

关于清热解毒法的论述，最早起源于《素问·五常政大论》中对"热毒"之名的提出。后孙思邈指出"除热解毒，无过苦酢之物，非苦酢之物不解也"。《千金方》中论治热病不离苦参、黄连、山栀、黄柏等味。崔氏《外台秘要》中的黄连解毒汤，善治三焦火毒证，苦寒直折，直解热毒，成为后世泄热解毒法的基础方。宋金时期刘河间在创立火热学说的同时，创造了不少疗效卓著的清热解毒类方剂，对清热解毒法的发展作出了重大贡献。明代吴又可在外感病传统的六淫病因说基础上，提出了新的病因理论，其认为："温疫之为病，乃天地间别有一种异气所感。"其中这种异气，实泛指热毒在内的疫毒。对于其治疗，吴氏又指出："能知以物制气，一病只有一药，药到病已。"这里的"一药"，认为指清热解毒药物。现代医家黄星垣氏提出了"毒随邪来，热由毒生，变由毒起"的观点，认为"不论温热、燥、暑之邪均有此共同致热因素，所以将其致热的共同因素，以毒概之，而毒不除，则热不去，变必生，故尤应注重清热解毒。"目前大量实验室研究发现清热解毒类药物具有抗病原微生物、抗炎、提高机体免疫力、清除自由基、解热等作用。可见清热解毒法的应用起源早，后期发展较迅速，有较好的理论基础。

目前众医家认为该法主要用于温疫、温毒、斑疹、喉痹、痈疮疔肿及其他热病过程中里热炽盛而化火生毒的病证；从温病卫气营血传变的 4 个阶段来说，该法主要适用于气分阶段，但卫、营、血各阶段也可适当配合运用。如卫分阶段，温邪袭卫，多见于流行性感冒、急性支气管炎、扁桃体炎、肺炎等疾病，临床上可用金银花、连翘清热解毒配合其他辛凉解表等药物宣通卫气。如卫分邪热较盛时，可加用板蓝根、败酱草等药以增强解毒之功。气分阶段涉及病位较广，可有肺、胃、大肠、膀胱等不同脏腑，治疗时应选择对应的药物。如邪热犯肺，见身热不已、胸痛咳喘、咳腥臭脓痰者，用千金苇茎汤加鱼腥草、蒲公英、金银花、连翘等以清肺解毒。如中焦湿热较盛，热重于湿，见身热口渴，高热汗出，脘痞身重，可用白虎加术汤加用黄芩、黄连等清热解毒药物以增强清热燥湿解毒之效。清营汤可以很好地阐释营分证中清热解毒法的应用，其中金银花、连翘清透热转气兼解毒，黄连苦寒增强犀角解毒之力。如血分证中热毒炽烈，气血两燔，广泛出血，临床可用清瘟败毒散，在清热凉血的基础上加以解热解毒使气血两清，疫毒自消。

伊春锦老师认为清热解毒法可简单地概述为治疗各种热毒性疾病的方法。火热壅盛而成毒，热盛化火，火极为毒。热毒的成因多由外感六淫或疫毒之气，或由嗜食用肥甘厚味，酿生湿热，或七情内伤、五志化火。伊春锦老师临床上擅用清热解毒法治疗各类疾病，如胃脘痛、咳嗽、肺痈、哮喘、淋证、湿疹、痹证等。其中该法在胃脘痛治疗方面取得效果较为显著。如针对慢性萎缩性胃炎患者的治疗，伊春锦老师喜在辨证论治的基础上加用白花蛇舌草，每每收到满意的效果。如此效果目前考虑与该药性味微苦，甘、寒，有清热解毒、利湿消痈之功有关，且现代药理研究发现其有抗肿瘤、抗幽门螺杆菌的作用。

伊春锦老师指出，该法虽可运用于各类疾病，但临证需注意运用得当，灵活配伍。卫分阶段选用清热解毒药不宜过于寒凉，以免阻遏卫分气机，不利于邪热外透，且需谨防苦寒化燥伤阴。

七、应用活血化瘀法经验

活血化瘀法是针对血瘀证特有的一种治法，是人们在长期和疾病斗争中创造和发展起来的，历代医家们有着丰富的经验和独特的理论。该法初见于《内经》，如

《阴阳应象大论》云："审其阴阳……定其气血，各守其乡，血实者宜决之。"这里的"血实者宜决之"正是指活血化瘀的治疗大法。汉代张仲景运用该法创立了桃核承气汤、抵挡汤等方剂。清代唐容川在《血证论》中指出"凡离经之血皆为瘀血"。王清任提出"百病不离乎气，不离乎血"，其认为久病致血瘀，活血化瘀法可医治百病，瘀血去而诸病自愈。在《医林改错》一书中，30多首方剂，用活血化瘀法治疗杂病50余种，其中几首"逐瘀汤"至今在临床广泛应用。现代医学关于活血化瘀的研究高潮始于1982年中国中西医结合学会活血化瘀专业委员会的成立，特别是陈可冀院士领衔的团队有关血瘀证及活血化瘀的研究更是使该法的运用迈上一个新的台阶。目前该法在临床中应用更是广而又广，包括内、外、妇、儿、五官、皮肤等临床学科，更涉及现代医学的消化、呼吸、循环、泌尿、内分泌、血液等多系统，可用于治疗现代疾病包括胃炎、糖尿病、冠心病、癌症、硬皮病、肝硬化等数十种疾病，可见该法有良好的应用前景。

所谓瘀血即有离经之血不能及时排出体内或消散，滞留于内，使血行不畅，阻遏于经脉，瘀积于脏腑组织器官。而血瘀证即为这些滞留的瘀血内阻而引起的病变。陈可冀院士首先建立了国内外认可的血瘀证的诊断标准。临床上常见的引起瘀血证的因素有气滞、寒凝、气虚、情志内伤、外伤等。其临床可表现为疼痛如针刺，痛有定处，拒按，夜间加剧，肌肤甲错，或皮下紫斑，面色黧黑，肢体、胸腹可触及肿块，出血反复不止，夹血块，色泽紫暗，口唇紫黯，舌紫暗或有瘀点、瘀斑，脉象多细涩。临床上常用的活血化瘀药有川芎、延胡索、五灵脂、桃仁、红花、牛膝、三棱、莪术等，应用时根据不同药性和不同证候作恰当选择，效果倍增。

活血化瘀的方剂较多，现代学者白齐连按其功能和作用不同将其细分为13类，包括行气活血法、益气活血法、泻热活血法、养血活血法、解毒活血法、温阳活血法、消痈活血法、活血止血法、通经活血法、活血祛风法、利水活血法、通痹活血法、消癥化瘀法。其强调临床上运用该法时应注意辨明寒热虚实的不同及瘀血与出血的关系，合理、辨证地使用该法。如临床上其喜用补阳还五汤作为益气活血法的代表药方治疗缺血性脑卒中，发现该方的使用对降低脑缺血再灌注损伤及血小板和血栓的形成有很好的保护作用。为进一步深入研究活血化瘀法，现代学者们努力钻研，发现了水蛭在治疗急性脑出血时可促进血肿吸收，促使患者康复。这一重大发现打破了脑出血急性期慎用活血药的观念，开阔了活血化瘀法的治疗版图。后陈可冀院士团队通过观察川芎、丹参、赤芍、三七、桃仁、酒大黄6种活血药物对ApoE基因缺陷小鼠的主动脉动脉粥样硬化斑块的影响，发现酒大黄在稳定斑块方面综合作用最佳，在此基础上提出了"活血解毒—抗炎—稳定斑块"的新思路，开拓出活血化瘀新的应用前景。

伊春锦老师临证善用活血化瘀法治疗各类疾病，特别是对慢性萎缩性胃炎的治疗。首先，慢性萎缩性胃炎是一种慢性疾病，病程大多较长，所谓"久病多瘀"，故该病夹瘀的理念有一定的理论基础。其次，该病患者多见舌质紫黯或黯红，或有瘀斑、瘀点，舌底脉络迂曲、脉涩等血瘀之象，内镜下常见胃黏膜粗糙不平，呈颗粒状增生等均为血瘀的病理产物。最后，伊春锦老师曾对胃痛患者进行血液流变学检测，发现患该病患者血流流动、血液凝固性质等方面均有广泛的变化，以上种种均可说明该病有"瘀"的征象，伊春锦老师临证曾自创健脾活血汤（方含丹参、莪术等活血药物）治疗此病，发现疗效甚佳。

伊春锦老师指出，虽活血化瘀法可广泛运用于临床各类疾病，但不意味着可以百病皆活血，要避免过分滥用。临证中还应遵守辨证原则，在有血瘀证的临床表现或微观证据的前提下可巧妙配合他法合理使用。

八、重视调畅情志

随着社会发展的日益进步，医学科技也突飞猛进。既往只关注导致疾病的生物化学因素生物医学模式已明显不能满足现代医学的发展，故而一个新的医学模式诞生了，即生物—心理—社会医学模式。可见社会环境对于人类身体健康产生很大的影响，其中包含了对人类情志的影响，这与中医的整体观念一致。现从中医角度论述情志与疾病的关系，特别是脾胃病。

"情志"为中医学的专有特有名词，是人体对外界事物的反应。中医将其分为7种情志活动，即"七情"，包括喜、怒、忧、思、悲、恐、惊。中医的七情学说理论源远流长，经过长时间的不断积累和验证，现已形成独具特色的理论体系。秦汉时期，《黄帝内经》及《伤寒论》均有大量有关情志的描述，为该学说发展的萌芽阶段，而其成熟阶段在宋金元时期。南宋陈言《三因极一病证方论》云："七情，人之常性，动之，先由脏腑郁发，外形于肢体，为内所因也"，首次明确提出了"七情"的概念，并强调了情志因素在疾病发生发展过程中的起重大作用。后刘完素据

"五志过极亦能化火"理论，创立了"火热论"。李杲认为"内伤脾胃，百病由生"，指出情志不和致内伤脾胃。朱震亨认为情志过极是引起相火妄动的重要原因之一，而相火妄动又是导致疾病发生的病因。明代张景岳在《类经》中专设了"情志病"内容，其《景岳全书》中也有对情志致多种疾病的论述。而清代叶天士根据自己的临床经验在前人的理论基础上系统阐述了"七情致病"之理。

《素问·举痛论》曰："百病生于气也，怒则气上，喜则气缓，悲则气消，恐则气下，惊则气乱，思则气结"。说明情志变化可通过影响脏腑气机的升降出入，进而损伤脏腑，导致疾病的发生。《素问·阴阳应象大论》又指出"人有五脏化五气，以生喜怒悲恐忧"，"怒伤肝、喜伤心、思伤脾、忧伤肺、恐伤肾"。可见脏腑精气是情志产生的物质基础，而情志又可使脏腑致病。李东垣在《脾胃虚实传变论》中指出："饮食不节，寒温不适，脾胃乃伤，此因喜、怒、忧、恐损耗元气……火与元气不两立……此所以病也。"路志正教授认为情志因素与心、肝、脾、胃关系特别密切，其病机变化主要是气机紊乱，临床上常见为肝气逆乱和脾胃升降失常。病变过程为气机郁结、痰湿内生、气滞血瘀、化火伤阴，体现为本虚标实之象。花宝金教授认为人的情志活动与人体的生理病理活动有密切的关系，其临证治疗情志致病时多从心、肝、脾入手，从药物治疗及心理辅导两方面共同进行可事半功倍。伊春锦老师日常临证治疗脾胃病时，十分强调情志因素在脾胃病发病中的作用，尤其重视肝在致病中的重要作用。

精神情志活动是生命过程中不可缺少的组成部分，现代医学研究发现脾胃病与心理因素关系密切。人体在紧张、焦虑、激动、愤怒的情况下通过交感、副交感神经影响胃肠分泌和运动功能，破坏胃黏膜屏障，进而产生溃疡、痉挛等病变。中医学角度，伊春锦老师认为情志因素中以怒、思、恐3种精神因素关系最大，而肝郁在胃痛中占了绝对优势。

伊春锦老师认为人的生命活动是与脏腑气血和精神情感密切相关的。如消化性溃疡病机以脾虚为本，但溃疡活动期往往表现为肝郁或脾胃郁热，采用健脾为主、疏肝为辅的治疗取得满意的疗效。同时伊春锦老师在诊疗患者时，除了解病性外，尚需深入了解患者的工作与生活环境，以排除心理因素对治疗的干扰，如临床上常常碰到的一些慢性胃痛、泄泻的患者，他们都经过各种药物的治疗，初用有效，时常复发，久之无效，其中不少患者是因为未排除心理因素对治疗与疾病的影响所致。伊春锦老师长期的临床实践发现情志因素及与之相关的不良行为常常是这类患者加重或复发的原因，他们常常缺乏恰当处理社会、家庭中矛盾的应激能力，一旦遇到事情常常处于抑郁或焦虑状态，导致身心失衡，且常伴有暴饮暴食、烟酒等排遣行为。医生在治疗这一类患者时要耐心倾听患者的诉说，让患者宣泄压抑的情绪，理解患者的疾苦，适当地进行言语安慰与鼓励，可以提出一些可行的保证，增强患者生活及战胜疾病的信心。

脾胃病从肝论治，主要针对心身性疾病中心理因素致病的情况，体现了中医学整体观念和形神合一的思想。

目前情志因素对脾胃病方面的影响已得到众多医家的认同。脾胃病变除了与饮食、季节等有关外，情志是最为突出的原因之一。多数胃肠疾病均与情志的变化密切相关，比如胃炎、肠炎、胃溃疡等。伊春锦老师同样认可心胃相关的观点，临证但凡脾胃病必考虑情志因素。情志发于心而应于五脏，而心主神明，为五脏六腑之主，心主不明则十二官危。故而心神失调可影响脾胃功能，而脾胃功能失调亦可影响心神。伊春锦老师临证对脾胃病患者根据其伴有失眠、焦虑等表现，在辨证论治的基础上可辅以调心安神法治疗，常选加夜交藤、酸枣仁、合欢皮、柏子仁等药物。

九、基于"毒邪"理论论治胃病

伊春锦老师擅长治疗消化系统疾病，现将跟师学习期间老师用解毒法治疗脾胃病的理论及临床经验总结如下。

● 1. 解"毒"

《说文解字》中对"毒"的解释："厚也。害人之艸，往往而生。从屮从毒"。在中医学中"毒"有这以下含义：①药物或食物的偏性，如《周礼·医师》："聚毒药，以共医事"。②致病因素，尤指较甚之外邪，如《素问·生气通天论篇》："大风苛毒，弗之能害"。③病理产物，如《金匮要略心典》："毒，邪气蕴结不解之谓。"

伊春锦老师认为在脾胃病的治疗中"毒"大致有以下含义：①脾胃运化、升降、气化失常，水湿痰饮内生，郁而化毒，为内生之毒，致使胃络瘀滞，腺体失于荣养萎缩，加之毒邪浸淫，终则发生肠上皮化生或上皮内瘤变。②饮食中毒素、外感戾气、杂气等环境等中的致病因素积聚化毒，为外感之毒，如亚硝酸盐、黄曲霉菌、细菌、病毒等。在脾胃病诊治中外毒最为关键的是幽门螺杆菌，现代医学已经证明，

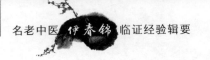

慢性胃炎与幽门螺杆菌感染密切相关，而癌前病变是发生在慢性胃炎的基础上的肠化生和上皮内瘤变。伊春锦老师认为内生之毒和外感之毒常互为因果。因毒致虚，因虚毒恋，急性期以祛邪为主兼扶正，缓解期以扶正为主兼解毒。

● 2. 识 "毒"

伊春锦老师认为脾胃病中常见毒邪有 4 种：热毒、湿毒、痰毒、瘀毒。热毒或因感受热毒之邪，或各种内生病理产物久蕴酿毒。热毒致病除了热邪致病特点如内易攻脏腑、外易生疮疡外，热毒则更为猛烈，内生热毒多从化于体质。热毒易与他邪气兼杂，常见瘀血。湿毒也大抵来源于外感自然界湿毒之邪，或内生湿气郁久成毒，其致病特点除了湿邪病位趋下，黏腻难除外，湿毒常病情急迫，易致内脏疮疡（胃肠道溃疡），常与热毒相兼发病。痰毒是指由于机体气郁或阳虚，不能运化津液，聚而成痰，痰结较甚，久而不消成毒，其致病特点除了症状多端、表现不一外，多有病情重、变化快、预后差的特点，且常和瘀毒相兼。瘀毒为血行失畅，瘀久生毒，瘀毒内伏，其病位深，病势缠绵，病程久，发展快，病情重，常见体表或体内肿块坚硬如石，疼痛呈刺痛、固定不移等特点。瘀毒常和热邪相兼致病。

临床在辨证毒邪时，还可以结合现代实验室检测结果和现代医学对疾病的认识，衷中参西，作为对临床无证可辨时的辨证参考依据。

● 3. 治 "毒"

伊春锦老师根据对毒邪致病理论的认识，运用解毒法治疗脾胃病取得显著疗效。伊春锦老师在运用解毒法时常结合辨证论治，配合清热、活血、健脾、补肾、疏肝等治疗方法，使机体脏腑气血恢复正常，已生之毒邪得以去除，未生之毒邪得以抑制。下面以伊春锦老师运用解毒法治疗脾胃病经验举例如下。

慢性萎缩性胃炎是病理上以胃黏膜的慢性炎症、固有腺体不同程度萎缩及肠上皮化生、上皮内瘤变为特点的疾病。现代研究表明肠上皮化生和上皮内瘤变存在癌变的可能性升高，也被认为是癌前病变。伊春锦老师认为慢性萎缩性胃炎是饮食、劳倦、七情内伤，外感邪气（毒），病程缠绵，导致的虚实错杂的临床表现。病机以脾虚为本，瘀血、积滞、浊毒为标。在临床治疗中常以夏枯草、白花蛇舌草清热解毒配合健脾活血法治疗，常用药物以白花蛇舌草、黄连解毒清热，生黄芪益气，茯苓健脾化湿，柴胡、木香理气，赤芍、丹参活血化瘀，夏枯草清肝火散郁结。其中白花蛇舌草通过解毒清热对于伴有肠上皮化生或上皮内瘤变的癌前病变有一定的逆转作用，而夏枯草对幽门螺杆菌有一定程度的抑制作用，赤芍、丹参通过活血化瘀对于癌前病变也有一定作用。

胃溃疡是临床上消化性溃疡中最常见的一种，指胃黏膜被胃自身消化液消化而造成的超过黏膜肌层的组织损伤。伊春锦老师认为胃溃疡因体质、情志、饮食不节致湿热内生，气机壅滞，气郁血瘀，浊毒内蕴，热盛肉腐而致溃疡。临床上常用蒲公英、黄连燥湿化浊解毒；茯苓、白术健脾祛湿解毒，煅瓦楞粉、海螵蛸抑酸止痛；白及、浙贝母收敛生肌。同时伊春锦老师认为中医辨证可以结合现代药理研究应用，如蒲公英所具有的抑菌、抗肿瘤、抗氧化、抗炎、利尿、抗过敏、抗血栓、降血糖、降血脂、保肝利胆、健胃、免疫促进等作用；黄连含黄连碱、甲基黄连碱，具有较强的抗菌、抗炎、抗癌作用。上述两药均对幽门螺杆菌有一定的抑菌作用，而幽门螺杆菌是胃溃疡的一个重要的致病因素。白及有促进创面愈合的作用，海螵蛸、煅瓦楞子有一定的制酸作用。

胃黏膜相关淋巴瘤临床以上腹痛、呕吐、消化道出血为表现，由于病变局限，进展较慢，大多属于低度恶性，病程较长者有高度恶性倾向。临床上有一种不常见的特殊类型原发性胃恶性淋巴瘤，由于在临床表现、胃镜等方面与胃癌、胃溃疡等有较大的相似，容易误诊。胃黏膜相关淋巴瘤与幽门螺杆菌的感染有明显关系，根除幽门螺杆菌对其有治疗作用。中医文献中及现代研究尚未见对其的研究。伊春锦老师通过临床诊治胃黏膜相关淋巴瘤的过程中，认为脾虚兼湿、热、瘀毒内蕴是其主要病机。其中"毒邪"在其病理发生发展中有着重要的作用。治疗中以党参、茯苓、黄芪健脾益气，茵陈蒿、白蔻仁、蒲公英清热化湿解毒，三棱、莪术、蛇舌草、半枝莲活血清热解毒，临床中取得了良好的效果。

十、泄泻辨病与辨证相结合的治疗

泄泻是排便异常的一种病症，常表现为排便次数增多，粪质完谷不化或稀溏，甚至水样便等。其中大便溏薄而势缓称为泄，大便清稀如水而势急称为泻。中医认为泄泻与小肠的泌别清浊、大肠的传化糟粕、脾主运化、肝主疏泄、肾主藏精功能失常有关，常分为急性泄泻和慢性泄泻。泄泻可见于西医的多种疾病，如肠易激综合征、急性肠炎、慢性结肠炎等。

伊春锦老师在临床上治疗该病时多采用辨病与辨证相结合的方法，运用辨病思维来诊断疾病，对引起泄泻的病因、病变规律、转归及预后均有一总体认识的情况下，再结合辨证思维来辨析疾病目前处于哪一个阶段或是哪一种类型，以此制定该病的治法治则及处方用药，如此可提高临床的诊治水平，效果甚佳。今将其归纳为以下几种治法：①清热利湿止泻法，多用于急性胃肠炎，常因感受湿热或夏暑湿邪，伤及肠胃而致。处方：葛根15g，野麻草30g，黄芩10g，川黄连6g，马齿苋15g，车前草15g，泽泻15g，败酱草15g。②疏导通利止泻法，此法乃"通因通用"，运用于临床表现为食积内停，脘腹胀满疼痛，泻而不实，泻后痛减，泻下为不消化食物，小便黄，苔黄厚腻，脉滑。治宜消食导滞、清热利湿。处方：枳实10g，大黄10g（后下），麦芽15g，马齿苋15g，野麻草15g，神曲30g。③疏肝健脾止泻法，这种方法常用于肠易激综合征。处方：柴胡6g，枳壳10g，白芍15g，木香10g，砂仁9g，吴茱萸10g，川黄连6g，防风10g，白术10g，陈皮10g，川厚朴10g，马齿苋15g。④温肾健脾止泻法，此法多用来治疗脾肾阳虚的泄泻。处方：熟附子6g，干姜炭15g，肉桂15g，骨碎补25g，巴戟天15g，黄芪15g，党参15g，木香9g，茯苓15g。

伊春锦老师认为急性泄泻多因感染寒湿或湿热之邪、食积等诱因发作，急性泄泻多以清热、渗湿、分利、化浊，不可妄用补涩，以免留邪久泻、损伤脾胃，滑脱不禁时才可用涩肠止泻固脱之法。慢性泄泻常因脾虚、气郁、肾虚等所致，治疗上以健脾化湿、柔肝缓急、补肾固涩之法，不可妄用分利，同时也不可多服温燥香窜之品，以免更加耗伤气阴。临床治疗时对于虚实夹杂并见者应补脾与祛邪同用，寒热错杂应温清并进，清热不可过于苦寒，过则损伤脾胃，补虚不可纯用甘温，过则助湿化热。另外对于慢性腹泻治疗，一旦明确辨证，就要守法守方，多服才能见效，若动辄易方，杂药乱投，必难以收功。脾胃运化水谷精微，化生气血，现代人饮食不节、嗜食肥甘厚味、嗜酒，易损伤脾胃，故不仅是治疗消化系统疾病，在治疗其他多种疾病时，也要注意顾护脾胃，用药需防止伤及脾胃。

病案举例：

患者王某某，男，54岁，福建厦门人，2014年3月3日初诊。20余年前无明显诱因开始出现每天晨起腹痛，肠鸣作响，泄泻，泻后痛减，大便稀薄，混杂不消化食物，多次肠镜检查未见明显异常，曾口服"思密达、氟哌酸、易蒙停、黄连素、整肠生"等药物，作用不明显。多次求诊中医予清热燥湿、涩肠止泻等药治疗后偶有好转，但泄泻反复发作。辰下：晨起腹痛，肠鸣即泻，泻后痛减，大便稀薄，混杂不消化食物，四肢不温，形寒肢冷，疲乏无力，腰膝酸冷，小便清长，舌淡胖、有齿痕，苔薄白，脉沉细无力。中医诊断：泄泻（脾肾阳虚证）。西医诊断：腹泻。治法：温肾健脾，固涩止泻。伊春锦老师言：患者泄泻 20 余年，发于每日晨起，为五更肾泻。肾阳虚衰，故见形寒肢冷、腰膝酸冷、四肢不温、疲乏无力、小便清长，火不暖土，脾失运化，故大便稀薄，混杂不消化食物，舌淡胖、有齿痕，苔薄白，脉沉细无力皆为肾阳虚衰之征，治以温肾健脾、固涩止泄。处方：熟附子 6g，干姜炭 15g，肉桂 15g，骨碎补 25g，巴戟天 15g，黄芪 15g，党参 15g，木香 9g，茯苓 15g，五味子 10g。服 5 剂。2014 年 3 月 9 日复诊，患者诉服药 5 剂后，每日晨起腹痛较前减轻，每日晨起仍需排便，大便为黄色不成形粪便，仍形寒肢冷，四肢不温，腰膝酸冷，疲乏无力，小便清长，舌淡胖、有齿痕，苔薄白，脉沉细无力。伊春锦老师言：患者长期腹泻，脾肾阳虚，体内顽寒，非几日能除，嘱患者再服上方 1 个月后复诊。2014 年 4 月 10 日三诊，患者诉服药 10 余天后，晨起腹痛渐消，大便渐渐成型，形体渐温，无腰膝酸冷、疲乏无力等不适，小便尚可，舌淡红，苔薄白，脉沉细。伊春锦老师认为：患者虽无泄泻，但体内顽寒尚未完全剔除，可服用金匮肾气丸和参苓白术丸长期调理。

十一、诊治胃痛的临床经验

　　胃痛是临床最常见的消化系统疾病症状之一，以脐上、剑突下部位疼痛为主，常伴腹胀、嗳气、泛酸等。现代医学多见于胃炎、消化系溃疡、胃癌等病，临床上当与急性心肌梗死、胆囊炎、胰腺炎、两胁肋骨膜炎症等致的疼痛鉴别。

　　1975 年起，伊春锦老师曾在广州中医学院系统学习中医，其间曾跟随劳绍贤教授学习。劳绍贤教授对胃溃疡、溃疡性结肠炎、胃炎等消化系统疾病的诊治研究较深，其中胃痛的治疗对伊春锦老师的影响很大，其中很多治法和经验和劳教授一脉相承。

　　伊春锦老师认为：胃痛的病因主要有：①外邪犯胃。外感寒热湿等邪气均可影响脾胃气机，致气机阻滞则发胃痛，此情况多为新发胃痛或慢性胃痛复发，发病多较急，治疗效果较好。②情志内伤。忧思恼怒过极皆可伤肝，肝失疏泄乘脾土，致

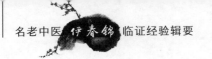

肝胃气滞，日久可化火生瘀，正如叶天士所说的"久痛入络"。临床上这类患者多表现为焦虑状态，这种情况多病程较长，易复发。③饮食伤胃。正所谓病由口入，不管是食用不洁食物或是过饥过饱均可损伤脾胃，致胃气壅塞，升降失调，胃痛则发。随着我们生活节奏的加快，物质消费水平的提高，人们多有饮食伤胃的情况。④体质因素。素体脾胃虚弱或虚寒又后天失养的情况下胃痛多发，且病程长。由于胃痛与上述外邪、情志、体质、饮食等多重原因有关，故常反复发作，缓急有时，病情迁延，不易彻底治愈，临证应谨守病机，四诊合参，辨证论治，衷中参西，移情易性，才能达到满意疗效。

● 1. 病机独重"不通则痛"

胃痛在中医称"胃脘痛"，病机上胃痛和脾运化、胃受纳、肝疏泄的功能最为密切。脾失健运，则胃纳受损，脾不能升清，胃亦不能降浊，反之亦然。脾胃升降失常，水谷为湿、为滞。肝气疏泄功能正常则脾胃升降有序。若肝气拂郁横逆，脾胃气机、运纳均失健，气滞易血瘀，久病常入络。

伊春锦老师根据长期的临床实践认为：胃痛的病机中最重要的是"不通则痛"。胃痛乃因气机不畅、郁滞不行、脾胃升降失常或气滞血瘀而发生的疼痛，即所谓的"不通则痛"。一方面的病机，即存在影响气机调畅"实"的因素，如湿热、瘀血、气滞等病理因素。另一方面，伊春锦老师认为"不通则痛"还有另外一个层次的含义，她认为胃痛日久或素体脾胃虚弱或气阴不足可导致脾虚肝旺克脾，气虚推动无力，生化乏源，阴虚失于濡养，亦可引起气机的升降失常导致气郁、气滞的"不通"，某种本质上也可以说是"不荣则痛"。因此在治疗上伊春锦老师把胃痛常见的证型分为：属"不通则痛"的肝脾不和（肝胃气滞）证、脾胃湿热证及属"不荣则痛"的脾胃虚弱证、肝阴不足（气阴两虚）证两大类 4 个类型。治疗前两型以"实则泻之"为原则，以去除实邪为主；治疗后两型以"虚则补之"为原则，以补其虚损为主，从而达到气血通达而疼痛自止。同时不管是哪一种类型，伊春锦老师在辨证的基础上都用延胡索、郁金两味药，其目的就是"急则治其标"以起到疏肝理气、活血止痛的目的，因为疼痛本身也会引起气血运行的失常，故止痛虽为治标，结合辨证与治本能起到良好的协同作用。

● 2. 四诊合参尤重察舌

对于胃痛的性质，伊春锦老师认为暴痛多寒，胀痛且游走不定多为气滞，刺痛且有定处多为瘀血，喜按者多虚，拒按者多实。伊春锦老师认为中医临证时应四诊合参，而在胃痛的辨证诊断中尤其重视舌诊。伊春锦老师将舌诊总结为：舌淡红，薄白苔为正常；舌淡，边有齿痕为脾虚；舌淡嫩红，少苔或有裂纹为肝阴虚；舌边红，苔黄，伴口苦、反酸为肝胃郁热；舌红，苔黄腻为湿热，腻苔表明湿邪的存在；舌质淡，苔白厚腻，苔较水润者，伴有口淡不渴、呕恶清水者，为寒湿或水饮；舌暗红为有血瘀。

● 3. 分型加减纲举目张

伊春锦老师认为胃痛虽病情复杂，以调脾胃、和升降、理气血、散结热为主要治法。临床上常分为 4 型：肝脾不和（肝胃气滞）、脾胃湿热、脾胃虚弱、肝阴不足（气阴两虚）。分为虚实两类，即"不通则痛"和"不荣则痛"，此为治疗本病的"纲"，而随证加减则为"目"，应用时方可纲举目张，临证豁然，临证若症候相兼时可以合用以切合患者病情。

（1）肝胃不和（脾胃气滞）型

治宜降逆清热、疏肝和胃，以疏肝和胃方治疗。辨证要点为胃痛游走或胁痛，伴腹胀、泛酸、嗳气、大便干稀不调等，舌淡红。常用药物有柴胡、赤芍、枳壳、紫苏梗、延胡索、郁金等。

（2）脾胃湿热型

治宜祛湿清热、活血理气，以清湿安中汤治疗。辨证要点为胃脘痞闷，伴口臭、大便黏腻，舌苔黄腻。常用药物有藿香、厚朴、法半夏、茯苓、陈皮、延胡索、郁金、黄芩等。本型临床最为常见。

（3）脾胃虚弱型

治宜健脾和胃、理气和中，以香砂六君子汤治疗。辨证要点为胃脘隐痛、痞满、嘈杂，纳少，舌淡、苔薄白或黄，脉虚弱。常用药物有党参、白术、法半夏、茯苓、陈皮、木香、苏梗、砂仁、延胡索、郁金、甘草等。

（4）肝阴不足（气阴两虚证）型

治宜益气养阴、理气清热，以自拟消痞方加减治疗。辨证要点为胃隐痛，喜温、喜按或痞满，口干但少饮，纳食减少，疲乏，大便稀或干，舌质淡，苔少，脉细。常用药物有党参、山药、黄精、石斛、赤芍、枳壳、佛手、郁金、延胡索等。

● 4. 衷中参西相得益彰

伊春锦老师认为中医治疗虽疗效确切，但对于现代医学诊断明确的疾病，临证加用西药以提高疗效。如胃溃疡可配合制酸药，幽门螺杆菌阳性需要根治者可以配合使用抗幽门螺杆菌治疗，对于脾胃虚寒者抗幽门螺杆菌时，可酌用温中药物以减少抗生素（一般认为性味寒凉）的不良反应。

在药物应用上有时可参考现代药理研究，如恶心加生姜，或与半夏配伍以温中降逆，生姜中含姜酮是生姜的主要药理作用之一，姜酮具有抗溃疡、镇痛解热等药理作用；如嗳气，应用柿蒂有降逆的作用，现代药理研究柿蒂还有抗心律失常和镇静的作用。

借用胃镜等现代检查手段以判断治疗效果和预后。如胃镜下见到胃黏膜水肿或下垂，可酌用三七、莪术等活血之品；胃病理示肠化、上皮内瘤变者，可用莪术、白花蛇舌草、半边莲之类以抗肿瘤防癌变；胃下垂辨为中气下陷者用补中益气汤加减。

● 5. 结合辨证选用成药

根据中成药适应症选用 1~2 种作为缓解期的治疗或长期治疗之用。如属肝郁脾虚证者，临床症见情绪低落、入睡困难、早醒、紧张、急躁易怒、食少、舌苔白或腻，脉弦。常选用疏肝解郁胶囊以舒肝解郁、健脾安神。对于胃癌前病变、胃癌手术后辅助治疗者，予胃复春治疗以益气健脾、活血解毒。

● 6. 情志疏导移情易性

慢性胃肠系统疾病患者常伴有焦虑、抑郁、睡眠障碍等精神症状，而且其胃痛的发作常常受精神状态的影响。治疗上常用合欢皮、远志等安神之品及西药黛力新（氟哌噻吨美利曲辛片）调整患者情绪，并根据患者特点进行适当的心理指导，利用中医的情志特色治疗以情胜情，嘱患者适当移情易性、转移注意力，有利于胃痛的治疗。如患者情绪缺乏，可嘱其积极参加社交，条达气机，可避免因情绪因素导致病情复发或加重。

十二、治疗慢性萎缩性胃炎的经验

伊春锦老师从医数十载，在慢性萎缩性胃炎诊治方面有着较丰富的经验，现将其简单总结如下：

　　慢性萎缩性胃炎是一种多因素导致的消化系统多发病、常见病。1978 年 WHO 将其列为胃癌前状态。据 1990 年世界胃肠病学大会报道胃炎严重萎缩者，胃癌 10 年累计危险率可见，在我国其癌变率可高达 8%。现代医学认为本病与幽门螺杆菌感染、胃黏膜损伤因子、胃黏膜营养因子缺乏、胆汁反流、自身免疫、烟酒和遗传等因素有关。这些致病因素引起胃黏膜慢性炎症，黏膜表面反复受到损害，日久胃腺体萎缩，黏膜变薄，血管裸露，胃酸分泌减少，消化功能减退及蠕动功能失调。

　　中医尚无慢性萎缩性胃炎的病名，根据其胃痛、痞满、胃中嘈杂、食纳减少等临床表现，中医将慢性胃萎缩性胃炎归属为"胃脘痛""痞满""胃痞""呃逆"等范畴。伊春锦老师认为本病多因感受外邪、饮食不节、情志失调，久病入络或素体脾虚，而致脾胃运化失司，中焦气机不畅，升降失调。因本病常与脾虚不运相关，易受病邪影响导致血瘀、湿热、气滞，这些病理产物可加重脾胃虚弱，致病程缠绵反复，形成虚实夹杂、寒热错杂的病证。故本病有虚实夹杂、本虚标实的特点。

　　针对慢性萎缩性胃炎病程长，多以虚为本，以湿、滞、瘀为标的特点，伊春锦老师治疗本病处方用药坚持以扶正祛邪、标本兼治。其中健脾益气以治本，活血行气、祛湿化痰、清热解毒以治标。为此伊春锦老师自拟了胃炎 1 号方治疗本病，具体方药为黄芪 30g、党参 30g、白术 10g、白花蛇舌草 30g、仙鹤草 15g、三棱 10g、莪术 10g、鸡内金 10g、神曲 15g、砂仁 6g、茯苓 15g、薏苡仁 15g、芡实 15g、陈皮 6g、甘草 6g。其中黄芪、党参、白术以益气健脾；白花蛇舌草、仙鹤草以清热解毒；三棱、莪术、鸡内金以活血化瘀；神曲、砂仁、茯苓、薏苡仁、芡实、陈皮以健脾合胃去湿；甘草以调和诸药。有研究表明，黄芪、莪术、仙鹤草等药物可增强树突细胞的抗肿瘤作用，能有效地促进肿瘤宿主的免疫应答，具有显著的抑瘤作用，故此三味药物用于治疗慢性萎缩性胃炎在现代药理方面也有一定的理论依据。另外，有关白花蛇舌草治疗慢性萎缩性胃炎方面伊春锦老师也进行了较多的研究，发现以白花蛇舌草为主治疗慢性萎缩性胃炎，随证灵活加味，治之得法，效果甚佳，且长时间服用无毒副作用。综上可见，此方配伍有理有据，治疗慢性萎缩性胃炎效果较为肯定。

　　此外，伊春锦老师在治疗本病的同时也十分重视患者自身的调养摄生。患者自身的调摄失养是本病发生的一重大因素。如医者临床上辨证治法都得当而患者在饮食、情志、起居等方面不注意，治疗往往事倍功半。故伊春锦老师每临证必嘱患者尽量畅情志、饮食有节、起居有常。

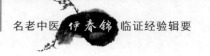

十三、非酒精性脂肪性肝病中医治疗体会

　　非酒精性脂肪性肝病是临床多发病和常见病，几年来临床工作中，伊春锦老师不断摸索，证实了中药治疗效果确切。中医根据本病的临床表现，可将其归属于"胁痛""积聚""肝癖"等范畴。目前认为其病因多为情志不调、饮食不节、劳逸失度、久病体虚、禀赋不足。情志失调，肝气郁结，肝气犯脾，脾失健运；或饮食不节，劳逸失度，损伤脾胃，脾失健运；或久病体虚，脾胃虚弱，脾失健运，均可导致湿浊内停，郁久化热而出现湿热内蕴，禀赋不足或久病伤肾，肾精亏损，气化失司，痰浊不化，痰浊内结，阻滞气机，气滞血瘀，瘀血内停，阻滞脉络，最终痰瘀互结。其病理基础与痰、湿、浊、瘀、热等有关，病位在肝，涉及脾、胃、肾等脏腑，证属本虚标实，肝肾亏虚为本，痰浊血瘀为标。

　　根据本病肝肾亏虚为本、痰浊血瘀为标的特点，伊春锦老师自拟保肝降脂方治疗本病：柴胡10g，半夏10g，茵陈蒿15g，车前子15g，泽泻15g，山楂15g，赤芍15g，丹参15g，白毛藤30g，绞股蓝15g，黄芪30g，何首乌15g，决明子15g，枸杞子15g，黄精15g。临时根据患者寒热虚实调整药量药物，热甚者加栀子、茵陈蒿；肝功能异常者加白毛藤；体虚、疲乏者加黄芪，量可加至60~120g；湿浊重者加薏苡仁、川厚朴、苍术、浙贝母、田七。临证运用此方治疗本病每每取得满意效果。

十四、胆囊结石的防治

　　在我国胆囊结石已经引起广泛的关注，成为临床常见病和多发病。据相关统计，20世纪80年代胆囊结石占全国胆石病的52%，到了90代年已上升至79.9%，并以胆固醇结石为主要类型。其治疗包括手术和非手术两类疗法，均可有效去除胆囊结石。现应用腹腔镜做微创手术也广泛被患者接受。但是，本病结石不断地复发一直是医生和患者不想面对和难以解决的问题，也成为根治胆石症的阻碍瓶颈，并且由于多次手术对患者的健康造成很大损害，对患者家庭也造成了沉重的经济危机和精神负担。

伊春锦老师 45 年的从医经历中对此病有较多的接触，对其治疗也有一定的体会。胆居六腑之首，又为奇恒之腑，依附于肝，与肝相为表里。胆有贮藏和排泄胆汁的功能，但这一功能有赖于肝的疏泄作用。临床上饮食不节、情志不畅等均可影响肝的疏泄及胆的通降功能，致使胆汁排泄不畅，日久湿热不化，因此胆汁凝结为石。可见本病病程长，其主要病机为气滞血瘀，湿热蕴结。伊春锦老师根据本病的特点拟定了以下处方：金钱草 15~30g，柴胡 10g，鸡内金 15g，枳壳 10~15g，生黄芪 30g，茵陈蒿 15g，丹参 15g，枳实 12g，蒲公英 15g，黄芩 10g，白术 15g，莱菔子 15~30g。其中金钱草、鸡内金利胆排石，柴胡疏肝解郁，黄芩、茵陈蒿清热利湿，枳壳、枳实、莱菔子行气消痞，丹参活血化瘀，蒲公英清热散结，生黄芪、白术益气健脾以防清理苦寒之品伤胃。全方共奏清热利湿、利胆排石之功。以上药物水煎至 300ml，每日口服 2 次，凡结石 1.2cm 以下或者泥沙样结石者，每每服用 1 月左右，复查 B 超，均能有所好转，若合并胆囊炎也能改善。

十五、反流性食管炎治疗经验

反流性食管炎是指胃、十二指肠内容物反流入食管，引起食管下段黏膜炎症，主要表现为反酸、胸骨后烧灼感、胸痛、恶心、嗳气等。本病临床表现多样，易反复发作，病程长，难以痊愈。常伴随焦虑、抑郁、睡眠障碍等情绪障碍，严重影响患者的生活质量。现代医学认为其发病机制可能与防御因素（抗反流屏障、食管酸清除和黏膜抵抗力）和侵袭因素（胃酸 pH 值，胃酸分泌和十二指肠内容物反流）的不平衡有关。

中医无本病的相应病名，但可以根据临床表现辨为"胸痹""吞酸""吐酸""噎食""噎膈"，甚至"吐血"等范畴。中医认为食管属于胃的范畴，食管是胃腑受纳水谷之关，胃腑是食管吞咽食糜存留之处，二者互相连接，彼此影响，不可分割。且脾气健升，胃气和降，此属生理之常；脾失健运，胃失和降，此属病理之变。由此可见，食管疾病的病位在食管，而病理机理在脾胃。伊老师认为该病病因有：①饮食不节，过度食用辛辣、酸性等刺激食物，吸烟、嗜酒或服用腐坏的食品或药物，致脾胃受损，气机不畅，胃失和降，因而胃气上逆。②肝郁化火，灼伤胃阴，胃火上炎，致胃失和降。③情志不畅，气郁伤肝，肝失疏泄，横逆犯胃，导致胃气上逆。以上不论是哪种病因，均可导致胃气上逆，升降失司，从而产生胃灼热、呃逆、泛酸、胸膈阻闷的证候。伊春锦老师根据其临床证候表现将其辨为以下4个证型：

（1）肝胃郁热型

多见于情志失调，肝气犯胃所致。主症为胸骨后灼痛，泛酸，咽中有异物感，心烦，胸胁苦闷，口苦、咽干，大便秘结，舌红苔黄，脉弦数。治法为疏肝清热，和胃降逆。方药以化肝煎合旋覆代赭汤化裁或者大柴胡汤加减。具体药物有柴胡9g，枳实9g，黄芩10g，栀子9g，牡丹皮15g，代赭石30g，旋覆花15g，大黄9g，乌贼骨20g，茯苓15g，青皮6g，蒲公英15g。

（2）邪热壅滞型

多由饮食不节所致，见于疾病早期。主症为胸膈烦热，胸骨后烧灼样疼痛，泛吐酸水，口干欲冷饮，舌质红，苔黄或黄腻，脉数。治法为清热祛邪，导滞和胃。方药以泻心汤合左金丸加味。具体药物有黄连6g，黄芩6g，大黄6g，吴茱萸3g，茯苓15g，白术12g，川楝子10g，枳实9g，姜半夏10g，蒲公英15g。若口干舌燥，舌红苔少乏津或无苔，可加沙参20g、麦冬10g、生地黄10g以滋阴养胃；若腹胀，胸骨后梗塞者，可加枳壳10g、佛手10g、桔梗10g以宽胸。

（3）脾胃虚寒型

大多见于疾病晚期。主症为胸骨后闷痛，食后胃脘胀满，胃脘部喜暖喜按，泛吐清水，畏寒肢冷，神疲乏力，大便溏泻或完谷不化，舌淡体胖有齿痕，脉细弱。治法为温中散寒，健脾和胃。方药以理中汤合黄芪建中汤化裁。具体药物有炙黄芪30g，附子10g，党参30g，白术10g，干姜5g，桂枝9g，木香6g，瓦楞子20g，吴茱萸5g，炙甘草6g，砂仁6g。

（4）胃阴不足型

多见于本病的中晚期。主症为胸骨后灼热而痛，咽喉有异物感，吞咽食物时疼痛更甚，口干欲饮，小便短赤，大便干结，吞咽干涩难下，心烦少寐，舌质红而干或有裂纹，苔少或光剥无苔，脉沉细或细数。治法为养阴和胃，清热解毒。方药以叶氏养胃汤或麦门冬汤化裁。具体药物有生地黄15g，石斛15g，麦冬15g，玉竹15g，太子参20g，半夏9g，知母15g，天花粉15g，沙参15g，金银花15g。

临床上伊春锦老师喜用珍白合剂〔珍珠层粉6g、白及粉6g调剂制成糊状（比牛奶稍浓点），于每餐前15~30分钟缓慢口服〕加辨证分型治疗。其中白及粉有收敛、消肿、生肌之功。有实验表明，白及粉可以缓解人为造成狗的胃和十二指肠溃疡、穿孔，以及修复盐酸造成的大鼠胃黏膜损伤。体外实验显示：白及有抑制革兰阳性菌的作用。而珍珠粉的药理作用有抗溃疡和调整体液免疫与细胞免疫的功能。以上两药合用调成稀糊状，有保护食道胃黏膜、抗溃疡、抑制细菌及提高免疫的作用。与西药治疗相比，珍白合剂加辨证分型治疗效果好，且无肝、肾功能的损害改变，不仅无任何毒副作用，又安全有效、价格低廉，能被广大农村患者接受。

十六、慢性乙型病毒性肝炎的中医用药经验

慢性乙型病毒性肝炎是由乙型肝炎病毒（HBV）感染所引起的，以肝脏为主要病变，并可引起多种器官损害的一种传染病。病毒感染是病因，免疫应答无力或紊乱是其主要发病机制，肝脏炎症及其纤维化是其病理变化的关键。故从抗病毒、调控免疫、抗肝脏炎症、抗肝纤维化这4个环节治疗慢性乙型肝炎已成为共识。目前西医治疗本病的最大贡献在于抗病毒，主要药物有干扰素以及拉米呋定、恩替卡韦、阿德福韦等核苷类似物。但是这些抗病毒药物完全应答率并不高，且存在病毒变异等问题。然而中药除了抗病毒以外，在抗肝脏炎症、抗肝纤维化、调整免疫，以及改善症状等方面均具有西医药所无法比拟的优势。伊春锦老师采用中西结合的方式研究该病的治疗，目前已有较为丰富的临床经验，临床上有一定的用药特点。

中医学中无乙型病毒性肝炎的病名，但据其临床表现，目前大多数学者认为本病属中医的"胁痛""肝郁""黄疸""疫毒""癥瘕"等病证范畴。认为其病因多以湿热毒邪为主，病机为湿热蕴结日久，伤及肝、脾、肾三脏，使阴阳气血失调，形成湿热兼瘀血为标、肝郁脾肾气血虚为本的状态。所谓"肾为先天之本，脾为后天之本"，脾肾不足者又感受湿热毒邪，结于肝脏，乘犯脾土，形成肝郁脾虚之候，病久及肾，导致肾阴阳两虚。可见本病病位在肝，先传脾后及肾。符合中医"见肝之病、知肝传脾、当先实脾"以及"肝肾同源""久病及肾"等学说。

在治疗上，伊春锦老师本着"治病求其本""急则治标，缓则治本"的原则，根据本病主要病因病机，确立了"清热解毒和扶正补益"两大治法。其中根据具体辨证，其治疗可细化为清化湿热、益气养阴、健脾补胃、活血化瘀4种。临床常用方有：①黄芪、白术、当归、女贞子、生地、仙灵脾、虎杖、山楂。②巴戟天、肉

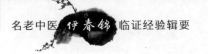

苁蓉、菟丝子、桑寄生为主，辅以白花蛇舌草、白芍、石斛、当归、丹参等。

结合西医检测指标，对改善本病相关指标方面，伊春锦老师也有自己的用药特点，现总结如下：

（1）使用具有降酶作用的中药

具有降酶作用的中药有 3 类：①清热利湿降酶法，药用夏枯草、蒲公英、土茯苓。②酸敛降酶法，药用五味子、山楂、白背叶根。③泻脾降酶法，重用杏仁、秦皮、地骨皮、瓜蒌，以腹胀为显著者效果佳，可加郁金。

（2）对白、球蛋白异常的治疗方法

①提高蛋白，关键在于改善肝细胞营养及其功能。治疗上以健脾补肾、益气养血为主，方用四君子汤加泽兰、鸡血藤、当归、丹参、赤芍。②降低球蛋白，调整细胞免疫功能是其重要途径。治疗上宜活血化瘀或益气活血，具体药物为当归、川芎、赤芍、丹参、桃仁、红花、三棱、莪术。

（3）使 HBsAg、HBeAg 转阴方法

①使用单味中药，如胡黄连、胡麻仁、大黄、豨莶草、连须、金钱草、地榆、贯众、虎杖、黄药子、白药子、苦丁茶、钩藤、红藤、桑寄生、黄柏、柴胡等。②复方：能增强 T 淋巴细胞作用的，补肾益气健脾方：黄芪、党参、灵芝、白术、云苓、桑寄生、薏苡仁、猪苓、仙灵脾；能清除免疫复合物：生地黄、玄参、桃仁、川芎、益母草、地榆、金银花、连翘、赤芍、丹参、莪术、牡丹皮、青蒿；能促进淋巴细胞转化率：金银花、酸枣仁、蒲公英、地丁草、柴胡、阿胶、黄芩、扁豆、麻黄、川黄连、五味子、山栀、菟丝子。

十七、功能性消化不良的中医辨治经验

所谓功能性消化不良，指由胃和十二指肠功能紊乱引起的症状，经生化、内镜、影像等检查排除器质性疾病者。主要症状包括餐后饱胀和早饱、上腹痛、上腹灼热感，可同时存在食欲不振、上腹胀、嗳气、恶心、呕吐等不适。现代医学认为其病理生理学基础主要包括内脏高敏感性、运动功能障碍、幽门螺杆菌感染、胃酸分泌增加、精神心理因素等。治疗上目前主要是经验性治疗，莫沙比利等消化道促动力药是其主要用药，临床疗效较可靠，但长期疗效欠佳。伊春锦老师善用中西医结合的方法治疗本病，取西药见效迅速的优点，扬中医辨证施治、治病求本的长处，二者结合，扬长避短，相互补充。

中医根据其临床表现的不同，以上腹部胀满不适、餐后早饱为主症者，将其归为"痞满"的范畴；以上腹部疼痛为主症者，将其归为"胃脘痛"范畴。

伊春锦老师认为其病因系由禀赋不足、脾胃虚弱、情志不畅、肝气郁结、饮食不节、食滞胃脘、内伤外感、湿热中阻、日久失治、寒热错杂或胃阴不足、虚火内盛等所致。诸多原因损伤脾胃，脾胃虚弱，运化失司，形成湿热、食积、痰凝等病理产物，阻于中焦，胃中气机阻滞，升降失常，导致胃肠运化功能紊乱。脾胃虚弱，土虚木乘，肝气横逆犯胃，胃失和降而出现脘腹疼痛、胀满、嘈杂、嗳气等一系列症状。因此，本病病位在胃，涉及肝、脾二脏，情志不畅和饮食积滞存在于本病发病的整个过程。脾虚气滞是本病的中心的病理环节。

临证伊春锦老师根据患者不同表现，将其辨为以下5个证型，予以相应治疗：

（1）脾虚气滞证

临床表现：胃脘痞满或胀痛，食少纳呆，恶心，嗳气呃逆，肢乏无力，舌淡、苔薄白，脉细弦。

治法：健脾和胃，理气消胀。

主方：四君子汤合香砂枳术丸加减。

药物：党参、炒白术、茯苓、炙甘草、枳实、姜川朴、木香、砂仁、醋元胡、法半夏。

（2）肝胃不和证

临床表现：两胁胀满，胃部胀痛、痞塞不舒，每因情志不畅而发作或加重，心烦易怒，善太息，舌淡红、苔厚白，脉弦。

治法：理气解郁，和胃降逆。

主方：柴胡疏肝散加减。

药物：柴胡、枳壳、紫苏梗、白芍、陈皮、法半夏、川芎、制香附、生甘草。

（3）脾胃湿热证

临床表现：脘腹痞满或疼痛，口干口苦，恶心呕吐，身重困倦，小便短黄，食少纳呆，舌红、苔黄厚腻，脉滑。

治法：清热化湿，理气和中。

主方：连朴饮加减。

药物：黄连、川厚朴、石菖蒲、法半夏、黄芩、山栀、芦根、薏苡仁。

（4）脾胃虚弱证

临床表现：胃脘隐痛或痞满、喜温喜按，食少纳呆，泛吐清水，手足不温，神疲倦怠，大便溏泻，舌淡、苔白，脉细弱。

治法：健脾和胃，温中散寒。

主方：理中丸加减。

药物：干姜、党参、炒白术、炙甘草、神曲、苏梗、川厚朴、荜茇、制香附。

（5）寒热错杂证

临床表现：胃脘痞满或疼痛、遇冷加重，嗳气纳呆，嘈杂反酸，肢冷，便溏，舌淡、苔黄，脉弦细滑。

治法：辛开苦降，和胃降逆。

主方：半夏泻心汤加减。

药物：半夏、黄芩、川连、干姜、党参、生甘草、川厚朴、炒神曲、煅瓦楞子。

治疗过程中在辨证的基础上根据不同情况加减药物，其中胃胀明显者加枳壳、柴胡；食少纳呆者加鸡内金，神曲加量；伤食积滞者加焦山楂、炒莱菔子等；胃痛明显者加延胡索、金铃子；嘈杂明显者加吴茱萸、黄连。

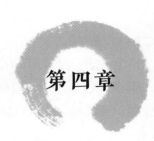

第四章

伊春锦临床选方用药经验

一、用药经验选录

这一部分主要是讲述伊春锦老师的临床常用药物，其中基源、功能主治、用法用量略述（主要引用 2020 版《中国药典》），而以突出个人使用经验为主。另外列出现代药理研究和成分，仅供临证参考，临床不能唯成分论，仍以中医辨证及药性作为临床使用中药的标准。

● 1. 麻黄

本品为麻黄科植物草麻黄、中麻黄或木贼麻黄的干燥草质茎。秋季采割绿色的草质茎，晒干。

【功能与主治】发汗散寒，宣肺平喘，利水消肿。用于风寒感冒，胸闷喘咳，风水水肿。蜜麻黄润肺止咳。多用于表证已解，气喘咳嗽。

【用法与用量】水煎服，2~10g。

【主要成分及药理】麻黄发挥作用的有效成分主要为麻黄碱、伪麻黄碱和挥发油等。药理作用主要有解热发汗、平喘、镇咳、抗炎、抗过敏、抗菌、抗病毒、中枢兴奋、利尿等。

【使用经验】

（1）治疗风寒感冒、咳嗽、咳喘，尤其适用于风寒感冒鼻塞。常配伍苍耳子、辛夷花等。风热引起的鼻塞，亦可使用，需配伍黄芩、金银花等清热之品。寒闭肺热热证咳喘，可配伍石膏等，如麻杏石甘汤。

（2）麻黄可以振奋阳气，对于表阳不足，配伍附子，如麻黄附子细辛汤；对于阴疽，配伍熟地黄、附子、鹿角胶、肉桂等，如阳和汤。

（3）利小便。对于风水泛滥，麻黄加术汤以宣肺利水，提壶揭盖。用于治疗现代医学急性肾炎等所致的水肿。

（4）治疗遗尿。遗尿是膀胱失于约束所致，麻黄中的麻黄碱能增加膀胱括约肌张力，从而达到治疗遗尿的作用。

【备注】因为麻黄中麻黄碱是拟交感神经药物，可能会引起头晕、恶心、心悸、失眠、多汗、颤动等不良反应。临床中应注意：①询问病史，患者容易心悸、失眠等，用量宜小，或换用他药。②注意观察患者体质，对于形体瘦弱、气血不足者，注意使用时间和用量。③注意配伍和准确辨证。④用于治疗咳嗽、哮喘等疾患，可选用其炮制品，如蜜麻黄等。

● 2. 荆芥

本品为唇形科植物荆芥的干燥地上部分。夏、秋二季花开到顶、穗绿时采割，除去杂质，晒干。

【性味与归经】辛，微温。归肺、肝经。

【功能与主治】解表散风，透疹，消疮。用于感冒，头痛，麻疹，风疹，疮疡初起。

【用法与用量】水煎服，5~10g。

【主要成分及药理】荆芥的化学成分主要有挥发油类（如 L- 薄荷酮、胡薄荷酮、石竹烯等）、其他萜类（如 8，15- 异海松二烯 -7β，18- 二醇、α- 生育醌、植醇等）、黄酮类（如芹菜素、山奈酚、芦丁等）及其他成分（如绿原酸、β- 谷甾醇等）；具有抗病毒、抗炎镇痛、抗肿瘤、免疫调节、抗菌、止血等药理作用。

【使用经验】荆芥是疏风药中较为和缓且温润者，无一般风药的燥烈弊端，是临床最为常用的药物之一。

（1）最常用于风寒感冒，常常配伍防风相须为用，针对上呼吸道卡他症状。可用于风寒感冒周身酸痛，利用其风胜湿的特性，如荆防败毒散。

（2）用于过敏性疾病，如风热瘾疹、皮肤瘙痒等。可在养血、活血、化湿等基础上使用，如当归饮子用当归、川芎、生地黄、白芍配伍荆芥、防风。

（3）止血。常用于治疗肠风下血、月经淋漓等。用于止血时常用荆芥炭、黑荆芥穗。

【备注】荆芥属于风药，现代研究表明其有抑制体液免疫的作用，故在使用的过程中要注意解除疾病的病因，而不能仅仅使用风药来改善症状。

● 3. 防风

本品为伞形科植物防风的干燥根。春、秋二季采挖未抽花茎植株的根，除去须根和泥沙，晒干。

【性味与归经】辛、甘，微温。归膀胱、肝、脾经。

【功能与主治】祛风解表，胜湿止痛，止痉。用于感冒头痛，风湿痹痛，风疹瘙痒，破伤风。

【用法与用量】水煎服，5~10g。

【主要成分及药理】防风中的主要活性成分包括色原酮、香豆素、挥发油等。药理活性研究主要集中在解热、镇痛、镇静、抗氧化、抗肿瘤、抗微生物、抗炎、免疫调节等方面。

【使用经验】防风味辛性温，质松而润，能防御外风，善行周身，既祛风解表又祛风湿止痛，同时还有解痉之功，为"风药之润剂""治风之通用药"，广泛用于外感风湿、头痛如裹、身重肢痛、破伤风等。

（1）防御外风。性平和，风寒、风湿、风热均可配伍使用。玉屏风散中用防风，就是用其防御外风之所长。现代药理研究表明防风有提高细胞免疫力的作用，所以荆芥和防风经常相须为用，一个抑制体液免疫，一个提高细胞免疫，共同作用于外感时的免疫异常。另外一个处方泻黄散，防风用量独大，辅以清热药，治疗脾胃中伏火，这个伏火也是和免疫异常有关的。

（2）息内风以止痉。用治风毒内侵于经络引发的肌肉痉挛，角弓反张的破伤风证，如玉真散。

（3）风胜湿，用于治疗泄泻。如土虚木乘、肝脾不和之痛泻者，如痛泻要方。

● 4. 羌活

本品为伞形科植物羌活或宽叶羌活的干燥根茎和根。春、秋二季采挖，除去须根及泥沙，晒干。

【性味与归经】辛、苦，温。归膀胱、肾经。

【功能与主治】解表散寒，祛风除湿，止痛。用于风寒感冒，头痛项强，风湿痹痛，肩背酸痛。

【用法与用量】水煎服，3~10g。

【**主要成分及药理**】羌活的化学成分主要包括香豆素、挥发油、氨基酸、糖类物质及有机酸等，具有消炎、镇痛、解热、抗心律失常、抗心肌缺血、抑菌、促进脑部血液循环、预防血栓形成、改善肠胃功能等多种药理作用。

【**使用经验**】

（1）风湿痹痛。尤其适用于上半身风寒湿痹、肩背肢节疼痛者。

（2）腹泻。羌活可以明显改善腹泻症状，如升阳益胃汤。药理研究也证实其有抗腹泻的作用。

● 5. 白芷

本品为伞形科植物白芷或杭白芷的干燥根。夏、秋间叶黄时采挖，除去须根和泥沙，晒干或低温干燥。

【**性味与归经**】辛，温。归胃、大肠、肺经。

【**功能与主治**】解表散寒，祛风止痛，宣通鼻窍，燥湿止带，消肿排脓。用于感冒头痛，眉棱骨痛，鼻塞流涕，鼻衄，鼻渊，牙痛，带下病，疮疡肿痛。

【**用法与用量**】水煎服，3~10g。

【**主要成分及药理**】白芷主要含挥发油，并含欧前胡素、白当归素等多种香豆素类化合物，另含白芷毒素、花椒毒素、甾醇、硬脂酸等，具有解热、镇痛抗炎、抗肿瘤、抑制病原微生物、美白和抗皮肤氧化、调节中枢神经、改善血液流变、降血糖等多种作用。

【**使用经验**】

（1）风寒感冒。本品在治疗风寒感冒中以止痛、通鼻窍作用较为突出，针对外感风寒、头身疼痛、鼻塞流涕之证，并有植物中的"麝香"的称呼，从而说明了其通透能力之强。

（2）止痛。本品以止痛作用突出，善于治疗头痛，如一味都梁丸即用一味白芷，可见其止痛之功殊胜，堪当大任。

【**备注**】关于白芷用量，2020 年《中华人民共和国药典》上是 3~10g，但在临床中有一些经验值得参考，如国医大师熊继柏一般用量在 20~30g，临证可参考。但应注意小量白芷毒素有兴奋中枢神经、升高血压的作用，并能引起流涎、呕吐；大量能引起强直性痉挛，继以全身麻痹。临证需逐渐加量，方为稳妥。

● 6. 薄荷

本品为唇形科植物薄荷的干燥地上部分。夏、秋二季茎叶茂盛或花开至三轮时，选晴天，分次采割，晒干或阴干。

【性味与归经】辛，凉。归肺、肝经。

【功能与主治】疏散风热，清利头目，利咽，透疹，疏肝行气。用于风热感冒，风温初起，头痛，目赤，喉痹，口疮，风疹，麻疹，胸胁胀闷。

【用法与用量】水煎服，3~6g，后下。

【主要成分及药理】主要成分为挥发油：薄荷醇、薄荷酮、异薄荷酮、薄荷脑、薄荷酯类等。另含异端叶灵、薄荷糖苷及多种游离氨基酸等。从薄荷中提取的薄荷油具有祛痰、抗炎、镇痛、抗肿瘤、兴奋中枢神经系统、促进透皮吸收、利胆等作用。

【使用经验】

（1）清利头目。治疗风热上扰头目昏沉、头痛，如川芎茶调散。

（2）清热利咽。治疗风热上犯所致鼻塞、咽痛、咳嗽等症状，如桑菊饮、翘荷汤。

（3）疏肝。本品兼入肝经，能疏肝行气，如逍遥散。现代药理研究表明，薄荷中含有的薄荷醇和薄荷酮都具有利胆作用。

● 7. 蝉蜕

本品为蝉科昆虫黑蚱的若虫羽化时脱落的皮壳。夏、秋二季收集，除去泥沙，晒干。

【性味与归经】甘，寒。归肺、肝经。

【功能与主治】疏散风热，利咽，透疹，明目退翳，解痉。用于风热感冒，咽痛音哑，麻疹不透，风疹瘙痒，目赤翳障，惊风抽搐，破伤风。

【用法与用量】水煎服，3~6g。

【主要成分及药理】化学成分本品含大量甲壳质，并含异黄质蝶呤、赤蝶呤、蛋白质、氨基酸、有机酸、酚类化合物等成分。药理实验证明蝉蜕有抗炎、镇咳祛痰平喘、镇静止痛解痉、抗惊厥、抗凝等作用。

【使用经验】

（1）解痉止咳。蝉蜕能疏风利肺，解除支气管痉挛而起到止咳作用。风热证，配合地龙；风寒证，配合麻黄。

（2）镇静安神以止夜啼。小儿脾常不足、肝常有余。夜啼的原因常常是因为噩梦，所以蝉蜕有平肝镇静之功。福建常用五谷汤（麦芽、谷芽、神曲、山楂、钩藤、蝉蜕）即含有蝉蜕。蝉蜕治疗成人噩梦同样有效。

【备注】《名医别录》有"主妇人生子不下"的记载，故孕妇当慎用。

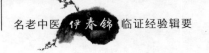

● 8. 柴胡

本品为伞形科植物柴胡或狭叶柴胡的干燥根。按性状不同，分别习称"北柴胡"和"南柴胡"。春、秋二季采挖，除去茎叶和泥沙，干燥。

【性味与归经】辛、苦，微寒。归肝、胆、肺经。

【功能与主治】疏散退热，疏肝解郁，升举阳气。用于感冒发热，寒热往来，胸胁胀痛，月经不调，子宫脱垂，脱肛。

【用法与用量】水煎服，3~10g。

【主要成分及药理】柴胡根含 α - 菠菜甾醇、春福寿草醇及柴胡皂苷与挥发油等，具有镇静、安定、镇痛、解热、镇咳等广泛的中枢抑制作用，还有较好的抗脂肪肝、抗肝损伤、利胆、降低转氨酶、兴奋肠平滑肌、抑制胃酸分泌、抗溃疡、抑制胰蛋白酶等作用。

【使用经验】

（1）退热。在治疗外感少阳病发热，寒热往来时，《伤寒论》中小柴胡汤柴胡的用量为半斤，如按一两折合 3g，即 24g，临床上常用 15g 以上。之前有柴胡注射液用于退热治疗，疗效确切，可见其退热作用不必一定拘泥于少阳证。

（2）疏肝。柴胡辛行苦泄，善条达肝气，疏肝解郁。中等剂量，一般 10g 左右。如柴胡疏肝散、逍遥散。

（3）升举。治疗气虚下陷，脏器脱垂，宜用少量，一般 5g 以内。如用在补中益气汤中升举脾胃清阳之气；用在升陷汤中升举胸中大气。

【备注】历代本草均有记载柴胡劫肝阴之说，缘于其升散调达之作用。所劫肝阴正是其背后支持其正作用的物质基础，可见存在肝阴、肝血不足等情况下，用柴胡要注意剂量和配伍。或者用不同的炮制品，如鳖血柴胡。

● 9. 葛根

本品为豆科植物野葛的干燥根。习称野葛。秋、冬二季采挖，趁鲜切成厚片或小块；干燥。

【性味与归经】甘、辛，凉。归脾、胃、肺经。

【功能与主治】解肌退热，生津止渴，透疹，升阳止泻，通经活络，解酒毒。用于外感发热头痛，项背强痛，口渴，消渴，麻疹不透，热痢，泄泻，眩晕头痛，中风偏瘫，胸痹心痛，酒毒伤中。

【用法与用量】水煎服，10~15g。

【主要成分及药理】本品主要含黄酮类物质如大豆苷、大豆苷元、葛根素等，还有大豆素 4，7- 二葡萄糖苷、葛根素 -7- 木糖苷，葛根醇、葛根藤素及异黄酮苷和淀粉等，其中主要成分为葛根素。葛根具有解热、镇痛、抗菌、抗感染、降血压、降血糖、降血脂、抗氧化、抗肿瘤、解酒等作用。

【使用经验】

（1）治疗颈部不适。这种颈部不适类似于《伤寒论》"项背强几几"，常常出现在颈椎病、外感性疾病、高血压病等疾病中，但要注意和脑膜刺激征的颈项强直相区别。用量可根据病情适当加大。

（2）退热。本品入脾、胃、肺经，用于退阳明津伤化燥之热，因肺、脾属太阴，太阴为湿土，湿土不湿则阳明燥热起，如桂枝加葛根汤、葛根汤、葛根芩连汤等，用葛根之妙在一升津液以润燥，二退热。

（3）止渴。本品甘凉，既能清热又能鼓舞脾胃清阳之气上升，而有生津止渴之功。

（4）止泻。本品味辛能升发清阳，鼓舞脾胃清阳之气上升而奏止泻之功。

【备注】葛根分柴葛根、粉葛根，入药一般用柴葛根，而粉葛根多作为加工葛根粉的原料。

● 10. 菊花

本品为菊科植物菊的干燥头状花序。9~11 月花盛开时分批采收，阴干或焙干，或熏、蒸后晒干。药材按产地和加工方法不同，分为亳菊、滁菊、贡菊、杭菊、怀菊。

【性味与归经】甘、苦，微寒。归肺、肝经。

【功能与主治】散风清热，平肝明目，清热解毒。用于风热感冒，头痛眩晕，目赤肿痛，眼目昏花，疮痈肿毒。

【用法与用量】水煎服，5~10g。

【主要成分及药理】菊花主要含有黄酮类、挥发油类、有机酸类等化学成分，具有抗炎、抗病毒、抗菌、抗氧化、抗衰老等药理作用。

【使用经验】

（1）疏散肺经风热。发表之力不强，用于风热感冒，温病初起，如桑菊饮。

（2）透达肝经风热。菊花味辛能疏能散，质轻能上浮达表，气清微寒能透肝热所致的眩晕、头痛、目赤昏花、目赤肿痛。

（3）清热解毒。一般使用野菊花，如五味消毒饮。

【备注】对于把菊花当做茶叶，长期饮用的，需注意其微寒之性，对脾胃虚寒者不宜。

● 11. 石膏

本品为硫酸盐类矿物石膏族石膏，主要含含水硫酸钙，采挖后，除去杂石及泥沙。

【性味与归经】甘、辛，大寒。归肺、胃经。

【功能与主治】清热泻火，除烦止渴。用于外感热病，高热烦渴，肺热喘咳，胃火亢盛，头痛，牙痛。

【用法与用量】水煎服，15~60g，先煎。

【主要成分及药理】本品的主要成分为含水硫酸钙，含量不少于95%。生石膏具有抑制体温调节中枢亢进而产生有力的解热作用；石膏有缩短凝血时间、利尿、增加胆汁排泄等作用。

【使用经验】

（1）退热。阳明不能敛降而导致高热而大渴、脉洪大，这类发热属于阳明经热，酷似中枢性高热，故也可以用于治疗中暑（阳暑，类似现代医学热射病），如白虎汤。

（2）止渴。阳明病之大渴，常见于消渴之中焦热盛，用石膏可以改善症状，同时可以降低血糖，但应注意病机之转化，及时调整治疗方向。

（3）肺热咳喘。临床上常见肺炎用麻杏石甘汤治疗，其主要病机是外寒闭肺，肺内（水湿）热郁，此时用麻黄以宣肺散寒、石膏以清热敛降肺气。

【备注】石膏生、锻功用大有不同，临证务必分清。

● 12. 栀子

本品为茜草科植物栀子的干燥成熟果实。9~11月果实成熟呈红黄色时采收，除去果梗和杂质，蒸至上气或置沸水中略烫，取出，干燥。

【性味与归经】苦，寒。归心、肺、三焦经。

【功能与主治】泻火除烦，清热利湿，凉血解毒；外用消肿止痛。内治用于热病心烦，湿热黄疸，淋证涩痛，血热吐衄，目赤肿痛，火毒疮疡；外治扭挫伤痛。

【用法与用量】水煎服，6~10g。外用生品适量，研末调敷。

【主要成分及药理】本品含异栀子苷、去羟栀子苷、栀子酮苷、山栀子苷、京尼平苷及黄酮类栀子素、三萜类化合物藏红花素和藏红花酸、熊果酸等。栀子具有利胆、保肝、抗炎、抗肿瘤以及改善血液循环、抗血栓、防治脑出血、镇静、抗抑郁等作用。

【使用经验】

（1）清热除烦。本品苦寒清降，能清能泻，兼入气分、血分，除三焦火邪，清火郁。生栀子以入气分为主，而焦栀子以入血分为主，如栀子豉汤、黄连解毒汤、越鞠丸。

（2）清肝胆湿热。可用治肝胆湿热郁蒸之黄疸，如茵陈蒿汤。

（3）治疗火郁。现代研究表明栀子果实中的京尼平苷，能对抗抑郁。可见栀子除了清热除烦还有抗抑郁的作用，这和西药抗抑郁的药也可以抗焦虑可能是一个道理。

此外，栀子对胃功能也有一定的影响，常用于食管炎、胃部病变。

● 13. 黄芩

本品为唇形科植物黄芩的干燥根。春、秋二季采挖，除去须根和泥沙，晒后撞去粗皮，晒干。

【性味与归经】苦，寒。归肺、胆、脾、大肠、小肠经。

【功能与主治】清热燥湿，泻火解毒，止血，安胎。用于湿温，暑湿，胸闷呕恶，湿热痞满，泻痢，黄疸，肺热咳嗽，高热烦渴，血热吐衄，痈肿疮毒，胎动不安。

【用法与用量】水煎服，3~10g。

【主要成分及药理】本品含黄芩苷元、黄芩苷、汉黄芩素、汉黄芩苷、黄芩新素、苯乙酮、棕榈酸、油酸、脯氨酸、苯甲酸、黄芩酶、β-谷甾醇等。黄芩有抗菌、抗炎、抗病毒、抗过敏、解热、降压、镇静、保肝、利胆、抑制肠管蠕动、降血脂、抗氧化、抗肿瘤等作用。

【使用经验】

（1）肺热痰黄。黄芩性苦寒，能清肺及阳明大肠经之湿热，风热犯肺入里化热之痰热证，常常咳吐黏黄痰，可配伍瓜蒌仁等，如清气化痰汤。

（2）清中上焦湿热。如湿热阻遏中上焦气机，出现恶心呕吐、身热不扬、舌苔黄腻者，如黄芩滑石汤、达原饮；如配黄连、干姜、半夏等以辛开苦降，可治湿热中阻、寒热错杂、气机失常所致的胃痞脘痞、泄泻，如半夏泻心汤。

（3）安胎。黄芩、白术为安胎圣药。黄芩清热以止胎动不安。

● 14. 黄连

本品为毛茛科植物黄连、三角叶黄连或云连的干燥根茎。以上3种分别习称"味连""雅连""云连"。秋季采挖，除去须根和泥沙，干燥，摘去残留须根。

【性味与归经】苦，寒。归心、脾、胃、肝、胆、大肠经。

【功能与主治】清热燥湿，泻火解毒。用于湿热痞满，呕吐吞酸，泻痢，黄疸，高热神昏，心火亢盛，心烦不寐，心悸不宁，血热吐衄，目赤，牙痛，消渴，痈肿疔疮；外治湿疹，湿疮，耳道流脓。酒黄连善清上焦火热，用于目赤，口疮。姜黄连清胃和胃止呕，用于寒热互结，湿热中阻，痞满呕吐。萸黄连舒肝和胃止呕，用于肝胃不和，呕吐吞酸。

【用法与用量】水煎服，2~5g。外用适量。

【主要成分及药理】本品主含小檗碱（黄连素）、黄连碱、甲基黄连碱、掌叶防己碱、非洲防己碱、吐根碱等多种生物碱，并含黄柏酮、黄柏内酯等。黄连有抗菌、消炎、抗溃疡、调血脂、抗氧化、降血糖、镇静催眠等药理活性。对心脏有正性肌力、负性频率作用，还有抗心律失常、降压以及抗心肌缺血作用。

【使用经验】

（1）中焦湿热，痞满吐酸。配合干姜、半夏等辛开苦降以疗痞。根据半夏泻心汤中黄连剂量1两，可见此时用量宜小，小剂量有健脾的作用。而黄连汤中黄连用量就较大了，以清热为主。配合吴茱萸大辛之品以制酸。这里面有个比例问题，左金丸原方比例为6：1，可以根据寒热情况酌情应用。若寒多热少即可用反左金丸，黄连与吴茱萸比例为1：6。

（2）止泻。本品善去胃及大肠之湿热。配木香成香连丸，可除腹痛里急后重；配葛根、黄芩之葛根黄芩黄连汤，可除阳明协热利。

（3）降糖。黄连的降糖作用已经被证实，在糖尿病的临床治疗上已经开始应用。临床中使用黄连素（盐酸小檗碱）0.3~0.5g，每日2~3次，口服，依从性和经济性上更优。

● 15. 黄柏

本品为芸香科植物黄皮树的干燥树皮。习称"川黄柏"。剥取树皮后，除去粗皮，晒干。

【性味与归经】苦，寒。归肾、膀胱经。

【功能与主治】清热燥湿，泻火除蒸，解毒疗疮。用于湿热泻痢，黄疸尿赤，带下阴痒，热淋涩痛，脚气痿躄，骨蒸劳热，盗汗，遗精，疮疡肿毒，湿疹湿疮。盐黄柏滋阴降火，用于阴虚火旺，盗汗骨蒸。

【用法与用量】水煎服，3~12g。外用适量。

【主要成分及药理】黄柏树皮含有小檗碱、黄柏碱、木兰花碱、药根碱、掌叶防己碱等多种生物碱，并含黄柏内酯、黄柏酮、黄柏酮酸及7-脱氢豆甾醇、β-谷甾醇、菜油甾醇等；黄皮树树皮含小檗碱、木兰花碱、黄柏碱、掌叶防己碱等多种生物碱及内酯、甾醇等。黄柏有抗癌、抗菌、调节血糖及血压的等多种作用。

【使用经验】

（1）下焦湿热。常表现为小便短赤热痛，湿热带下，常用滋肾通关丸、易黄汤等。

（2）湿疹。本品能清热燥湿又能解毒泻火，对疮疡肿毒、瘙痒渗液，可内服也可外用，如黄连解毒汤。

（3）骨蒸劳热。本品善泻相火以退骨蒸，如知柏地黄丸、大补阴丸。

● 16. 金银花

本品为忍冬科植物忍冬的干燥花蕾或带初开的花。夏初花开放前采收，干燥。

【性味与归经】甘，寒。归肺、心、胃经。

【功能与主治】清热解毒，疏散风热。用于痈肿疔疮，喉痹，丹毒，热毒血痢，风热感冒，温病发热。

【用法与用量】水煎服，6~15g。

【主要成分及药理】本品含有挥发油、木犀草素、环己六醇、黄酮类、肌醇、皂苷、鞣质等。分离出的绿原酸和异绿原酸是本品抗菌的主要成分。有解热、抗炎、抗菌、抗病毒、抗氧化、抗肿瘤、护肝利胆及增强免疫力等药理作用。

【使用经验】

（1）清热解毒。尤其适合痈肿疔疮，是治疗内痈、外痈的要药，如仙方活命饮、五味消毒饮。虽然常以上焦病变为主，但也不必拘泥，如泌尿系感染就常常用到。治疗热毒炽盛之脱疽证（血栓闭塞性脉管炎）甚至可用到90克。

（2）疏风解表。本品以清热解毒为主，但仍有疏风解表作用，常可用于风热表证，如银翘散。

● 17. 连翘

本品为木犀科植物连翘的干燥果实。秋季果实初熟尚带绿色时采收，除去杂质，蒸熟，晒干，习称"青翘"；果实熟透时采收，晒干，除去杂质，习称"老翘"。

【性味与归经】苦，微寒。归肺、心、小肠经。

【功能与主治】清热解毒，消肿散结，疏散风热。用于痈疽，瘰疬，乳痈，丹毒，风热感冒，温病初起，温热入营，高热烦渴，神昏发斑，热淋涩痛。

【用法与用量】水煎服，6~15g。

【主要成分及药理】本品含三萜皂苷，果皮含甾醇、连翘酚、生物碱、皂苷、齐墩果酸、香豆精类，还有丰富的维生素P及少量挥发油，主要有抗菌、解热、抗炎、抗病毒、抗内毒素、保肝、抗肿瘤等作用。

【使用经验】

（1）痈肿疮毒。本品味苦性寒，既能解毒又能散结，有"疮家圣药"之称，如普济消毒饮。

（2）温病初起，风热外感。本品散上焦风热，如银翘散。

● 18. 蒲公英

本品为菊科植物蒲公英、碱地蒲公英或同属数种植物的干燥全草。春至秋季花初开时采挖，除去杂质，洗净，晒干。

【性味与归经】苦、甘，寒。归肝、胃经。

【功能与主治】清热解毒，消肿散结，利尿通淋。用于疔疮肿毒，乳痈，瘰疬，目赤，咽痛，肺痈，肠痈，湿热黄疸，热淋涩痛。

【用法与用量】水煎服，10~15g。

【主要成分及药理】本品含蒲公英固醇、蒲公英素、蒲公英苦素、肌醇和莴苣醇、蒲公英赛醇、咖啡酸及树脂等，具有抑菌、抗肿瘤、抗氧化、抗炎、利尿、抗过敏、抗血栓、降血糖、降血脂、保肝利胆、健胃、促进免疫等作用。

【使用经验】

（1）痈肿疔毒，乳痈内痈。本品苦甘寒，能清热解毒又消痈散结，兼能疏郁通乳，为治疗乳痈之要药。本品苦中有甘，有护胃之功，治疗乳痈急性期可酌情加大剂量30克起步。其他部位痈脓热毒者皆可用，如肺痈、肠痈。

（2）热淋涩痛。本品味苦甘寒，能利尿通淋，对淋证有较好的疗效。

（3）脾胃湿热。脾胃湿热证患者较多幽门螺杆菌阳性，故以内痈论治，本品有护胃、提高免疫之功，又有清热解毒之效，有甘味，故口感上胜芩、连，又无其苦寒败胃之弊，故在脾胃湿热证伴幽门螺杆菌感染者，尤宜用之。

（4）肝胆湿热。本品亦可用于湿热黄疸。

【备注】本品是伊春锦老师常用之品。脾胃病常需长期调理，口感是影响患者服用中药的重要因素，故蒲公英就是兼顾疗效和口感的典范。

● 19. 土茯苓

本品为百合科植物光叶菝葜的干燥根茎。夏、秋二季采挖，除去须根，洗净，干燥；或趁鲜切成薄片，干燥。

【性味与归经】甘、淡，平。归肝、胃经。

【功能与主治】解毒，除湿，通利关节。用于梅毒及汞中毒所致的肢体拘挛、筋骨疼痛；湿热淋浊，带下病，痈肿，瘰疬疥癣。

【用法与用量】水煎服，15~60g。

【主要成分及药理】本品含落新妇苷、异黄杞苷、胡萝卜苷、琥珀酸、β-谷甾醇、鞣质、黄酮、树脂类等，还含有挥发油、多糖、淀粉，具有抗痛风、镇痛、利尿、抗肿瘤、抗心肌缺血、阻滞β-受体、抗动脉粥样硬化和抗血栓、调节免疫等药理作用。

【使用经验】

（1）痛风。本品甘淡，解毒利湿，通利关节，常合四妙散、萆薢等治疗痛风性关节炎。

（2）湿疹。本品甘淡渗利，解毒利湿，可用于湿热引起的湿疹、湿疮、皮肤瘙痒。常和生地黄、赤芍、地肤子、白鲜皮、茵陈蒿等配伍。

● 20. 鱼腥草

本品为三白草科植物蕺菜的新鲜全草或干燥地上部分。鲜品全年均可采割；干品夏季茎叶茂盛花穗多时采割，除去杂质，晒干。

【性味与归经】辛，微寒。归肺经。

【功能与主治】清热解毒，消痈排脓，利尿通淋。用于肺痈吐脓，痰热喘咳，热痢，热淋，痈肿疮毒。

【用法与用量】15~25g，不宜久煎；鲜品用量加倍，水煎或捣汁服。外用适量，捣敷或煎汤熏洗患处。

【主要成分及药理】本品含鱼腥草素、挥发油、蕺菜碱、槲皮苷、氯化钾等。鱼腥草素具有抗菌、抗病毒、增强机体免疫力、利尿、镇痛、止血、促进组织再生和伤口愈合以及镇咳等作用。

【使用经验】主要用于治疗肺热证，临床表现为肺热咳嗽，痰黄气急，常与黄芩、贝母、瓜蒌等药同用。尤为治疗肺痈要药。

【备注】有研究示鱼腥草含有马兜铃内酰胺Ⅱ，而马兜铃酸及马兜铃内酰胺等马兜铃酸类物质被发现有肾脏毒性，长期使用可能导致肾病或肾脏恶性肿瘤。但也有一篇文章《鱼腥草食用习惯与慢性肾脏疾病的横断面研究》认为不同的鱼腥草食用习惯与肾病的患病率并无关系。这两种观点值得我们思考。在应用本品时尽量避免大量长期使用。

● 21. 木蝴蝶

本品为紫葳科植物木蝴蝶的干燥成熟种子。秋、冬二季采收成熟果实，暴晒至果实开裂，取出种子，晒干。

【性味与归经】苦、甘，凉。归肺、肝、胃经。

【功能与主治】清肺利咽，疏肝和胃。用于肺热咳嗽，喉痹，音哑，肝胃气痛。

【用法与用量】水煎服，1~3g。

【主要成分及药理】木蝴蝶的种子含木蝴蝶甲素、乙素，脂肪油，黄芩苷元，特土苷，木蝴蝶苷 A、B，白杨素及苯甲酸等，具有抗菌、抗炎、抗诱变、镇咳祛痰、抗氧化、抗溃疡等作用。

【使用经验】

（1）咽痒咳嗽。本品苦甘寒凉，有利咽止咳之功效，为治疗急慢性咽炎之常用药。国医大师干祖望常用木蝴蝶配伍凤凰衣来治疗喉炎。

（2）胃脘痛。本品能疏肝止痛，用于肝胃气痛，现代药理发现木蝴蝶对胃溃疡有保护作用。

● 22. 马齿苋

本品为马齿苋科植物马齿苋的干燥地上部分。夏、秋二季采收，除去残根和杂质，洗净，略蒸或烫后晒干。

【性味与归经】酸，寒。归肝、大肠经。

【功能与主治】清热解毒，凉血止血，止痢。用于热毒血痢，痈肿疔疮，湿疹，丹毒，蛇虫咬伤，便血，痔血，崩漏下血。

【用法与用量】水煎服，9~15g。外用适量捣敷患处。

【主要成分及药理】本品含三萜醇类，黄酮类，氨基酸，有机酸及其盐，还有钙、磷、铁、硒、硝酸钾、硫酸钾等矿物质，以及硫胺素，核黄素，维生素 A、B，β-胡萝卜素、蔗糖、葡萄糖、果糖等。本品尚含有大量的 L- 去甲基肾上腺素和多巴胺及少量的多巴，具有抗炎、镇痛、抑菌、降血脂、降血糖、抗肿瘤、抗氧化、抗衰老、增强免疫等作用。

【使用经验】热毒血痢。本品性寒味酸，寒能清热，酸能收敛，能清热解毒、凉血止痢，用于大肠湿热，腹痛泄泻，或下利脓血、里急后重者，现代多见于溃疡性结肠炎、克罗恩病等慢性炎症性肠病。同时也可用于部分感染性胃肠炎热毒证者。

● 23. 白花蛇舌草

为茜草科植物白花蛇舌草的全草。夏、秋二季采收，洗净。或晒干，切段，生用。

【性味与归经】微苦、甘，寒。归胃、大肠、小肠经。

【功能主治】清热解毒，利尿消肿，活血止痛。用于肠痈（阑尾炎），疮疖肿毒，湿热黄疸，小便不利等；外用治疮疖痈肿、毒蛇咬伤。

【用法用量】水煎服，15~60g。外用适量。

【主要成分及药理】本品全草含三十一烷、豆甾醇、熊果酸、齐墩果酸、β-谷甾醇、β-谷甾醇-D-葡萄糖苷、对香豆酸等，具有抗肿瘤、抗氧化、调节免疫、抗炎等作用。

【使用经验】白花蛇舌草主要用于肿瘤性疾病，经过多年的临床筛选，以夏枯草、白花蛇舌草为主治疗慢性萎缩性胃炎伴有癌前病变（如肠化生、异性增生等），收效满意，患者容易接受，且药价低廉。

● 24. 火麻仁

本品为桑科植物大麻的干燥成熟果实。秋季果实成熟时采收，除去杂质，晒干。

【性味与归经】甘，平。归脾、胃、大肠经。

【功能与主治】润肠通便。用于血虚津亏，肠燥便秘。

【用法与用量】水煎服，10~15g。

【主要成分及药理】本品主要含脂肪油约30%，油中含有大麻酚、植酸钙镁，具有润滑肠道、保护受损心肌、抗溃疡、降压、抗氧化等作用。

【使用经验】肠燥便秘。本品甘平，质润多脂，能润肠通便又兼有滋养补虚的作用。适用体虚、年老之人。同时对于急性心脑血管事件，可预防性使用以防止便秘诱发原发疾病。

● 25. 威灵仙

本品为毛茛科植物威灵仙、棉团铁线莲或东北铁线莲的干燥根和根茎。秋季采挖，除去泥沙，晒干。

【性味与归经】辛、咸，温。归膀胱经。

【功能与主治】祛风湿，通经络。用于风湿痹痛，肢体麻木，筋脉拘挛，屈伸不利。

【用法与用量】水煎服，6~10g。

【主要成分及药理】本品含原白头翁素、白头翁内酯、甾醇、糖类、皂苷等，具有抗炎、镇痛、抗肿瘤、抗菌等活性。

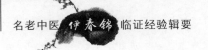

【使用经验】风湿痹痛。本品辛温通散，善走通行十二经，祛风湿，通经络止痛，是治风湿痹痛的要药。对痛风性关节炎也可临证加减使用。

● 26. 伸筋草

本品为石松科植物石松的干燥全草。夏、秋二季茎叶茂盛时采收，除去杂质，晒干。

【性味与归经】微苦、辛，温。归肝、脾、肾经。

【功能与主治】祛风除湿，舒筋活络。用于关节酸痛，屈伸不利。

【用法与用量】水煎服，3~12g。

【主要成分及药理】本品含石松碱、棒石松宁碱等生物碱，石松三醇、石松四醇酮等萜类化合物，β-谷甾醇及香草酸、阿魏酸等，具有明显的镇痛、解热、抗炎、抗菌、抑制胆碱酯酶活性等作用。

【使用经验】本品微辛能散、微苦能燥、辛温通行，能祛风湿，入肝，肝主筋，故尤善通肝之筋脉。顾名思义，伸筋草有舒展筋脉治疗四肢关节屈伸不利、筋脉拘急不易伸展等病之功效。风寒湿痹等所致筋脉拘挛，皆可临证加减使用。另有文献报道，伸筋草擅长治疗脚膝疼冷，并有促排卵之功，留此待证。

● 27. 秦艽

本品为龙胆科植物秦艽、麻花秦艽、粗茎秦艽或小秦艽的干燥根。前3种按性状不同分别习称"秦艽"和"麻花艽"，后一种习称"小秦艽"。春、秋二季采挖，除去泥沙；秦艽和麻花艽晒软，堆置"发汗"至表面呈红黄色或灰黄色时，摊开晒干，或不经"发汗"直接晒干；小秦艽趁鲜时搓去黑皮，晒干。

【性味与归经】辛、苦，平。归胃、肝、胆经。

【功能与主治】祛风湿，清湿热，止痹痛，退虚热。用于风湿痹痛，中风半身不遂，筋脉拘挛，骨节酸痛，湿热黄疸，骨蒸潮热，小儿疳积发热。

【用法与用量】水煎服，3~10g。

【主要成分及药理】本品含秦艽碱、龙胆苦苷、当药苦苷、褐煤酸、褐煤酸甲酯、栎瘿酸、α-香树脂醇、β-谷甾醇等，具有抗炎、镇痛、保肝、免疫抑制、降血压、抗病毒、抗肿瘤等作用。

【使用经验】用于治疗风湿痹证。本品辛散苦泄，能祛风邪，质偏润而不燥，能活血荣筋，为风药中之润剂。本品性质平和，风湿痹痛、筋脉拘挛骨节酸痛、无问寒热新久均可配伍应用。

● 28. 海桐皮

为豆科植物刺桐或乔木刺桐的干皮或根皮。夏、秋剥取树皮，晒干。切丝，生用。

【性味与归经】苦、辛，平。归肝经。

【功能与主治】祛风湿，通络止痛，杀虫止痒。用于风湿痹证、疥癣。

【用法与用量】水煎服，5~15g。

【主要成分及药理】本品含刺桐文碱、水苏碱等多种生物碱，还含黄酮、氨基酸和有机酸等，具有抗炎、镇痛、镇静等作用。

【使用经验】本品辛散苦燥，对风湿痹症疼痛效果尤佳。善治下肢关节痹痛。

【备注】长期慢性脾胃病患者经常合并风湿性疾病，故海桐皮是伊春锦老师常用之品，性平和，常和豨莶草联用。

● 29. 豨莶草

为菊科植物豨莶、腺梗豨莶或毛梗豨莶的干燥地上部分。夏、秋二季花开前及花期均可采割，除去杂质，晒干。切段，生用或黄酒蒸制用。

【性味与归经】辛、苦，寒。归肝、肾经。

【功能与主治】祛风湿，利关节，解毒。用于风湿痹证，半身不遂，风疹，湿疮，疮痈。

【用法与用量】水煎服，9~12g。

【主要成分及药理】本品含生物碱，酚性成分，豨莶苷，氨基酸，有机酸，糖类苦味质等，还含有微量元素 Zn、Cu、Fe、Mn 等，具有抗炎、镇痛、降压、非特异性抑制免疫、增强 T 细胞的增殖功能、抗菌等作用。

【使用经验】本品辛散苦燥，性寒，有祛筋骨风湿、通经络、利关节，兼具解毒之功，止痛效果较明显。对豨莶草的相关研究和临床报道较少，故在临床上相对少用，常规祛风湿止痹痛药物疗效欠佳时，可以考虑使用本品，或可取得意想不到的疗效。

【备注】同上，豨莶草是伊春锦老师治疗风湿痹症的常用之品，性平和，常和海桐皮联用。

● 30. 藿香

本品为唇形科植物广藿香的干燥地上部分。枝叶茂盛时采割，日晒夜闷，反复至干。

【性味与归经】辛，微温。归脾、胃、肺经。

【功能与主治】芳香化浊，和中止呕，发表解暑。用于湿浊中阻，脘痞呕吐，暑湿表证，湿温初起，发热倦怠，胸闷不舒，寒湿闭暑，腹痛吐泻，鼻渊头痛。

【用法与用量】水煎服，3~10g。

【主要成分及药理】本品含挥发油约1.5%，油中主要成分为广藿香醇，其他成分有苯甲醛、丁香油酚、桂皮醛等。另有多种其他倍半萜如竹烯等，尚含生物碱类。本品具有抗病原微生物、镇痛、抗炎、止咳、平喘、止呕、抗过敏、抗肿瘤、抗血小板凝集、调节胃肠道功能和调节免疫等多种药理活性。

【使用经验】

（1）阴暑证或湿温初起。本品能化湿、解暑，尤其适用于阴暑证。阴暑即暑月外感风寒，内伤生冷而致恶寒发热、头痛脘闷、呕恶吐泻者，如藿香正气散；若湿温病初起，湿热并重者，如甘露消毒丹（《温热经纬》）。

（2）寒湿阻滞中焦。本品气味芳香能化浊，既能化湿又能透达，性微温，为寒湿阻滞中焦兼表证之要药。多用于寒湿困脾所致的脘腹痞闷、少食作呕、神疲体倦等症，常与平胃散等配伍。

【备注】广藿香作为我国十大南药之一，在临床上应用广泛。夏月伤暑分为阴暑和阳暑，阴暑证为贪凉饮冷等伤于寒湿，表里共病，表证表现为肢体困乏、神倦无力、恶寒发热，里证表现为呕逆吐利、饮食无味。藿香为治疗本证要药，常用处方为藿香正气散。若冒暑伏热，引饮过多，脾胃受湿，水谷不分，清浊相干，阴阳气逆，霍乱呕吐，可用大顺散〔甘草、干姜、杏仁（去皮尖，炒）、肉桂（去粗皮，炙）〕。阳暑，即日常所说的中暑，亦《金匮要略》之中暍，类似现代医学热射病，以高热、肢倦乏力、汗出、脉细、口渴为主要表现。治疗以白虎汤等为主。临床当需鉴别。

● **31. 砂仁**

本品为姜科植物阳春砂、绿壳砂或海南砂的干燥成熟果实。夏、秋二季果实成熟时采收，晒干或低温干燥。

【性味与归经】辛，温。归脾、胃、肾经。

【功能与主治】化湿开胃，温脾止泻，理气安胎。用于湿浊中阻，脘痞不饥，脾胃虚寒，呕吐泄泻，妊娠恶阻，胎动不安。

【用法与用量】水煎服，3~6g，后下。

【主要成分及药理】阳春砂含挥发油，油中主要成分为右旋樟脑、龙脑、乙酸龙脑酯、柠檬烯、橙花叔醇等，并含皂苷。缩砂含挥发油，油中主要成分为樟脑、一种萜烯等，具有抗溃疡、抑菌、调节菌群、降血糖、抗氧化等作用。

【使用经验】

（1）脾胃气滞证。本品为姜科，辛散温通，气味芬芳，能化湿醒脾、行气温中，为醒脾调胃要药，寒湿气滞者尤宜，常和木香相须为用，如香砂六君子汤。

（2）妊娠恶阻、胎动不安。本品能行气、和中而止呕安胎。

【备注】本品和木香，临证使用均宜后下，煎煮过久则气味散失，影响疗效。

● 32. 苍术

本品为菊科植物茅苍术或北苍术的干燥根茎。春、秋二季采挖，除去泥沙，晒干，撞去须根。

【性味与归经】辛、苦，温。归脾、胃、肝经。

【功能与主治】燥湿健脾，祛风散寒，明目。用于湿阻中焦，脘腹胀满，泄泻，水肿，脚气痿躄，风湿痹痛，风寒感冒，夜盲，眼目昏涩。

【用法与用量】水煎服，3~9g。

【主要成分及药理】本品主要含挥发油，油中主含苍术醇（系 β - 桉油醇和茅术醇的混合结晶物）。其他尚含少量苍术酮、维生素 A 样物质、维生素 B 及菊糖，具有抑制胃酸分泌、促进肠胃运动及胃排空、降血糖、抗菌抗炎、保护心血管等作用。

【使用经验】

（1）中焦寒湿证。本品味辛气芳香，苦温燥湿，以茅苍术为佳。有油性，药材新鲜的断面会析出晶体，有棕色油室，气香特异，芳香辟秽，有人称之为远湿香。可见本品是一个以祛邪为主要功能的药物，辛香燥脾，对湿阻中焦，尤其是寒湿困脾，脾失健运所致的脘腹胀闷，呕恶食少，吐泻乏力，舌苔白腻等效果较佳。

（2）用于寒湿表证。苍术具有辛香的特性，能散表邪，有发汗之功，对风寒表湿证有较好疗效。《伤寒论》中有麻黄加术汤，就可以用苍术，气味雄厚可宣散肌腠间湿邪。

【备注】苍术和白术这两个药临床上容易混淆，简单而言，苍术是治疗实证的药，归类在化湿药，能发汗、散寒湿，寒湿散去则脾胃功能恢复，还能治疗夜盲症。白术是一个补中兼泻的药，归类在补气药，有益气健脾、燥湿利尿的作用，同时能止汗安胎，主要用于恢复脾胃功能，兼能平衡水液代谢而祛湿邪。

● 33. 厚朴

本品为木兰科植物厚朴或凹叶厚朴的干燥干皮、根皮及枝皮。4~6月剥取，根皮和枝皮直接阴干；干皮置沸水中微煮后，堆置阴湿处，"发汗"至内表面变紫褐色或棕褐色时，蒸软，取出，卷成筒状，干燥。

【性味与归经】苦、辛，温。归脾、胃、肺、大肠经。

【功能与主治】燥湿消痰，下气除满。用于湿滞伤中，脘痞吐泻，食积气滞，腹胀便秘，痰饮喘咳。

【用法与用量】水煎服，3~10g。

【主要成分及药理】本品含挥发油约1%，油中主要含 β-桉油醇和厚朴酚。此外，还含有少量的木兰箭毒碱、厚朴碱及鞣质等，具有抗菌、中枢性肌肉肌松、抗胃溃疡、降压、抗氧化、抗肿瘤等作用。对肠管，小剂量有兴奋作用，大剂量则起抑制作用。

【使用经验】

（1）除满消胀。本品辛散苦燥，为治疗湿邪、饮食等阻滞引起的实性胀满要药。所谓实性，是指有形邪气不能排除，在容量和空间上超过生理耐受程度，就类似人们喝了啤酒或可乐后腹内压力升高的感受，可以用厚朴来缓解这种胀满，似乎有"主动"扩张平滑肌之义（但药理研究提示中枢性肌松作用）。虚中夹实者，也可以加减使用。如平胃散，厚朴配伍苍术，除寒湿阻滞中焦之胀满。

（2）平喘。临床中常用的厚朴麻黄汤就是比较有名的例子，此时厚朴用来平喘，用现代药理来解释就是扩张支气管。

【备注】厚朴除胀满之力明显。满需要和痞相鉴别，痞证乃外无胀满之形，有虚、有实、有虚实夹杂；满是有胀满之形，内有有形之邪气，多数是实证，虚实夹杂也可见到。

● 34. 茯苓

本品为多孔菌科真菌茯苓的干燥菌核。多于7~9月采挖，挖出后除去泥沙，堆置"发汗"后摊开晾至表面干燥，再"发汗"，反复数次至现皱纹、内部水分大部散失后，阴干，称为"茯苓个"；或将鲜茯苓按不同部位切制，阴干，分别称为"茯苓块"和"茯苓片"。

【功能与主治】利水渗湿，健脾，宁心。用于水肿尿少，痰饮眩悸，脾虚食少，便溏泄泻，心神不安，惊悸失眠。

【用法与用量】水煎服，10~15g。

【主要成分及药理】茯苓主要成分为 β－茯苓聚糖、茯苓酸、蛋白质、脂肪、卵磷脂、胆碱等，具有利尿、镇静、抗肿瘤、降血糖、增加心肌收缩力、增强免疫功能、保肝、降低胃液分泌，抑制胃溃疡等作用。

【使用经验】

（1）治疗脾胃虚弱证，常配伍黄芪、党参、甘草等健脾益气之品，如四君子汤；对于脾虚夹湿者，常配伍白术、山药、薏苡仁、芡实、白扁豆等健脾化湿之品，如参苓白术散。

（2）痰饮证。茯苓具有淡渗利湿作用，用于无形之痰邪效果尤佳，常与姜半夏、陈皮合用，如二陈汤。

（3）水肿证。茯苓为利水消肿之要药，可用于治疗各种水肿证。临床常配伍泽泻、猪苓、白术、桂枝等，如五苓散。但对不明原因引起的特发性水肿，则多用茯苓皮，取其长于行皮肤水湿之功，如五皮饮。

（4）心悸失眠。对于心脾两虚、气血不足引起的心悸、失眠，常配伍黄芪、当归、远志、龙骨等，亦常用茯神代之。

● 35. 附子

本品为毛茛科植物乌头的子根的加工品。6 月下旬至 8 月上旬采挖，除去母根、须根及泥沙，习称"泥附子"，可加工成"盐附子""黑顺片""白附片""淡附片"。

【性味与归经】辛、甘，大热；有毒。归心、肾、脾经。

【功能与主治】回阳救逆，补火助阳，散寒止痛。用于亡阳虚脱，肢冷脉微，心阳不足，胸痹心痛，虚寒吐泻，脘腹冷痛，肾阳虚衰，阳痿宫冷，阴寒水肿，阳虚外感，寒湿痹痛。

【用法与用量】水煎服，3~15g，先煎，久煎。

【主要成分及药理】本品含乌头碱、中乌头碱、次乌头碱、异飞燕草碱、新乌宁碱、乌胺及尿嘧啶等，具有强心、镇痛、升压、降血糖、10 种拮抗作用（抗炎、抗溃疡、抗腹泻、抗缺氧、抗心肌缺血、抗血栓、抗心律失常、抗休克、抗衰老、抗肿瘤）、糖皮质激素样作用、调节机体免疫功能等多种作用。

【使用经验】

（1）回阳救逆。本品能上助心阳、中温脾阳、下补肾阳，为"回阳救逆第一品药"。《伤寒论》中用生附子凡 7 方，如四逆汤、通脉四逆汤、白通汤等，生者为用，发挥其力猛效捷之功。

（2）温阳。本品辛甘温煦，用于诸脏阳气衰弱，一般用炮附子，如右归丸、真武汤等。

（3）止痛。本品气势雄浑，温经通络，逐经络中风寒湿邪，本品的止痛作用明显，以寒痹为主。

【备注】

（1）《中国药典》：不宜与半夏、瓜蒌、瓜蒌子、瓜蒌皮、天花粉、川贝母、浙贝母、平贝母、伊贝母、湖北贝母、白蔹、白及同用。但目前根据一些老中医的应用经验，认为十八反这些应该灵活对待。

（2）防止中毒及不良反应。要把握适应指征及剂量，附子要炮制得当，配伍姜（生姜、干姜）、甘草、黑豆、防风、蜂蜜等同用，以达到减毒的作用，煎药时间要保证 0.5~1 小时，口尝无麻辣感为度，对于易"上火"的人，往往存在阴虚或者伏邪，要配合滋阴潜阳、引火下行等以防患于未然。

● 36. 干姜

本品为姜科植物姜的干燥根茎。冬季采挖，除去须根和泥沙，晒干或低温干燥。趁鲜切片晒干或低温干燥者称为"干姜片"。

【性味与归经】辛，热。归脾、胃、肾、心、肺经。

【功能与主治】温中散寒，回阳通脉，温肺化饮。用于脘腹冷痛，呕吐泄泻，肢冷脉微，寒饮喘咳。

【用法与用量】水煎服，3~10g。

【主要成分及药理】干姜含挥发油约 2%，主要成分是姜烯、水芹烯、莰烯、姜烯酮、姜辣素、姜酮、龙脑、姜醇、柠檬醛等，尚含树脂、淀粉以及多种氨基酸，具有解热、镇痛、抗炎、抑菌、保护胃黏膜、抗溃疡、保肝利胆、抗氧化、止呕、抗晕动病、抗缺氧、抗肿瘤、增强免疫等作用。

【使用经验】

（1）治疗足太阴脾寒泄泻、手太阴肺寒痰稀清冷。本品辛热能燥，主入太阴以除湿，温肺、脾散寒，复肺、脾之阳，为暖太阴之主药，以减少肠道、呼吸道清稀黏液的分泌。如治疗足太阴脾阳虚泄泻，与党参、白术等同用之理中丸；治疗手太阴肺阳虚痰液清稀，与细辛、干姜、五味子同用，如小青龙汤等。

（2）助附子回阳救逆。本品辛热，入少阴心肾及太阴脾经，能温阳守中，和附子、甘草同用有回阳通脉救逆的功效。下焦是营卫之根源,中焦助营卫之升发,上焦是营卫之气输布之所,故干姜守中、甘草之缓,能使阳气之持续和缓输布,以达到"少火生气"之势。

【备注】有学者认为干姜为姜母的干品。

● 37. 肉桂

本品为樟科植物肉桂的干燥树皮。多于秋季剥取,阴干。

【性味与归经】辛、甘,大热。归肾、脾、心、肝经。

【功能与主治】补火助阳,引火归元,散寒止痛,温通经脉。用于阳痿宫冷,腰膝冷痛,肾虚作喘,虚阳上浮,眩晕目赤,心腹冷痛,虚寒吐泻,寒疝腹痛,痛经经闭。

【用法与用量】水煎服,1~5g。

【主要成分及药理】肉桂中含挥发油(桂皮油),主要成分为桂皮醛,还含有肉桂醇、肉桂醇醋酸酯、肉桂酸、醋酸苯丙脂、香豆素、鞣质等,具有抗胃溃疡、抗炎、抗菌、抗肿瘤、预防糖尿病以及镇静、解痉、解热等作用。所含桂皮油能促进肠运动,使消化道分泌增加,增强消化功能,排除消化道积气,缓解胃肠痉挛性疼痛。

【使用经验】

(1)温命门之火。本品气辛味甘,性大热,能补火助阳、益阳消阴,如肾气丸。同时甘热助阳且补虚,辛热散寒止痛,善去痼冷沉寒。

(2)通血脉。本品辛散温通,行气血、运经脉,能助心行血,如少腹逐瘀汤。

(3)虚火上炎。如心肾不交之交泰丸。以及相火妄动之滋肾通关丸。

【备注】有出血倾向者及孕妇慎用;不宜与赤石脂同用。本品并不是日常所用的调料肉桂,需鉴别。同时国内有学者认为仲景所用之桂,当为肉桂。日本汉方学者也有持此观点。故临床选择当以有无表证作为依据之一。

● 38. 吴茱萸

本品为芸香科植物吴茱萸、石虎或疏毛吴茱萸的干燥近成熟果实。8~11月果实尚未开裂时,剪下果枝,晒干或低温干燥,除去枝、叶、果梗等杂质。

【性味与归经】辛、苦,热;有小毒。归肝、脾、胃、肾经。

【功能与主治】散寒止痛,降逆止呕,助阳止泻。用于厥阴头痛,寒疝腹痛,寒湿脚气,经行腹痛,脘腹胀痛,呕吐吞酸,五更泄泻。

【用法与用量】水煎服,2~5g。外用适量。

【主要成分及药理】本品含挥发油，油中主要为吴茱萸烯、罗勒烯、月桂烯、吴茱萸内酯、吴茱萸内酯醇等。还含吴茱萸酸、吴茱萸碱、吴茱萸啶酮、吴茱萸精、吴茱萸苦素等，具有扩张血管、降压、强心、止泻、收缩子宫、杀虫、抗菌、抗病毒、抗溃疡、抗胆碱酯酶和诱导人宫颈癌细胞凋亡等作用。

【使用经验】

（1）制酸。配伍黄连成左金丸，清热泻肝，有制酸的作用，还可以根据寒热不同而选择不同的配伍比例。

（2）肝经寒性疼痛。本品辛散苦泄疏肝气之郁滞，性热散肝经之寒，为治肝寒气滞诸痛之主药，如温经汤。

（3）止吐。治疗肝胃寒呕，药食不进者，可以用醋调敷涌泉穴。

（4）虚寒泄泻。本品性味辛热，能温脾益肾、助阳止泻，如四神丸。

● 39. 小茴香

本品为伞形科植物茴香的干燥成熟果实。秋季果实初熟时采割植株，晒干，打下果实，除去杂质。

【性味与归经】辛，温。归肝、肾、脾、胃经。

【功能与主治】散寒止痛，理气和胃。用于寒疝腹痛，睾丸偏坠，痛经，少腹冷痛，脘腹胀痛，食少吐泻。

【用法与用量】水煎服，3~6g。

【主要成分及药理】主要成分为反式茴香脑、柠檬烯、葑酮、爱草脑、γ-松油烯、α-蒎烯、月桂烯等，含有少量的香桧烯、茴香脑、茴香醛等，另还含有岩芹酸、油酸、亚油酸、棕榈酸、花生酸、山嵛酸等，具有抗炎镇痛、抗菌、增加胃肠蠕动等作用。

【使用经验】

（1）少腹冷痛。本品辛温，入肝经，能温暖肝肾、散寒止痛，如天台乌药散。

（2）中焦虚寒气滞。本品兼能理脾胃之气而开胃、止呕。常和高良姜、乌药等合用。

● 40. 陈皮

本品为芸香科植物橘及其栽培变种的干燥成熟果皮。药材分为陈皮和广陈皮。采摘成熟果实，剥取果皮，晒干或低温干燥。

【功能与主治】理气健脾，燥湿化痰。用于脘腹胀满，食少吐泻，咳嗽痰多。

【用法与用量】水煎服，3~10g。

【主要成分及药理】本品含有川陈皮素、橙皮苷、新橙皮苷、橙皮素、对羟福林、黄酮化合物等，具有抑制胃肠运动、增强心脏收缩力、升高血压、清除氧自由基和抗脂质过氧化、扩张气管、祛痰、抑制子宫收缩、利胆、降低血清胆固醇作用。

【使用经验】

（1）脾胃气滞证。陈皮辛行温通，具有行气止痛、健脾和中的作用，临床多用于脾胃气滞、脘腹胀痛、恶心呕吐、呃逆、泄泻等证，常与半夏、党参、白术、茯苓、木香、生姜、竹茹等配伍使用。

（2）湿痰、寒痰咳嗽。本品既能燥湿化痰，又能温化寒痰，临床常与半夏、茯苓等同用，如二陈汤。若脾虚失运而致痰湿犯肺者，可配党参、白术同用，如六君子汤。

41. 青皮

本品为芸香科植物橘及其栽培变种的干燥幼果或未成熟果实的果皮。5~6月收集自落的幼果，晒干，习称"个青皮"；7~8月采收未成熟的果实，在果皮上纵剖成4瓣至基部，除尽瓤瓣，晒干，习称"四花青皮"。

【性味与归经】苦、辛，温。归肝、胆、胃经。

【功能与主治】疏肝破气，消积化滞。用于胸胁胀痛，疝气疼痛，乳癖，乳痈，食积气滞，脘腹胀痛。

【用法与用量】水煎服，3~10g。

【主要成分及药理】本品含有川陈皮素、橙皮苷、新橙皮苷、橙皮素、对羟福林、黄酮化合物等，另外含多种氨基酸如天冬氨酸、谷氨酸、脯氨酸等，具有促进消化液的分泌和排除肠内积气、解痉、利胆、升压的作用，对心肌的兴奋性、收缩性、传导性和自律性均有明显的正性作用。其挥发油中的柠檬烯有祛痰、扩张支气管、平喘的作用。

【使用经验】用于肝郁气滞证。本品辛温通散，苦泄下行，能疏肝理气、散结止痛，理气力度大于陈皮。尤宜于治肝郁气滞之胸胁胀痛、乳房肿痛。同时本品能化积，可用于食积气滞。

42. 枳实

本品为芸香科植物酸橙及其栽培变种或甜橙的干燥幼果。5~6月收集自落的果实，除去杂质，自中部横切为两半，晒干或低温干燥，较小者直接晒干或低温干燥。

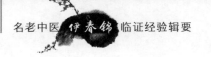

【功能与主治】破气消积，化痰散痞。用于积滞内停，痞满胀痛，泻痢后重，大便不通，痰滞气阻，胸痹，结胸，脏器下垂。

【用法与用量】水煎服，3~10g。

【主要成分及药理】本品含挥发油、黄酮苷、N-甲基酪胺、对羟福林、去甲肾上腺素、色胺诺林等。另外，尚含脂肪、蛋白质、碳水化合物、胡萝卜素、核黄素、钙、磷、铁等。枳实能缓解小肠痉挛，可使胃肠收缩节律增加；能使胆囊收缩、奥狄括约肌张力增加；有抑制血栓形成的作用；具有抗溃疡作用；对子宫有双向调节作用，还有强心、升高血压作用。

【使用经验】

（1）胸痹心痛。枳实具有行气化痰、破气除满的作用，临床多与薤白、瓜蒌、桂枝等配伍，用于治疗胸阳不振、痰阻心胸之胸痹心痛证。

（2）脘腹胀满。本品辛行苦降、破气除痞、消积导滞，可用于治疗痰气阻滞、饮食积滞等引起的脘腹胀满证，临床多与白术、半夏、厚朴、神曲、麦芽、山楂等配伍使用。

（3）便秘。枳实较枳壳质重沉降，具有破气下行等作用，临床常与大黄、芒硝、厚朴、瓜蒌、白术等同用，用于治疗湿热积滞、气机郁滞之便秘。

【备注】孕妇慎用。

● 43. 乌药

本品为樟科植物乌药的干燥块根。全年均可采挖，除去细根，洗净，趁鲜切片，晒干，或直接晒干。

【功能与主治】行气止痛，温肾散寒。用于寒凝气滞，胸腹胀痛，气逆喘急，膀胱虚冷，遗尿尿频，疝气疼痛，经寒腹痛。

【用法与用量】水煎服，6~10g。

【主要成分及药理】本品含生物碱及挥发油。油中的主要成分为乌药烷、乌药烃、乌药醇、乌药酸、乌药醇酯等。乌药对胃肠道平滑肌有兴奋和抑制的双向调节作用，能促进消化液的分泌；其挥发油内服能兴奋大脑皮质，促进呼吸，兴奋心肌，加速血液循环，升高血压及发汗。

【使用经验】

（1）胸胁疼痛。本品辛散温通，可用于治疗寒凝气滞胸胁疼痛证，常与香附、薤白、瓜蒌皮、延胡索等配伍使用。

（2）脘腹胀痛。本品具有行气散寒的作用，常配伍木香、青皮、莪术、香附、陈皮等用于治疗脘腹胀痛。

（3）寒疝腹痛。乌药温肾散寒、行气止痛，多与小茴香、青皮、当归等同用，用于治疗寒疝腹痛。

● 44. 佛手

本品为芸香科植物佛手的干燥果实。秋季果实尚未变黄或变黄时采收，纵切成薄片，晒干或低温干燥。

【性味与归经】辛、苦、酸，温。归肝、脾、胃、肺经。

【功能与主治】疏肝理气，和胃止痛，燥湿化痰。用于肝胃气滞，胸胁胀痛，胃脘痞满，食少呕吐，咳嗽痰多。

【用法与用量】水煎服，3~10g。

【主要成分及药理】佛手含挥发油、香豆精类化合物。主要成分有佛手内酯、柠檬内酯、橙皮苷、布枯叶苷等。佛手有抑制肠道平滑肌、扩张冠状血管、平喘、祛痰、促进免疫功能等作用。

【使用经验】治疗肝胃气郁，临床表现为胸胁胀痛、脘腹痞满等。本品性质平和，气味芳香，理气而不伤阴，尤其适用于气阴不足兼气郁者。

● 45. 香橼

本品为芸香科植物枸橼或香圆的干燥成熟果实。秋季果实成熟时采收，趁鲜切片，晒干或低温干燥。香圆亦可整个或对剖两半后，晒干或低温干燥。

【性味与归经】辛、苦、酸，温。归肝、脾、肺经。

【功能与主治】疏肝理气，宽中，化痰。用于肝胃气滞，胸胁胀痛，脘腹痞满，呕吐噫气，痰多咳嗽。

【用法与用法】水煎服，3~10g。

【主要成分及药理】本品含橙皮苷、柠檬酸、苹果酸、维生素C及挥发油等，具有抗炎、抗病毒、促进胃肠蠕动、健胃及祛痰作用。

【使用经验】本品和佛手性质相近，理气而不燥，两者常常联用。

● 46. 香附

本品为莎草科植物莎草的干燥根茎。秋季采挖，燎去毛须，置沸水中略煮或蒸透后晒干，或燎后直接晒干。生用或醋炙用。

【功能与主治】疏肝解郁，理气宽中，调经止痛。用于肝郁气滞，胸胁胀痛，疝气疼痛，乳房胀痛，脾胃气滞，脘腹痞闷，胀满疼痛，月经不调，经闭痛经。

【用法与用量】水煎服，6~10g。

【主要成分及药理】本品含 β-蒎烯、香附子烯、α-香附酮、β-香附酮、广藿香酮、α-莎香醇、β-莎草醇、柠檬烯等挥发油以及生物碱、黄酮类、三萜类等，具有抑制子宫、增加胆汁流量、保护肝细胞功能、降低肠管紧张性、拮抗乙酰胆碱、强心、减慢心率及降低血压、抑菌等作用。

【使用经验】

（1）胁痛、腹痛。本品入肝、脾经，芳香辛散，为疏肝解郁、行气止痛之要药。可用于治疗肝气郁结引起的胁肋胀痛，多与柴胡、川芎、枳壳等同用；治疗脾胃气滞引起的脘腹胀痛，可配伍紫苏梗、乌药、砂仁、甘草等；若治寒疝腹痛，则多与小茴香、乌药、吴茱萸等同用。

（2）月经不调，痛经，乳房胀痛。本品辛行苦泄，善于疏理肝气、调经止痛，为妇科调经之要药。治月经不调、痛经，可单用或与柴胡、川芎、当归等同用；若治乳房胀痛，多与丝瓜络、橘核、青皮等同用。

● 47. 甘松

本品为败酱科植物甘松的干燥根及根茎。春、秋二季采挖，除去泥沙和杂质，晒干或阴干。

【功能与主治】理气止痛，开郁醒脾；外用祛湿消肿。用于脘腹胀满，食欲不振，呕吐；外用治牙痛、脚气肿毒。

【用法与用量】水煎服，3~6g。外用适量，泡汤漱口或煎汤洗脚或研末敷患处。

【主要成分及药理】本品含马兜铃烯、甘松酮、德比酮、缬草酮、广藿香醇、甘松素、甘松醇、白芷素、榄香醇、β-桉叶醇等，具有镇静、安定、抗心律失常、扩张气管、降血压、抗心肌缺血、抗溃疡以及抑菌作用。

【使用经验】

（1）脘腹胀满，疼痛证。甘松味辛行气，芳香醒脾，性温散寒，能行气消胀、醒脾开胃、散寒止痛，尤擅治疗寒凝气滞之脘腹胀痛、不思饮食等，可与木香、砂仁、陈皮、厚朴、柴胡、郁金、豆科等同用。

（2）湿脚气。本品外用具有消肿祛湿作用，可配荷叶、藁本煎汤外洗，治湿脚气。

（3）牙痛。本品单用泡汤漱口，可用于治疗牙痛症。

● 48. 柿蒂

本品为柿树科植物柿的干燥宿萼。冬季果实成熟时采摘，食用时收集，洗净，晒干。

【功能与主治】降逆止呃。用于呃逆。

【用法与用量】水煎服，5~10g。

【主要成分及药理】本品含鞣质、羟基三萜酸、葡萄糖、果糖及中性脂肪油等，具有抗心律失常、镇静、抗生育等作用。

【使用经验】呃逆。柿蒂苦降，归胃经，善降胃气而止呃逆，为止呃要药，凡胃气上逆所致各种呃逆均可以应用。治疗胃寒呃逆，常配伍丁香、生姜等；若治虚寒呃逆，常与人参、丁香同用；治疗胃热呃逆，可配伍黄连、竹茹等；痰浊内阻之呃逆，配伍半夏、陈皮、厚朴等；若命门火衰，元气暴脱，上逆作呃，则须配伍附子、人参、丁香等。

● 49. 大腹皮

本品为棕榈科植物槟榔的干燥果皮。冬季至次春采收未成熟的果实，煮后干燥，纵剖两瓣，剥取果皮，习称"大腹皮"；春末至秋初采收成熟果实，煮后干燥，剥取果皮，打松，晒干，习称"大腹毛"。

【性味与归经】辛，微温。归脾、胃、大肠、小肠经。

【功能与主治】行气宽中，行水消肿。用于湿阻气滞，脘腹胀闷，大便不爽，水肿胀满，脚气水肿，小便不利。

【用法与用量】水煎服，5~10g。

【主要成分及药理】本品含槟榔碱、槟榔次碱、α-儿茶素等，具有兴奋胃肠道平滑肌、促进胃肠动力的作用，并有促进纤维蛋白溶解等作用。

【使用经验】本品辛能行散，能理胃肠气滞，改善脘腹胀闷、大便不爽、便秘等症状。同时又能利小便，治疗水肿，如五皮饮。

【备注】本品和槟榔属于同一植物，槟榔为种子，大腹皮则为果皮，而用于嚼食的槟榔，有的地方是果皮，有的是嫩果（果皮连种子）。

● 50. 山楂

本品为蔷薇科植物山里红或山楂的干燥成熟果实。秋季果实成熟时采收，切片，干燥。

【性味与归经】酸、甘，微温。归脾、胃、肝经。

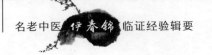

【功能与主治】消食健胃，行气散瘀，化浊降脂。用于肉食积滞，胃脘胀满，泻痢腹痛，瘀血经闭，产后瘀阻，心腹刺痛，胸痹心痛，疝气疼痛，高脂血症。焦山楂消食导滞作用增强，用于肉食积滞，泻痢不爽。

【用法与用量】水煎服，9~12g。

【主要成分及药理】本品含黄酮类、三萜皂苷类（熊果酸、齐墩果酸、山楂酸等），皂苷鞣质、游离酸、脂肪酸、维生素C、无机盐、红色素等。有促进脂肪消化、增加胃消化酶的分泌、调整胃肠功能、扩张冠状动脉、强心、降血压、抗心律失常、降血脂、抗动脉粥样硬化、抗血小板聚集、抗氧化、增强免疫、利尿、镇静、收缩子宫、抑菌等作用。

【使用经验】

（1）消肉积。本品酸甘，微温不热，为消化油腻肉食积滞的要药。亦能治其他各种饮食积滞。

（2）调经，善治瘀阻胸腹痛。本品色红入肝经血分，性温能通行气血，有活血祛瘀止痛之功。可治瘀阻胸胁及产后瘀滞腹痛、恶露不尽等。亦可单方服用通瘀、止痛、通经，如山楂红糖水。

● **51. 神曲**

为面粉和其他药物混合后经发酵而成的加工品。全国各地均有生产。其制法：取较大量面粉或麸皮，与杏仁泥、赤小豆粉、鲜青蒿、鲜苍耳、鲜辣蓼自然汁，混合拌匀，使干湿适宜，放入筐内，复以麻叶或楮叶，保温发酵1周，长出黄菌丝时取出，切成小块，晒干即成。生用或炒用。

【性味与归经】甘、辛，温。归脾、胃经。

【功能与主治】消食和胃。治疗食积。

【用法与用量】水煎服，6~15g。

【主要成分及药理】本品为酵母制剂，含酵母菌、淀粉酶、维生素B复合体、麦角甾醇、蛋白质及脂肪、挥发油等。神曲因含有多量酵母菌和复合维生素B，故有增进食欲、维持正常消化功能等作用。

【使用经验】

（1）饮食积滞，尤其适用于内有食滞外有表证者。本品辛以行散消食，兼能解表退热。治疗食滞脘腹胀满，食少纳呆，肠鸣腹泻者。常配山楂、麦芽等同用。

（2）消化药石。临证用药中有金石、贝壳类药物，配用以消药石，特别是丸散剂型，如磁朱丸。

【备注】陈修园曰："药用六种，以配六神聚会之日，窨发黄衣作曲，故名六神曲。今人除去六字，只名神曲，任意加至数十味，无非克破之药，大伤元气，且有百草神曲，害人更甚！近日通行福建神曲，其方于六神本方中，去赤小豆，恶其易蛀，加五苓散料平胃散料及麦芽、谷芽、使君子、榧子、大黄、黄芩、大腹皮、砂仁、白蔻、丁香、木香、藿香、香附、良姜、芍药、防风、秦艽、羌活、独活、川芎、苏叶、荆芥、防己、潞党参、茯苓、莱菔子、苡仁、木通、茶叶、干姜、干葛、枳椇、山楂、槟榔、青皮、木瓜、薄荷、蝉蜕、桃仁、红花、三棱、莪术、郁金、菖蒲、柴胡、菊花等为末，制为方块，以草窨发黄衣晒干。此方杂乱无序，误人非浅，而竟盛行一时者，皆误信招牌上夸张等语。而惯以肥甘自奉之辈，单服此克化之品，未尝不通快一时，而损伤元气，人自不觉。"可见陈氏对后世之药味繁多之神曲如建神曲之类持批判态度，现今和建神曲类似的还有广东神曲，临证处方当以六神曲为首选。

● 52. 鸡内金

本品为雉科动物家鸡的干燥沙囊内壁。杀鸡后，取出鸡肫，立即剥下内壁，洗净，干燥。

【性味与归经】甘，平。归脾、胃、小肠、膀胱经。

【功能与主治】健胃消食，涩精止遗，通淋化石。用于食积不消，呕吐泻痢，小儿疳积，遗尿，遗精，石淋涩痛，胆胀胁痛。

【用法与用量】水煎服，3~10g。

【主要成分及药理】本品含胃激素、角蛋白、微量胃蛋白酶、淀粉酶、多种维生素与微量元素，以及18种氨基酸等。能增加胃液分泌量、酸度和消化力，使胃运动功能明显增强；体外实验能增强胃蛋白酶、胰脂肪酶活性。动物实验可加强膀胱括约肌收缩，减少尿量。

【使用经验】

（1）消食。本品消食化积作用较强，并可健运脾胃，故广泛用于米面薯芋乳肉等各种食积证。

（2）消石。临床常与郁金、金钱草、海金沙配伍组成"排石四金汤"，有增强胆囊收缩，促进胆汁分泌和排泄的作用，能排石、溶石。用于胆囊结石的治疗。

【备注】有学者认为鸡内金应该研粉服用，高温会破坏其有效成分。同时也有

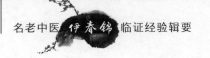

研究表明鸡内金炮制后淀粉酶活性下降，而蛋白酶活性增强。

● **53. 麦芽**

本品为禾本科植物大麦的成熟果实经发芽干燥的炮制加工品。将麦粒用水浸泡后，保持适宜温、湿度，待幼芽长至约 5mm 时，晒干或低温干燥。

【性味与归经】甘，平。归脾、胃经。

【功能与主治】行气消食，健脾开胃，回乳消胀。用于食积不消，脘腹胀痛，脾虚食少，乳汁郁积，乳房胀痛，妇女断乳，肝郁胁痛，肝胃气痛。生麦芽健脾和胃、疏肝行气，用于脾虚食少，乳汁郁积。炒麦芽行气消食回乳，用于食积不消，妇女断乳。焦麦芽消食化滞，用于食积不消，脘腹胀痛。

【用法与用量】水煎服，10~15g。

【主要成分及药理】本品主要含淀粉酶，催化酶，麦芽糖及大麦芽碱，腺嘌呤，胆碱，蛋白质，氨基酸，维生素 B、D、E，细胞色素 C 等，具有助消化、降糖、回乳等作用。

【使用经验】

（1）消米面食积。本品甘平，健胃消食，尤能促进淀粉性食物的消化。

（2）用于回乳。同时也可以治疗乳汁郁积、乳房胀痛。

（3）疏肝。麦芽能疏肝解郁，常和川楝子等配伍，如镇肝息风汤。

【备注】关于麦芽回乳是用生麦芽还是用炒麦芽的问题，文献报道，有用生麦芽，也有用炒麦芽，还有生麦芽和炒麦芽各半。根据《中药学》教材上所述，回乳之关键不在生、熟，而在于剂量，小剂量催乳，大剂量（＞30g）回乳。

● **54. 莱菔子**

本品为十字花科植物萝卜的干燥成熟种子。夏季果实成熟时采割植株，晒干，搓出种子，除去杂质，再晒干。

【功能与主治】消食除胀，降气化痰。用于饮食停滞，脘腹胀痛，大便秘结，积滞泻痢，痰壅喘咳。

【用法与用量】水煎服，5~12g，炒用消食下气化痰。

【主要成分及药理】本品含莱菔素、芥子碱、脂肪油、β－谷甾醇、糖类及多种氨基酸、维生素等，具有降压、促进肠道收缩、抑制胃排空、抑菌、祛痰、镇咳、平喘、改善排尿功能、降低胆固醇、防止动脉硬化等作用。

【使用经验】

（1）气滞便秘。莱菔子具有辛散下行除胀的作用，常与枳实、火麻仁等配伍，用于治疗气滞便秘证。另外可单用炒莱菔子 150~300g 炒热外敷肚脐，用于治疗气滞便秘、脘腹胀满（即西医的不完全性肠梗阻），亦可取得不错效果。

（2）食积气滞证。本品味辛行散，可消食除胀，常与山楂、陈皮同用，治食积气滞所致的脘腹胀满或疼痛，嗳气吞酸，如保和丸。

（3）咳喘痰多胸闷证。本品降气化痰、止咳平喘，常与白芥子、紫苏子配伍，用于治疗咳喘痰壅胸闷证，如三子养亲汤。

（4）高脂血症。本品即可消食又可化痰，现代药理又有降低胆固醇的作用，故可与绞股蓝、山楂、荷叶等同用，用于痰湿内蕴之高脂血症。

【备注】本品辛散耗气，故气虚及无食积、痰滞者慎用。不宜与人参同用。

● 55. 槟榔

本品为棕榈科植物槟榔的干燥成熟种子。春末至秋初采收成熟果实，用水煮后，干燥，除去果皮，取出种子，干燥。

【功能与主治】杀虫，消积，行气，利水，截疟。用于绦虫病，蛔虫病，姜片虫病，虫积腹痛，积滞泻痢，里急后重，水肿脚气，疟疾。

【用法与用量】水煎服，3~10g；驱绦虫、姜片虫，用量增至 30~60g。

【主要成分及药理】本品含生物碱，主要为槟榔碱、槟榔次碱、去甲基槟榔碱、去甲基槟榔次碱、槟榔副碱、高槟榔碱、异去甲基槟榔次碱等；含脂肪酸有月桂酸、肉豆酸、十四碳烯酸、油酸、亚油酸、硬脂酸等；尚含鞣质及槟榔红色素。对绦虫、蛲虫、蛔虫、钩虫、肝吸虫、血吸虫均有麻痹或驱杀作用，对皮肤真菌、流感病毒、幽门螺杆菌均有抑制作用；槟榔碱有拟胆碱作用，能兴奋胆碱受体，可促进唾液、汗腺分泌，增加肠蠕动，减慢心率，降低血压，滴眼可使瞳孔缩小。

【使用经验】

（1）食积气滞、腹胀便秘等。本品善行胃肠之气，消积导滞，兼能缓泻通便。常与木香、青皮、大黄等同用，治疗食积气滞、腹胀便秘等。

（2）痢疾。本品辛散苦泄，入胃肠经，具有行气导滞的功效，与木香、黄连、芍药等同用，可治疗湿热泻痢之里急后重，如芍药汤。

（3）水肿。本品既能利水又能行气，气行则助水运。常与商陆、泽泻、木通等同用，治疗水肿实证，二便不利，如疏凿饮子。

【备注】脾虚便溏或气虚下陷者忌用；孕妇慎用。

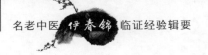

● **56. 小蓟**

本品为菊科植物刺儿菜的干燥地上部分。夏、秋二季花开时采割，除去杂质，晒干。

【性味与归经】甘、苦，凉。归心、肝经。

【功能与主治】凉血止血，散瘀解毒消痈。用于衄血，吐血，尿血，血淋，便血，崩漏，外伤出血，痈肿疮毒。

【用法与用量】水煎服，5~12g。

【主要成分及药理】本品主要含生物碱、黄酮、三萜以及简单酚酸。其中止血活性成分有刺槐素 -7- 鼠李糖苷、芸香苷、咖啡酸、绿原酸、原儿茶醛以及蒲公英甾醇等。其小蓟有收缩血管、升高血小板数目、促进血小板聚集及增高凝血酶活性，从而加速止血的作用，同时还有抑菌、降脂、利胆、利尿、强心、升压等作用。

【使用经验】主要用于血热出血证。本品性寒，能清血分之热而凉血止血，故可用于多种血热出血证。因兼能利尿通淋，故尤善治尿血、血淋。

● **57. 地榆**

本品为蔷薇科植物地榆或长叶地榆的干燥根。后者习称"绵地榆"。春季将发芽时或秋季植株枯萎后采挖，除去须根，洗净，干燥，或趁鲜切片，干燥。

【功能与主治】凉血止血，解毒敛疮。用于便血，痔血，血痢，崩漏，水火烫伤，痈肿疮毒。

【用法与用量】水煎服，9~15g。外用适量，研末涂敷患处。

【主要成分及药理】地榆根部含有地榆苷及酚酸类化合物，另外还有少量维生素 A，止血主要成分为鞣质。可明显缩短出血和凝血时间，生地榆止血作用明显优于地榆炭；同时能降低毛细血管的通透性，减少渗出，减轻组织水肿，在创面形成一层保护膜，有收敛作用，可减少皮肤擦伤，防感染，对烧伤、烫伤及伤口的愈合有明显的作用。另外还具有抑菌作用，尤其对痢疾杆菌作用较强。

【使用经验】

（1）血热出血证。地榆苦寒酸涩，既能凉血止血又能收敛止血，用于治疗血热出血之证，尤宜是便血、痔疮出血、崩漏等。常配伍生地黄、白芍、黄芩、槐花、牡丹皮等。

（2）湿疹，疮疡痈肿。本品苦寒酸涩，可解毒敛疮，用于治疗湿疹、皮肤溃烂，可以本品浓煎外洗，或用纱布浸药外敷，用于治疮疡痈肿，无论成脓与否均可运用。

【备注】本品性寒酸涩，凡虚寒性便血、下痢、崩漏及出血有瘀者慎用。

● 58. 槐花

本品为豆科植物槐的干燥花及花蕾。夏季花开放或花蕾形成时采收，及时干燥，除去枝、梗及杂质。前者习称"槐花"，后者习称"槐米"。

【性味与归经】苦，微寒。归肝、大肠经。

【功能与主治】凉血止血，清肝泻火。用于便血，痔血，血痢，崩漏，吐血，肝热目赤，头痛眩晕。

【用法与用量】水煎服，5~10g。

【主要成分及药理】本品富含芸香苷、槲皮素、鞣质等，具有止血、降血糖、抗氧化、保护肠胃、增强免疫力、抗病毒、降血压及抗肿瘤等作用。

【使用经验】肠风下血。本品性寒凉，能凉血止血，味苦能降，清泄大肠之火热而止血，尤其擅长治疗因痔疮、肛裂等所致的下部血热出血。常配伍荆芥、侧柏叶、枳壳等，如槐花散。

● 59. 白茅根

本品为禾本科植物白茅的干燥根茎。春、秋二季采挖，洗净，晒干，除去须根和膜质叶鞘，捆成小把。

【性味与归经】甘，寒。归肺、胃、膀胱经。

【功能与主治】凉血止血，清热利尿。用于血热吐血，衄血，尿血，热病烦渴，湿热黄疸，水肿尿少，热淋涩痛。

【用法与用量】水煎服，9~30g。

【主要成分及药理】本品含糖类化合物（如葡萄糖、蔗糖、果糖等）、淀粉、简单酸类（如柠檬酸、苹果酸等）、钾盐、三萜烯（如白茅素、芦竹素等）；含5-羟色胺、类胡萝卜素及叶绿素、维生素等。白茅根有止血、利尿、抑菌、抗氧化、抗炎、抗肿瘤、免疫调节、调节脂质代谢等作用，有一定抗乙肝病毒能力。

【使用经验】

（1）血热出血证。本品味甘、性寒，入血分，故能清血分之热而凉血止血，可用治多种血热出血之证。不仅可以治疗咯血、衄血等上部出血，也可治疗尿血等下部出血。

（2）治疗血淋、热淋。本品不仅能清热，还有利尿之功，故可治热淋、血淋之小便不利。

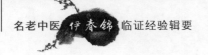

● 60. 侧柏叶

本品为柏科植物侧柏的干燥枝梢和叶。多在夏、秋二季采收，阴干。

【性味与归经】苦、涩，寒。归肺、肝、脾经。

【功能与主治】凉血止血，化痰止咳，生发乌发。用于吐血，衄血，咯血，便血，崩漏下血，肺热咳嗽，血热脱发，须发早白。

【用法与用量】水煎服，6~12g。

【主要成分及药理】本品含挥发油中主要成分为 α-侧柏酮、侧柏烯、小茴香酮等；其他尚含黄酮类成分，如香橙素、槲皮素、杨梅树皮素、扁柏双黄酮等；叶中还含钾、钠、氮、磷、钙、镁、锰和锌等。侧柏叶有止血、镇咳、祛痰、平喘、镇静、抑菌等作用。

【使用经验】主要治疗血热出血证。本品性寒清血热，苦涩能收敛止血，故为治各种出血病证之要药，尤其是血热出血，如四生丸。对于月经过多、淋漓不尽，本品亦是常用之品。对于虚寒性出血，若配伍温里之药，亦可用于止血，如《金匮要略》柏叶汤。

● 61. 白及

本品为兰科植物白及的干燥块茎。夏、秋二季采挖，除去须根，洗净，置沸水中煮或蒸至无白心，晒至半干，除去外皮，晒干。

【功能与主治】收敛止血，消肿生肌。用于咯血，吐血，外伤出血，疮疡肿毒，皮肤皲裂。

【用法与用量】水煎服，6~15g。研末吞服 3~6g。外用适量。

【主要成分及药理】本品含有菲类衍生物、胶质和淀粉等。可明显缩短出血和凝血时间，对胃黏膜损伤有明显保护作用，能促进肉芽生长，促进疮面愈合，同时还有抑菌作用。

【使用经验】

（1）出血证。白及质黏味涩，为收敛止血之要药，可用治体内外诸出血证，特别因其主入胃经，临床尤多用于消化道出血之证，可同时与茜草、地榆、槐花、仙鹤草等同用。

（2）食管炎、消化道溃疡。本品消肿生肌，临床常用于治疗食管炎、胃十二指肠溃疡、溃疡性结肠炎等。常用粉剂，与珍珠粉同服，取其敛疮生肌之功。亦可用于灌肠。

【备注】不宜与乌头类药材同用。

● 62. 炮姜

本品为姜科植物姜干燥根茎的炮制品，又合黑姜。主产于四川等地。以干姜砂烫至鼓起，表面呈棕褐色，或炒炭至外表色黑，内至棕褐色入药。

【功能与主治】温经止血，温中止痛。用于阳虚失血，吐衄崩漏，脾胃虚寒，腹痛吐泻。

【用法与用量】水煎服，3~9g。

【主要成分及药理】本品含挥发油、树脂、淀粉等，具有能缩短出血和凝血时间、抑制胃溃疡的作用。

【使用经验】

（1）腹痛、腹泻。本品性温，善暖脾胃，能温中止痛止泻，适用于虚寒性腹痛、腹泻，常与高良姜、附子、厚朴等配伍使用。另外可与当归、川芎、桃仁等配伍用于治疗产后血虚寒凝小腹疼痛，如生化汤。

（2）出血证。本品性温，主入脾经，能温经止血，用于治疗脾胃虚寒、脾不统血引起的各类出血证，常与人参、黄芪、附子、灶心土等同用。另与乌梅、棕榈等同用，可用于治疗冲任虚寒，崩漏下血。

● 63. 川芎

本品为伞形科植物川芎的干燥根茎。夏季当茎上的节盘显著突出，并略带紫色时采挖，除去泥沙，晒后烘干，再去须根。

【性味与归经】辛，温。归肝、胆、心包经。

【功能与主治】活血行气，祛风止痛。用于胸痹心痛，胸胁刺痛，跌扑肿痛，月经不调，经闭痛经，癥瘕腹痛，头痛，风湿痹痛。

【用法与用量】水煎服，3~10g。

【主要成分及药理】本品含生物碱（如川芎嗪），挥发油（主要为藁本内脂、香烯烯等），酚类物质（如阿魏酸），内脂素以及维生素A、叶酸、蔗糖、甾醇、脂肪油等，具有抗炎、镇痛、抗血栓形成、促血管舒张、抗哮喘、抗呼吸抑制、抗纤维化、抗阻塞性疾病及抗肿瘤等作用。

【使用经验】

（1）头痛。古人有头痛不离川芎之说。川芎辛温升散，上行头目，祛风止痛，为治头痛要药，无论风寒、风热、风湿、血虚、血瘀头痛均可随证配伍，如川芎茶

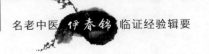

调散。临证常和白芷同用，止痛力量大增。

（2）血瘀气滞痛证。本品味辛能散，性温能通，既活血化瘀又行气止痛，为"血中之气药"，能治气滞血瘀之胸胁、腹部诸痛，如血府逐瘀汤。

（3）活血调经。川芎能活血理气，故为妇科要药，如四物汤。

【备注】有老中医在治疗头痛时川芎使用大剂量经验，结合有研究发现大剂量川芎（30g）联合西药治疗血管神经性头痛疗效显著，值得借鉴。

● 64. 郁金

本品为姜科植物温郁金、姜黄、广西莪术或蓬莪术的干燥块根。前两者分别习称"温郁金"和"黄丝郁金"，其余按性状不同习称"桂郁金"或"绿丝郁金"。冬季茎叶枯萎后采挖，除去泥沙和细根，蒸或煮至透心，干燥。

【性味与归经】辛、苦，寒。归肝、心、肺经。

【功能与主治】活血止痛，行气解郁，清心凉血，利胆退黄。用于胸胁刺痛，胸痹心痛，经闭痛经，乳房胀痛，热病神昏，癫痫发狂，血热吐衄，黄疸尿赤。

【用法与用量】水煎服，3~10g。

【主要成分及药理】本品含有挥发油（莰烯、樟脑、倍半萜烯等）、姜黄素、姜黄酮、淀粉、多糖、脂肪油、橡胶、水芹烯等，具有调节免疫功能、抗炎、抑制中枢神经、保护肝脏、促进胆汁分泌和排泄、改善血液流变性、缓解高脂血症、抗自由基损伤、镇痛等作用。

【使用经验】

（1）肝胆湿热黄疸、胆石症。本品性寒能清利肝胆湿热，且入肝胆经，故对湿热黄疸、胆囊炎、胆石症等肝胆系统炎症有较好疗效。胆囊炎常配茵陈蒿、栀子、黄芩、柴胡；胆石症常配伍金钱草、海金沙、鸡内金。

（2）气滞血瘀。本品味辛能行能散，既能活血又能行气，可治疗胃脘疼痛、胁痛等，常配伍川楝子、延胡索使用。

（3）用于热病神昏。热病热入血分出现神昏谵语等，可用郁金配伍菖蒲，如菖蒲郁金汤。

【备注】不宜与丁香、母丁香同用。

● 65. 姜黄

本品为姜科植物姜黄的干燥根茎。冬季茎叶枯萎时采挖，洗净，煮或蒸至透心，晒干，除去须根。

【性味与归经】辛、苦，温。归脾、肝经。

【功能与主治】破血行气，通经止痛。用于胸胁刺痛，胸痹心痛，痛经经闭，癥瘕，风湿肩臂疼痛，跌扑肿痛。

【主要成分及药理】本品含有挥发油，主要成分为姜黄酮、芳姜黄酮、姜烯、水芹烯、香桧烯、桉油素、莪术酮、莪术醇、丁香烯龙脑、樟脑等；含色素物主要为姜黄素、去甲氧基姜黄素等；还含有胭脂树橙和降胭脂树素和微量元素等。姜黄具有利胆、降脂、抗肿瘤、抗氧化、降血糖、抗炎抗菌抗病毒等作用。

【使用经验】治风痹臂痛。这一功能记载来自《本草纲目》："姜黄兼入脾，兼治气"。本品辛散温通苦燥，外散风寒湿邪，内行气血，通经止痛，兼入气、血分，善于行上肢肩臂，故对于上肢风寒湿痹效果尤佳。

● 66. 莪术

本品为姜科植物蓬莪术或广西莪术或温郁金的干燥根茎。后者习称"温莪术"。冬季茎叶枯萎后采挖，洗净，蒸或煮至透心，晒干或低温干燥后除去须根和杂质。

【性味与归经】辛、苦，温。归肝、脾经。

【功能与主治】行气破血，消积止痛。用于癥瘕痞块，瘀血经闭，胸痹心痛，食积胀痛。

【用法与用量】水煎服，6~9g。

【主要成分及药理】本品主要为挥发油类成分，如 α-蒎烯，β-蒎烯，樟脑，1，8-桉叶醇，龙脑，莪术醇，异莪术烯醇等，具有抗肿瘤、抗血小板聚集、抗血栓、调血脂、抗动脉粥样硬化、抗组织纤维化、抗炎镇痛、抗菌、抗病毒、降血糖、抗氧化等作用。

【使用经验】

（1）癥瘕积聚，经闭。本品苦泄辛散温通，气血双走，能破血消癥，目前临床广泛用于瘀血阻滞的肿瘤性疾病或癌前病变的治疗。常和三棱同用，或配伍清热解毒之蛇舌草等。亦可用于气滞血瘀经闭、痛经。

（2）消食。对于长期消化系统疾病消化不良食积，病理伴有异型增生或肠化生，是本药的应用指征。

【备注】孕妇禁用。因为药用部位、植物来源差异，形成郁金（温郁金、黄丝郁金）、姜黄、片姜黄、莪术等不同中药，根据其植物来源梳理如下：①原植物姜黄：根茎（蒸或煮）→姜黄、块根（蒸或煮）→郁金（黄丝郁金）。②原植物温郁金：根茎（蒸或煮）→莪术（温莪术），根茎（趁鲜切）→片姜黄，块根（蒸或煮）→郁金（温郁金）。③原植物广西莪术：根茎（蒸或煮）→莪术，块根（蒸或煮）→郁金。④原植物蓬莪术：根茎（蒸或煮）→莪术，块根（蒸或煮）→郁金。

● 67. 丹参

本品为唇形科植物丹参的干燥根和根茎。春、秋二季采挖，除去泥沙，干燥。

【性味与归经】苦，微寒。归心、肝经。

【功能与主治】活血祛瘀，通经止痛，清心除烦，凉血消痈。用于胸痹心痛，脘腹胁痛，癥瘕积聚，热痹疼痛，心烦不眠，月经不调，痛经经闭，疮疡肿痛。

【用法与用量】水煎服，10~15g。

【主要成分及药理】本品含①脂溶性成分包括丹参酮Ⅰ、丹参酮ⅡA、丹参酮ⅡB、丹参酮Ⅲ、隐丹参酮、羟基丹参酮、丹参酸甲酯、紫丹参甲素、紫丹参乙素、丹参新酮、丹参醇Ⅰ、丹参醇Ⅱ、丹参醇Ⅲ、丹参酚、丹参醛等。②水溶性成分主要含有丹参素，丹参酸甲、乙、丙，原儿茶酸、原儿茶醛等。丹参具有改善微循环、降血压、扩张血管、降血脂、防治动脉粥样硬化、保肝、抗溃疡、抗氧化、抗肿瘤等作用。

【使用经验】

（1）血瘀心痛、脘腹疼痛。本品通行血脉，祛瘀止痛，治胸痹心痛、脘腹疼痛证属瘀血者，可配伍砂仁、檀香使用，如丹参饮。同时现代研究本品有扩张冠状动脉的作用，广泛用于缺血性心脏病的治疗。

（2）调经。本品性微寒而缓，活血祛瘀生新而不伤正。《妇科明理论》有"一味丹参散，功同四物汤"之说，可见其在妇科调经中的重要位置，善于治疗月经不调、闭经痛经、产后瘀滞腹痛等。

【备注】不宜与藜芦同用。

● 68. 红花

本品为菊科植物红花的干燥花。夏季花由黄变红时采摘，阴干或晒干。

【性味与归经】辛，温。归心、肝经。

【功能与主治】活血通经，散瘀止痛。用于经闭，痛经，恶露不行，癥瘕痞块，胸痹心痛，瘀滞腹痛，胸胁刺痛，跌扑损伤，疮疡肿痛。

【用法与用量】水煎服，3~10g。

【主要成分及药理】本品含有红花醌苷、新红花苷、红花苷、红花黄色素和黄色素。另含红花油，油中包括棕榈酸、肉豆蔻酸、月桂酸、硬脂酸、花生酸、油酸等。对心血管系统作用有轻度兴奋心脏、降低冠脉阻力、增加冠脉流量和心肌营养性血流量、保护和改善心肌缺血、抗心律失常、扩张周围血管、降低血压、抑制血小板聚集、增强纤维蛋白溶解、降低全血黏度等作用；对中枢神经系统有镇痛、镇静和抗惊厥作用。此外，红花醇提物和水提物有抗炎作用；红花黄色素有免疫抑制作用。

【使用经验】

（1）血滞经闭、痛经。本品辛散温通，为活血祛瘀、通经止痛之要药，如桃红四物汤。

（2）胸痹、瘀血腹痛、胁痛。本品能活血祛瘀止痛，善治瘀阻心腹胁痛，如血府逐瘀汤。

【备注】孕妇慎用。

● 69. 牛膝

本品为苋科植物牛膝的干燥根。冬季茎叶枯萎时采挖，除去须根和泥沙，捆成小把，晒至干皱后，将顶端切齐，晒干。

【性味与归经】苦、甘、酸，平。归肝、肾经。

【功能与主治】逐瘀通经，补肝肾，强筋骨，利尿通淋，引血下行。用于经闭，痛经，腰膝酸痛，筋骨无力，淋证，水肿，头痛，眩晕，牙痛，口疮，吐血，衄血。

【用法与用量】水煎服，5~12g。

【主要成分及药理】本品含有三萜皂苷（经水解后成为齐墩果酸和糖）、蜕皮甾酮、牛膝甾酮、紫茎牛膝甾酮等甾体类成分和多糖类成分。此外，牛膝还含有精氨酸等 12 种氨基酸以及生物碱类、香豆素类等化合物和铁、铜等微量元素。牛膝具有降血压、调节机体免疫功能、抗衰老、抗炎、镇痛、抗肿瘤等作用。同时牛膝总皂苷对子宫平滑肌有明显的兴奋作用，怀牛膝苯提取物有明显的抗生育、抗着床及抗早孕的作用。

【使用经验】

（1）腰膝酸痛，下肢痿软。怀牛膝能活血祛瘀，又能补益肝肾、强筋健骨，兼能祛除风湿，故可用于肝肾亏虚之腰痛、腰膝酸软，如独活寄生汤。

（2）经闭、胞衣不下。本品性善下行，且活血祛瘀力较强，尤多用于瘀阻经闭、胞衣不下，如血府逐瘀汤。

（3）治疗上部火热证，如眩晕、口舌生疮、衄血。本品味苦泄降，能引血导热下行，如玉女煎。

【备注】孕妇慎用。

● 70. 鸡血藤

本品为豆科植物密花豆的干燥藤茎。秋、冬二季采收，除去枝叶，切片，晒干。

【性味与归经】苦、甘，温。归肝、肾经。

【功能与主治】活血补血，调经止痛，舒筋活络。用于月经不调，痛经，经闭，风湿痹痛，麻木瘫痪，血虚萎黄。

【用法与用量】水煎服，9~15g。

【主要成分及药理】化学成分主要含有异黄酮类化合物如刺芒柄花素、大豆黄素等，三萜类化合物如表木栓醇、木栓酮等以及甾体类化合物如 β - 谷甾醇、胡萝卜素苷、油菜甾醇、鸡血藤醇等，具有促进造血、降血脂、抗血栓、抗肿瘤、抗病毒、抗炎、抗氧化等作用。

【使用经验】血虚痹痛。本品苦而不燥，温而不烈，藤类能通行经络、行血散瘀、行血养血、舒筋活络，为治疗血虚经脉不畅痹症的常用药。治血虚肢体麻木，常配黄芪、当归等药用。

● 71. 半夏

本品为天南星科植物半夏的块茎。主产于四川、湖北、江苏、安徽等地。夏秋二季茎叶茂盛时采挖，除去外皮及须根。晒干，为生半夏，一般用姜汁、明矾制过后入煎剂。

【功能与主治】燥湿化痰，降逆止呕，消痞散结；外用消肿止痛。

【用法与用量】内服一般炮制后使用，水煎服，3~9g。

【主要成分及药理】块茎含挥发油，内含主要成分为 3- 乙酰氨基 -5- 甲基异噁唑、丁基乙烯基醚、茴香脑、苯甲醛、β - 榄香烯等。本品可抑制呕吐中枢而止呕，并有显著的抑制胃液分泌作用，水煎醇沉液对多原因所致的胃溃疡有显著的预防和治疗作用。

【使用经验】

（1）湿痰，寒痰证。用治痰湿壅滞之咳嗽声重，痰白质稀者，常配陈皮、茯苓同用，如二陈汤；湿痰上犯清阳之头痛、眩晕，甚则呕吐痰涎者，则配天麻、白术，如半夏白术天麻汤。亦可用于治疗痰饮内盛、胃气失和而夜寐不安者。

（2）呕吐。本品治痰饮或胃寒所致的胃气上逆呕吐尤宜，常配生姜同用；治胃热呕吐，配黄连；治胃阴虚呕吐，配石斛、麦冬；治胃气虚呕吐，配人参、白蜜。

（3）心下痞，结胸，梅核气。本品治痰热阻滞致心下痞满者，常配干姜、黄连、黄芩，如半夏泻心汤；治痰热结胸，可配瓜蒌、黄连，如小陷胸汤；治梅核气，配紫苏、厚朴、茯苓等，如半夏厚朴汤。

（4）瘿瘤，痰核，痈疽肿毒，毒蛇咬伤。本品内服能消痰散结，外用能消肿止痛。

● 72. 制南星

本品为天南星的炮制加工品。

【性味与归经】苦、辛，温；有毒。归肺、肝、脾经。

【功能与主治】燥湿化痰，祛风止痉，散结消肿。用于顽痰咳嗽，风痰眩晕，中风痰壅，口眼㖞斜，半身不遂，癫痫，惊风，破伤风；外用治痈肿，蛇虫咬伤。

【用法与用量】水煎服，3~9g。

【主要成分及药理】本品含三萜皂苷、安息香酸、氨基酸、D- 甘露醇等，具有祛痰及抗惊厥、镇静、镇痛、抗氧化等作用。

【使用经验】

（1）燥湿痰。本品性温燥，燥湿化痰之力较强。治湿痰阻肺，咳喘痰多。若为热痰，可用胆南星。

（2）止风痰眩晕。本品入肝经且走经络，善祛风痰而止痉厥。

【备注】孕妇慎用。

● 73. 旋覆花

本品为菊科植物旋覆花或欧亚旋覆花的干燥头状花序。夏、秋二季花开放时采收，除去杂质，阴干或晒干。

【功能与主治】降气，消痰，行水，止呕。用于风寒咳嗽，痰饮蓄结，胸膈痞闷，喘咳痰多，呕吐噫气，心下痞硬。

【用法与用量】水煎服，3~9g，包煎。

【主要成分及药理】本品含大花旋覆花内酯、单乙酰基大花旋覆花内酯、二乙酰基大花旋覆花内酯、旋覆花佛术内酯、杜鹃黄素、胡萝卜苷、肉豆蔻酸等，具有镇咳、祛痰、抑菌、抗癌等作用。

【使用经验】

（1）噫气、呕吐等证。本品善降胃气而止呕噫，常与代赭石、半夏、生姜等配伍，用于治疗痰浊中阻、胃气上逆而噫气呕吐，胃脘痞硬者，如旋覆代赭汤。

（2）咳喘痰多，胸膈痞满证。本品即可降气化痰平喘咳，又可消痞行水而除痞满。常配伍紫苏子、半夏治疗寒痰咳喘，配伍桑白皮、瓜蒌等治疗痰热咳喘；若顽痰胶结，胸中满闷者，则配海浮石、海蛤壳等以化痰软坚。

（3）胸胁痛。本品亦可配伍香附等治疗气血不和之胸胁痛，如香附旋覆花汤。

【备注】阴虚劳嗽，津伤燥咳者忌用。又因本品有绒毛，易刺激咽喉作痒而致呛咳呕吐，故须布包入煎。

● **74. 瓜蒌**

本品为葫芦科植物栝楼或双边栝楼的干燥成熟果实。秋季果实成熟时，连果梗剪下，置通风处阴干。

【功能与主治】清热涤痰，宽胸散结，润燥滑肠。用于肺热咳嗽，痰浊黄稠，胸痹心痛，结胸痞满，乳痈，肺痈，肠痈，大便秘结。

【用法与用量】水煎服，9~15g。

【主要成分及药理】本品含有三萜皂苷，有机酸及盐类、树脂、糖类和色素。瓜蒌仁含脂肪油，皂苷等。瓜蒌皮含多种氨基酸及生物碱等。瓜蒌具有祛痰、扩张冠状动脉、降血脂、抑菌、致泻等作用。

【使用经验】

（1）胸痹心痛。瓜蒌能宽胸行气、导痰散结，用于治疗痰气互结之胸痹心痛，常配薤白、半夏同用，如栝楼薤白半夏汤。

（2）便秘。瓜蒌仁具有润燥滑肠作用，适用于肠燥便秘，常配火麻仁、郁李仁等同用。全瓜蒌不仅具有瓜蒌仁润肠通便作用，同时亦具有瓜蒌皮理气散结作用，常与枳实配伍，加强行气润肠通便作用，适用热秘、气秘、燥秘诸证。

【备注】本品甘寒而滑，脾虚便溏者及寒痰、湿痰证忌用。反乌头。

● **75. 竹茹**

本品为禾本科植物青秆竹、大头典竹或淡竹的茎秆干燥中间层。全年均可采制，取新鲜茎，除去外皮，将稍带绿色的中间层刮成丝条，或削成薄片，捆扎成束，阴干。前者称"散竹茹"，后者称"齐竹茹"。

【性味与归经】甘，微寒。归肺、胃、心、胆经。

【功能与主治】清热化痰，除烦，止呕。用于痰热咳嗽，胆火挟痰，惊悸不宁，心烦失眠，中风痰迷，舌强不语，胃热呕吐，妊娠恶阻，胎动不安。

【用法与用量】水煎服，5~10g。

【主要成分及药理】本品含 cAMP 磷酸二酯酶抑制物、2，5-二甲氧基-对-苯醌、β-羟基苯甲醛、丁香酚等。竹茹粉体外对白色葡萄球菌、枯草杆菌、大肠杆菌、伤寒杆菌均有较强的抑制作用。

【使用经验】

（1）痰热心烦不寐。竹茹甘寒性润，善清心化痰。治痰火内扰、胸闷痰多、心烦不寐者，如温胆汤。

（2）胃热呕吐及妊娠恶阻。本品能清热降逆止呕，为治热性呕逆之要药，如橘皮竹茹汤。

● 76. 桔梗

本品为桔梗科植物桔梗的干燥根。春、秋二季采挖，洗净，除去须根，趁鲜剥去外皮或不去外皮，干燥。

【性味与归经】苦、辛，平。归肺经。

【功能与主治】宣肺，利咽，祛痰，排脓。用于咳嗽痰多，胸闷不畅，咽痛音哑，肺痈吐脓。

【用法与用量】水煎服，3~10g。

【主要成分及药理】本品含多种皂苷，主要为桔梗皂苷，多种混合皂苷经完全水解所产生的皂苷元有枯梗皂苷元、远志酸，以及少量的桔梗酸。另外还含菊糖、植物甾醇等。本品有止咳平喘、抗炎抑菌、抗肿瘤、降血脂、降血糖、抗氧化、保肝、抗肺损伤、免疫调节、抗肥胖等作用。

【使用经验】

（1）利咽。本品辛散苦泄，开宣肺气，能利咽。有甘草桔梗专治喉咙之说，《伤寒论》亦有桔梗汤治疗咽痛之言。

（2）排痰。本品能开宣肺气，有很好的排痰效果，用于痰液排泄不畅。若痰黏难出，可配伍养阴化痰之品。

（3）排脓。能利肺气以排壅肺之脓痰。治肺痈咳嗽胸痛、咳痰腥臭者，可配甘草用之，如桔梗汤。

（4）载药上行。本品性散上行，有"舟楫之剂"之称。配合黄芪、升麻、柴胡、知母以升胸中下陷之大气，如升陷汤。至于本功能之实证尚需进一步考证。

● 77. 瓦楞子

本品为蚶科动物毛蚶、泥蚶或魁蚶的贝壳。产于各地沿海地区。全年捕捞，洗净，置沸水中略煮，去肉，晒干，生用或煅用，用时打碎。

【功能与主治】消痰软坚，化瘀散结，制酸止痛。

【用法与用量】水煎服，9~15g，先煎。

【主要成分及药理】本品主含碳酸钙，并含有机质及少量铁、镁、硅酸盐、磷酸盐等。能中和胃酸，减轻胃溃疡之疼痛。

【使用经验】

（1）瘰疬，瘿瘤。本品咸能软坚，消痰散结。

（2）癥瘕痞块。本品治气滞血瘀及痰积所致的癥瘕痞块，可与三棱、莪术、鳖甲等配伍。

（3）本品煅用可制酸止痛，亦常用于肝胃不和、胃痛吐酸者，可配甘草同用。

● 78. 海螵蛸

本品为乌贼科动物无针乌贼或金乌贼的内壳。主产于辽宁、江苏、浙江省等沿海，收集其骨状内壳洗净，干燥。生用。

【功能与主治】固精止带，收敛止血，制酸止痛，收湿敛疮。

【用法与用量】水煎服，5~10g。

【主要成分及药理】本品主要含碳酸钙、壳角质、黏液质及多种微量元素。本品具有抗消化性溃疡的作用。

【使用经验】

（1）遗精，带下。本品治肾失固藏之遗精、滑精，常与山茱萸、菟丝子、沙苑子等药同用；治肾虚带脉不固之带下清稀者，常与山药、芡实等药同用；如为赤白带下，则配伍白芷、血余炭。

（2）崩漏，吐血，便血及外伤出血。本品治崩漏，常与茜草、棕榈炭、五倍子等同用，如固冲汤。

（3）胃痛吐酸。本品为治疗胃脘痛胃酸过多之佳品，常与延胡索、白及、贝母、瓦楞子等药同用。

（4）湿疮，湿疹，溃疡不敛。本品外用能收湿敛疮。

● 79. 苦杏仁

本品为蔷薇科植物山杏、西伯利亚杏、东北杏或杏的干燥成熟种子。夏季采收成熟果实，除去果肉和核壳，取出种子，晒干。

【性味与归经】苦，微温；有小毒。归肺、大肠经。

【功能与主治】降气止咳平喘，润肠通便。用于咳嗽气喘，胸满痰多，肠燥便秘。

【用法与用量】水煎服，5~10g，生品入煎剂后下。

【主要成分及药理】本品含苦杏仁苷及脂肪油、蛋白质、各种游离氨基酸。尚含苦杏仁酶、苦杏仁苷酶、绿原酸、肌醇、苯甲醛、芳樟醇。苦杏仁具有镇咳平喘、抗癌、抑菌、通便、抗炎、镇痛等作用。

【使用经验】

（1）咳嗽气喘。本品主入肺经，味苦降泄，能止咳平喘，为治咳喘之要药，如三拗汤、桑杏汤等。

（2）便秘。本品质润多脂，味苦能降肺气，肺与大肠相表里，故能润肠通便，如五仁丸。

【备注】有小毒，用量不宜过大。

80. 紫菀

本品为菊科植物紫菀的干燥根和根茎。春、秋二季采挖，除去有节的根茎（习称"母根"）和泥沙，编成辫状晒干，或直接晒干。

【性味与归经】辛、苦，温。归肺经。

【功能与主治】润肺下气，消痰止咳。用于痰多喘咳，新久咳嗽，劳嗽咯血。

【用法与用法】水煎服，5~10g。

【主要成分及药理】本品含紫菀皂苷 A~G、紫菀苷、紫菀酮、紫菀五肽、紫菀氯环五肽、丁基 -D- 核酮糖苷、槲皮素、无羁萜、表无羁萜醇、挥发油等，具有抗菌、抗肿瘤、镇咳、祛痰、平喘、抗病毒、抗氧化活性等作用。

【使用经验】

（1）咳嗽咳痰。本品甘润苦泄，性温而不热，质润而不燥，能稀释痰液，使痰液易于排出，同时开肺郁、下气，使痰浊化而咳止。无论外感、内伤，病程长短，寒热虚实，皆可用之，如止嗽散。

（2）通便。肺与大肠相表里，本品质润能降肺气，故可以通便。

81. 款冬花

本品为菊科植物款冬的干燥花蕾。12月或地冻前当花尚未出土时采挖，除去花梗和泥沙，阴干。

【性味与归经】辛、微苦，温。归肺经。

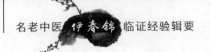

【功能与主治】润肺下气，止咳化痰。用于新久咳嗽，喘咳痰多，劳嗽咯血。

【用法与用量】水煎服，5~10g。

【主要成分及药理】本品含生物碱款冬花碱、克氏千里光碱；及倍半萜成分款冬花素、甲基丁酸款冬花素酯、去乙酰基款冬花素；三萜成分款冬二醇、山金车二醇；芸香苷、金丝桃苷、精油、氨基酸及鞣质等。款冬花具有镇咳、祛痰、扩张支气管、兴奋呼吸、胃肠解痉、抗血小板激活因子等作用。

【使用经验】

本品于紫菀性质相近，功能大致相同，常相须为用。两者皆性温而不燥，均有化痰、润肺之功，款冬花重在止咳，紫菀侧重在祛痰。

● 82. 葶苈子

本品为十字花科植物播娘蒿或独行菜的干燥成熟种子。前者习称"南葶苈子"，后者习称"北葶苈子"。夏季果实成熟时采割植株，晒干，搓出种子，除去杂质。

【性味与归经】辛、苦，大寒。归肺、膀胱经。

【功能与主治】泻肺平喘，行水消肿。用于痰涎壅肺，喘咳痰多，胸胁胀满，不得平卧，胸腹水肿，小便不利。

【用法与用量】水煎服，3~10g，包煎。

【主要成分及药理】本品含有强心苷类，如毒毛旋花子苷配基、伊夫单苷、葶苈子苷、伊夫双苷等；含异硫氰酸类，如葡萄糖异硫氰酸盐的降解产物、异硫氰酸苄酯、异硫氰酸烯丙酯、异硫氰酸丁烯酯等；含脂肪油类，如亚麻酸、亚油酸、油酸、芥酸、棕榈酸、硬脂酸等。葶苈子有强心、利尿、抗肿瘤、抗菌等作用。

【使用经验】

（1）痰涎壅盛喘促。本品性寒清热，苦降辛散，泻肺中水饮及痰火而平喘咳，如葶苈大枣泻肺汤。

（2）水肿，胸腹水。现代药理研究表明，葶苈子能强心利尿，现代常用来治疗心衰、腹水、胸水等疾病，葶苈子还有"中药中的洋地黄"的说法。

● 83. 牡蛎

本品为牡蛎科动物长牡蛎、大连湾牡蛎或近江牡蛎的贝壳。我国沿海均有分布。全年均可采收，采得后，去肉，取壳，洗净，晒干。生用或煅用。用时打碎。

【功能与主治】重镇安神，潜阳补阴，软坚散结。

【用法与用量】水煎服，9~30g，先煎。

【主要成分及药理】本品含碳酸钙、磷酸钙及硫酸钙，并含多种微量元素及氨基酸。煅牡蛎具有抗胃溃疡的作用。

【使用经验】

（1）心神不安，惊悸失眠。本品常与龙骨相须为用，用治心神不安、惊悸怔忡、失眠多梦等，如桂枝甘草龙骨牡蛎汤。

（2）肝阳上亢，头晕目眩。本品用治水不涵木，阴虚阳亢，头目眩晕，烦躁不安，耳鸣者，常与龙骨、龟甲、白芍等同用，如镇肝息风汤；亦治热病日久，灼烁真阴，虚风内动，四肢抽搐之症，常与生地黄、龟甲、鳖甲等配伍，如大定风珠。

（3）痰核，瘰疬，瘿瘤，癥瘕积聚。本品用治痰火郁结之痰核、瘰疬、瘿瘤等，常与浙贝母、玄参等配伍；用治气滞血瘀癥瘕积聚，常与鳖甲、丹参、莪术等同用。

（4）滑脱诸证。本品煅后具有收敛固涩作用，通过不同配伍可治疗自汗、盗汗等滑脱诸证。

（5）煅牡蛎有制酸止痛作用，可治胃痛泛酸。

● 84. 酸枣仁

本品为鼠李科植物酸枣的干燥成熟种子。主产于河北、陕西、辽宁、河南、山西、山东、甘肃等地。秋末冬初采收成熟果实，除去果肉及核壳，收集种子，晒干。生用或炒用，用时捣碎。

【功能与主治】养心补肝，宁心安神，敛汗，生津。

【用法与用量】水煎服，10~15g。

【主要成分及药理】本品含皂苷，其组成为酸枣仁皂苷 A 及 B，并含有三萜类化合物、黄酮类化合物、大量脂肪油、多种氨基酸、维生素 C、多糖等，具有镇静催眠、抗心律失常、抗惊厥、镇痛、降体温、降血压、降血脂、抗缺氧、抗肿瘤、抑制血小板聚集、增强免疫功能、兴奋子宫等作用。

【使用经验】

（1）心悸失眠。本品主治心肝阴血亏虚，心失所养，神不守舍之心悸、怔忡、健忘、失眠、多梦、眩晕等症，常与当归、白芍、何首乌、龙眼肉等配伍；若治肝虚有热之虚烦不眠，常与知母、茯苓、川芎等同用，如酸枣仁汤；若心脾气血亏虚，惊悸不安，体倦失眠者，可与黄芪、当归、党参等配伍应用，如归脾汤；若心肾不足，阴亏血少，心悸失眠，健忘梦遗者，可与麦冬、生地黄、远志等合用，如天王补心丹。

（2）自汗，盗汗。本品用治体虚自汗、盗汗，每与五味子、山茱萸、黄芪等同用。

（3）本品可用治伤津口渴咽干者，常与生地黄、麦冬、天花粉等同用。

● 85. 柏子仁

本品为柏科植物侧柏的干燥成熟种仁。秋、冬二季采收成熟种子，晒干，除去种皮，收集种仁。

【性味与归经】甘，平。归心、肾、大肠经。

【功能与主治】养心安神，润肠通便，止汗。用于阴血不足，虚烦失眠，心悸怔忡，肠燥便秘，阴虚盗汗。

【用法与用量】水煎服，3~10g。

【主要成分及药理】本品含脂肪油，并含少量挥发油、皂苷及植物甾醇、维生素 A、蛋白质等，具有镇静安神、抗抑郁、改善阿尔茨海默病、加强肠蠕动等作用。

【使用经验】

本品味甘质润，药性平和，既能养心安神又能润肠通便，特别适用于心悸失眠伴有便秘的患者。

● 86. 合欢皮

本品为豆科植物合欢的干燥树皮。全国大部分地区都有分布，主产于长江流域各省。夏、秋二季剥取树皮，晒干，切段生用。

【功能与主治】解郁安神，活血消肿。

【用法与用量】水煎服，6~12g。

【主要成分及药理】本品含皂苷、黄酮类化合物、鞣质、多种木脂素等。合欢皮水煎液及醇提取物均能延长小鼠戊巴比妥钠睡眠时间；对妊娠子宫能增强其节律性收缩并有终止妊娠抗早孕的效应；其水、醇提取物分别具有增强小鼠免疫功能及抗肿瘤作用。

【使用经验】

（1）心神不宁，忿怒忧郁，烦躁失眠。本品善解肝郁，为悦心安神要药，可与柏子仁、酸枣仁、首乌藤、郁金等安神解郁药配伍应用。

（2）跌打骨折，血瘀肿痛。本品可与桃仁、红花、乳香、没药、骨碎补等活血疗伤、续筋接骨药配伍同用。

（3）肺痈，疮痈肿毒。本品用治肺痈，胸痛，咳吐脓血，可与鱼腥草、冬瓜仁、桃仁、芦根等清热消痈排脓药同用；治疮痈肿毒，常与蒲公英、紫花地丁、连翘、野菊花等清热解毒药同用。

● 87.代赭石

本品为三方晶系氧化物类矿物赤铁矿的矿石。主产于山西、河北、河南、山东等地。开采后，除去杂石泥土，打碎生用或醋淬研粉用。

【功能与主治】平肝潜阳，重镇降逆，凉血止血。用于肝阳上亢、头晕目眩、呕吐、呃逆、噫气、气逆喘息、血热吐衄、崩漏等。

【用法与用量】水煎服，10~30g；宜打碎先煎。止血宜煅用。

【主要成分及药理】本品主含三氧化二铁，并含镉、钴、铬、铜、锰、镁等；亦尚含对人体有害的铅、砷、钛。代赭石对肠管有兴奋作用，可使肠蠕动亢进；所含铁质能促进红细胞及血红蛋白的新生；对中枢神经系统有镇静作用。

【使用经验】

（1）呕吐，呃逆，噫气。代赭石质重性降，为重镇降逆要药，尤善降上逆之胃气而具止呕、止呃、止噫之效。用治胃气上逆之呕吐、呃逆、噫气不止等症，常与旋覆花、半夏、生姜等配伍，如旋覆代赭汤。现代可用于治疗胃食管反流疾病，效果亦佳。

（2）气逆喘息。本品重镇降逆，能降上逆之肺气而平喘。可与党参、山茱萸、胡桃肉、山药等补肺肾纳气药同用，用于治疗肺肾不足、阴阳两虚之虚喘。

（3）肝阳上亢，头晕目眩。本品长于镇潜肝阳，清泻肝火，可用于肝阳上亢所致的头目眩晕、目胀耳鸣等症，常与怀牛膝、生龙骨、生牡蛎、生白芍等滋阴潜阳药同用，如镇肝息风汤。

【备注】孕妇慎用。因含微量砷，故不宜长期服用。

● 88.钩藤

本品为茜草科植物钩藤、大叶钩藤、毛钩藤、华钩藤或无柄果钩藤的干燥带钩茎枝。秋、冬二季采收，去叶，切段，晒干。

【性味与归经】甘，凉。归肝、心包经。

【功能与主治】息风定惊，清热平肝。用于肝风内动，惊痫抽搐，高热惊厥，感冒夹惊，小儿惊啼，妊娠子痫，头痛眩晕。

【用法与用量】水煎服，3~12g，后下。

【主要成分及药理】本品含多种吲哚类生物碱，主要有钩藤碱、异钩藤碱、柯诺辛因碱、异柯诺辛因碱、柯楠因碱、二氢柯楠因碱，尚含黄酮类化合物、儿茶素类化合物等，具有降压、镇静、抗癫痫、抑制血小板聚集、抗血栓及降血脂等作用。

【使用经验】

（1）头痛，眩晕。本品甘凉入肝，清肝热，平肝阳，治肝火上攻或肝阳上亢之头胀头痛、眩晕等症，如天麻钩藤饮。本品有降压作用，可以缓解高血压所致的头晕头痛。

（2）止痉。本品入肝、心包经，有息风止痉作用，作用和缓，广泛用于热极生风，四肢抽搐及小儿高热惊风症、抽动症等。

● 89. 天麻

本品为兰科植物天麻的干燥块茎。立冬后至次年清明前采挖，立即洗净，蒸透，敞开低温干燥。

【性味与归经】甘，平。归肝经。

【功能与主治】息风止痉，平抑肝阳，祛风通络。用于小儿惊风，癫痫抽搐，破伤风，头痛眩晕，手足不遂，肢体麻木，风湿痹痛。

【用法与用量】水煎服，3~10g。

【主要成分及药理】本品含天麻苷、天麻苷元、β-甾谷醇、胡萝卜苷、柠檬酸、单甲酯、棕榈酸、琥珀酸和蔗糖等；尚含天麻多糖、维生素A、多种氨基酸、微量生物碱，及多种微量元素如铬、锰、铁、钴、镍、铜、锌等。天麻具有镇静、抗惊厥、抗血栓、抗血小板凝聚、改善心肌缺血及降血压作用。

【使用经验】

（1）眩晕，头痛。本品味甘质润，药性平和，息肝风，平肝阳，为治眩晕、头痛要药，虚实皆可应用，如天麻钩藤饮。

（2）抽搐，肢麻。本品能祛外风，通经络，止痛。用于中风手足不遂、关节屈伸不利、筋骨疼痛等，如天麻丸。

● 90. 地龙

本品为钜蚓科动物参环毛蚓、通俗环毛蚓、威廉环毛蚓或栉盲环毛蚓的干燥体。前一种习称"广地龙"，后三种习称"沪地龙"。广地龙春季至秋季捕捉，沪地龙夏季捕捉，及时剖开腹部，除去内脏和泥沙，洗净，晒干或低温干燥。

【性味与归经】咸，寒。归肝、脾、膀胱经。

【功能与主治】清热定惊，通络，平喘，利尿。用于高热神昏，惊痫抽搐，关节痹痛，肢体麻木，半身不遂，肺热喘咳，水肿尿少。

【用法与用量】水煎服，5~10g。

【主要成分及药理】本品含多种氨基酸，以谷氨酸、天冬氨酸、亮氨酸含量最高；含铁、锌、镁、铜、铬等微量元素；含花生四烯酸、琥珀酸等有机酸；还含蚯蚓解热碱、蚯蚓素、蚯蚓毒素、黄嘌呤、次黄嘌呤、黄色素及酶类等成分。本品具有解热、镇静、抗惊厥、舒张支气管、降血压、抗凝、增强免疫力、抗肿瘤、抗菌、利尿、降血脂、促进创伤愈合、兴奋子宫及肠平滑肌等作用。

【使用经验】

（1）小儿惊风。本品性寒，能息风止痉、清热定惊，常常用于热极生风所致的小儿惊风。

（2）半身不遂。本品性寒能走窜，通行经络，治疗中风后遗症半身不遂等症，如补阳还五汤。

● 91. 黄芪

本品为豆科植物蒙古黄芪或膜荚黄芪的干燥根。春、秋二季采挖，除去须根和根头，晒干。

【功能与主治】补气升阳，固表止汗，利水消肿，生津养血，行滞通痹，托毒排脓，敛疮生肌。用于气虚乏力，食少便溏，中气下陷，久泻脱肛，便血崩漏，表虚自汗，气虚水肿，内热消渴，血虚萎黄，半身不遂，痹痛麻木，痈疽难溃，久溃不敛。

【用法与用量】水煎服，9~30g。

【主要成分及药理】本品含有苷类、多糖、黄酮、氨基酸、微量元素等，能促进机体代谢、抗疲劳、促进血清和肝脏蛋白质的更新、利尿、消除实验性肾炎尿蛋白、双向调节血糖、兴奋呼吸、增强和调节机体免疫功能、抑制病毒、抗菌、增强心肌收缩力、抗心律失常、扩张冠状动脉和外周血管、降低血压等作用。

【使用经验】

（1）肺脾气虚证。黄芪为补气要药，擅补肺脾之气，用于治疗肺气虚弱，咳喘日久，气短神疲者，常与紫菀、款冬花、杏仁等祛痰止咳平喘之品配伍。治疗脾气虚弱，倦怠乏力，食少溏者，常与党参、白术等补气健脾药配伍。同时因其能升阳举陷，亦可用于治疗脾虚中气下陷之久泻脱肛、内脏下垂。常与人参、升麻、柴胡等品同用，如补中益气汤。由于本品具有补气而不壅滞的特点，临床较党参更常用于脾胃虚弱引起的痞满、胀痛证。

（2）水肿证。黄芪具有利尿消肿的作用，临床常用于治疗水肿证，尤其是脾

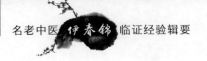

虚水湿失运引起的水肿尿少者，本品既能补脾益气又能利尿消肿，标本兼治，为治气虚水肿之要药，常与白术、茯苓等利水消肿之品配伍。

（3）气虚自汗。黄芪具有益气固表的作用，用于治疗脾肺气虚，卫气不固，表虚自汗，常与牡蛎、麻黄根等止汗之品同用，如牡蛎散。若因卫气不固，表虚自汗而感风邪者，则与白术、防风等品同用，如玉屏风散。

（4）疮疡病。本品具有补气生血、托毒生肌作用，用于治疗气血亏虚，疮疡难溃难腐，或溃久难敛，常与人参、当归、升麻、白芷等品同用，如托里透脓散。

（5）痹证、中风后遗症。黄芪具有补气行血的作用，可与川乌、独活、川芎、牛膝等祛风湿、活血药配伍，治疗风寒湿痹。亦可与当归、川芎、地龙等品同用，治疗中风后遗症，如补阳还五汤。

【备注】黄芪蜜炙用可增强其补中益气作用，临床上可与生黄芪同用。

● 92. 白术

本品为菊科植物白术的干燥根茎。冬季下部叶枯黄、上部叶变脆时采挖，除去泥沙，烘干或晒干，再除去须根。

【功能与主治】健脾益气，燥湿利水，止汗，安胎。用于脾虚食少，腹胀泄泻，痰饮眩悸，水肿，自汗，胎动不安。

【用法与用量】水煎服，6~12g。

【主要成分及药理】本品含苍术酮、苍术醇、苍术醚、杜松脑、苍术内脂等挥发油，并含有果糖、菊糖、白术多糖，多种氨基酸及维生素 A 类成分等。白术对肠管活动有双向调节作用，具有防治胃溃疡的作用；能促进小肠蛋白质的合成，促进细胞免疫，提升白细胞；还能保肝、利胆、利尿、降血糖、抗血凝、抗菌、抗肿瘤。白术挥发油有镇静作用。

【使用经验】

（1）脾气虚证。本品为"脾脏补气健脾第一要药"，既可补气以复脾运，又能燥湿、利尿以除湿邪。用于脾运失健，水湿内生，引起食少便溏或泄泻、痰饮、水肿、带下诸证，常与人参、茯苓等品同用，亦可与苍术同用加强健脾燥湿之功。

（2）气虚自汗。本品益气健脾，可与黄芪、防风等合用，用于治疗脾气虚弱，卫气不固，表虚自汗证，如玉屏风散。

（3）脾虚胎动不安。本品还能益气安胎。常与人参、茯苓、陈皮等药配伍用于脾虚胎儿失养，脾虚失运、湿浊中阻之妊娠恶阻，脾虚妊娠水肿等。

93. 山药

本品为薯蓣科植物薯蓣的干燥根茎。冬季茎叶枯萎后采挖，切去根头，洗净，除去外皮和须根，干燥。

【功能与主治】补脾养胃，生津益肺，补肾涩精。用于脾虚食少，久泻不止，肺虚喘咳，肾虚遗精，带下，尿频，虚热消渴。麸炒山药补脾健胃，用于脾虚食少，泄泻便溏，白带过多。

【用法与用量】水煎服，15~30g。

【主要成分及药理】山药的主要成分为薯蓣皂苷元、黏液质、胆碱、淀粉、糖蛋白、游离氨基酸等，具有助消化、增强免疫、降血糖、抗氧化等作用。

【使用经验】气虚、阴虚、气阴两虚证。山药即可补益肺脾肾之气，亦可滋肺脾肾之阴，可用于治疗肺、脾、肾之气虚、阴虚、气阴两虚证，临床常配伍黄芪、党参、白术、太子参、沙参、天花粉、知母等品。同时由于其营养成分高、容易消化，鲜品亦可作为食补之品长期服用，对于慢性久病或病后虚弱羸瘦者尤其适用。

94. 绞股蓝

为葫芦科植物绞股蓝的根茎或全草。野生或家种，秋季采收，洗净，晒干，切段，生用。

【性味与归经】甘、苦，寒。归脾、肺经。

【功能与主治】益气健脾，化痰止咳，清热解毒。用于脾胃气虚，体倦乏力，纳食不佳，肺中燥热，咳嗽痰黏，肿瘤而有热毒者。

【用法与用量】水煎服，10~20g；亦可泡服。

【主要成分及药理】本品含80多种皂苷，其中有6种与人参皂苷相似。还含有糖类、黄酮类、维生素C，以及18种氨基酸和多种矿物质等。本品具有抗肿瘤、抗溃疡、抗疲劳、抗缺氧、降血脂、免疫调节、镇静、催眠、镇痛、增加冠脉流量、抗心肌缺血、增加脑血流量、抑制血栓形成、保肝等作用。

【使用经验】高脂血症。由于绞股蓝酸水解产物与人参皂苷的酸水解产物人参二醇具有相同的理化性质，因而被称为"南方人参"。临床上常用在脾虚体倦血脂升高的患者，由于绞股蓝品种不同，其口感有一定差异，治疗高血脂患者常常建议患者购买绞股蓝袋泡茶，作为日常调理之用。因其作为袋泡茶的商品属性，其品种已做过优选，且在制作的过程中口感经过改良，脾虚虚寒者可酌情加入陈皮等以防其寒凉之弊。同时为了增强降脂的效果，可与荷叶、山楂等同用。

● 95. 杜仲

本品为杜仲科植物杜仲的干燥树皮。4~6月剥取，刮去粗皮，堆置"发汗"至内皮呈紫褐色，晒干。

【性味与归经】甘，温。归肝、肾经。

【功能与主治】补肝肾，强筋骨，安胎。用于肝肾不足，腰膝酸痛，筋骨无力，头晕目眩，妊娠漏血，胎动不安。

【用法与用量】水煎服，6~10g。

【主要成分及药理】本品含杜仲胶、杜仲苷、松脂醇二葡萄糖苷、桃叶珊瑚苷、鞣质、黄酮类化合物等，具有降血压、增强免疫力、调血脂、降血糖、保肝利胆、利尿、保护神经细胞、调节骨代谢、补肾护肾、安胎等作用。

【使用经验】

（1）降压。本品甘温，入肝肾，用于肾虚肝阳偏亢之眩晕、头痛，如天麻钩藤饮，结合现代药理研究表示炒杜仲降压效果优于生杜仲。

（2）腰痛。杜仲饮片牵拉可见"拉丝"，腰痛常见的是腰部肌肉劳损，杜仲能补肝肾、强筋骨，肾虚腰痛尤宜。其他腰痛用之，均有效。

● 96. 肉苁蓉

本品为列当科植物肉苁蓉或管花肉苁蓉的干燥带鳞叶的肉质茎。春季苗刚出土时或秋季冻土之前采挖，除去茎尖。切段，晒干。

【性味与归经】甘、咸，温。归肾、大肠经。

【功能与主治】补肾阳，益精血，润肠通便。用于肾阳不足，精血亏虚，阳痿不孕，腰膝酸软，筋骨无力，肠燥便秘。

【用法与用量】水煎服，6~10g。

【主要成分及药理】本品脂溶性成分包括6-甲基吲哚，3-甲基-3-乙基己烷等。从肉苁蓉中得到水溶性的N，N-二甲基甘氨酸甲脂和甜菜碱等。本品具有润肠通便、保肝、抗骨质疏松、抗氧化、抗衰老、抗疲劳等作用。

【使用经验】肾虚肠燥便秘。本品甘温助阳，质润滋养，咸以入肾，为补肾阳、益精血之良药，甘咸质润入大肠，可润肠通便，如济川煎。

【备注】肉苁蓉是名贵中草药，自古被誉为"沙漠人参"——浩瀚大漠恩赐给人类的健康之宝。

● 97. 党参

本品为桔梗科植物党参、素花党参或川党参的干燥根。秋季采挖，洗净，晒干。

【性味与归经】甘，平。归脾、肺经。

【功能与主治】健脾益肺，养血生津。用于脾肺气虚，食少倦怠，咳嗽虚喘，气血不足，面色萎黄，心悸气短，津伤口渴，内热消渴。

【用法与用量】水煎服，9~30g。

【主要成分及药理】本品含甾醇、党参苷、党参多糖、党参内酯、生物碱、无机元素、氨基酸、微量元素等，具有改善胃溃疡、增强胃肠动力、抗炎、抗氧化、延缓衰老、抗缺氧、抗辐射、调节糖脂代谢、免疫调节及抗肿瘤等作用。

【使用经验】本品味甘性平，归脾肺二经，能补脾肺之气，用于肺脾气虚证，常见体虚倦怠、食少便溏等症，如四君子汤。

【备注】因党参与人参都有补肺脾之气的作用，常用以代替古方中的人参，当用以补元气时，人参仍是不二之选，不能用党参替代。

● 98. 当归

本品为伞形科植物当归的干燥根。秋末采挖，除去须根和泥沙，待水分稍蒸发后，捆成小把，上棚，用烟火慢慢熏干。

【性味与归经】甘、辛，温。归肝、心、脾经。

【功能与主治】补血活血，调经止痛，润肠通便。用于血虚萎黄，眩晕心悸，月经不调，经闭痛经，虚寒腹痛，风湿痹痛，跌扑损伤，痈疽疮疡，肠燥便秘。酒当归活血通经，用于经闭痛经，风湿痹痛，跌扑损伤。

【用法与用量】水煎服，6~12g。

【主要成分及药理】本品含 β-蒎烯、α-蒎烯、莰烯等中性油成分；含对-甲基苯甲醇、5-甲氧基-2，3-二甲苯酚等酸性油成分、有机酸、糖类、维生素、氨基酸等。本品具有促进人体造血、抗炎、舒张胃肠平滑肌、平喘、保肝、抗氧化、抗抑郁、抗肿瘤等作用。

【使用经验】

（1）血虚。本品甘温质润，长于补血，为补血之圣药，能治疗如月经不调、痛经、跌打损伤等，如四物汤。

（2）血虚肠燥便秘。本品质润补血以润肠，治血虚肠燥便秘，如济川煎。

（3）抗炎。有学者指出当归不仅能扩张血管、抗血栓还能抗炎，它是一个特异性抗炎药，所以四妙勇安汤治疗脱疽用它，金水六君煎治疗肾虚痰泛的咳喘也用它。

● **99. 熟地黄**

本品为生地黄的炮制加工品。

【性味与归经】甘，微温。归肝、肾经。

【功能与主治】补血滋阴，益精填髓。用于血虚萎黄，心悸怔忡，月经不调，崩漏下血，肝肾阴虚，腰膝酸软，骨蒸潮热，盗汗遗精，内热消渴，眩晕，耳鸣，须发早白。

【用法与用量】水煎服，9~15g。

【主要成分及药理】本品含梓醇、地黄素、甘露醇、维生素 A 类物质、糖类及氨基酸等，有对抗地塞米松对垂体 - 肾上腺皮质系统的抑制作用，并能促进肾上腺皮质激素的合成，同时具有抗衰老、抗氧化、促进造血、抗疲劳、促进造血、抗肿瘤、增强免疫力、提高记忆力等作用。

【使用经验】

（1）血虚。本品甘温质润，能补血。治疗血虚萎黄、眩晕、心悸、失眠、月经不调、崩中漏下等，常与当归、白芍、川芎同用，如四物汤。

（2）肝肾（阴）精虚诸证。本品质润入肾，味厚入下焦，滋补肾阴，益精填髓，"大补五脏真阴"，为补肾精要药。治疗肝肾阴虚所致的腰膝酸软、遗精、盗汗、耳鸣、耳聋及消渴等，常与山药、山茱萸等同用，如六味地黄丸。

● **100. 白芍**

本品为毛茛科植物芍药的干燥根。夏、秋二季采挖，洗净，除去头尾和细根，置沸水中煮后除去外皮或去皮后再煮，晒干。

【功能与主治】养血调经，敛阴止汗，柔肝止痛，平抑肝阳。用于血虚萎黄，月经不调，自汗，盗汗，胁痛，腹痛，四肢挛痛，头痛眩晕。

【用法与用量】水煎服，6~15g。

【主要成分及药理】白芍含有芍药苷、牡丹酚、芍药花苷，还含芍药内酯、苯甲酸等。此外还含挥发油、脂肪油、树脂糖、淀粉、黏液质、蛋白质和三萜类成分。白芍具有提高细胞免疫功能、抑制炎症水肿、镇痛、解痉等作用。

【使用经验】

（1）胸胁脘腹疼痛、四肢痉挛疼痛。白芍酸敛养阴、柔肝止痛，临床常与甘草配伍，用于治疗肝脾不和、阴血不足引起的胸胁脘腹疼痛、四肢痉挛疼痛等。特别是取其现代药理解痉作用，临床用于急性胃炎引起胃痉挛性疼痛、胆石症引起的胆绞痛、肾结石引起的肾绞痛等。

（2）肝阴、肝血不足证。白芍具有养血敛阴之功，临床上可用于治疗肝血亏虚、月经不调等，如四物汤。同时白芍有柔肝养肝阴、抑制肝阳的作用，临床亦多用于肝阴不足、肝阳上亢、肝旺之证，取补肝体之效。

（3）汗证。本品酸收敛阴，有止汗之功。与桂枝相配，有调和营卫、敛阴止汗之功。

【备注】反藜芦。

● 101. 百合

本品为百合科植物卷丹、百合或细叶百合的干燥肉质鳞叶。秋季采挖，洗净，剥取鳞叶，置沸水中略烫，干燥。

【性味与归经】甘，寒。归心、肺经。

【功能与主治】养阴润肺，清心安神。用于阴虚燥咳，劳嗽咯血，虚烦惊悸，失眠多梦，精神恍惚。

【用法与用量】水煎服，6~12g。

【主要成分及药理】本品含酚酸甘油酯、丙酸酯衍生物、酚酸糖苷、酚酸甘油酯糖苷、甾体糖苷、甾体生物碱、微量元素、淀粉、蛋白质、脂肪等成分，具有止咳祛痰、镇静催眠、免疫调节、抗肿瘤、抗氧化、抗炎、抗应激损伤、抗抑郁、降血糖及抑菌等作用。

【使用经验】

（1）阴虚燥咳，劳嗽带血。本品微寒，性平，补肺阴，清肺热，止咳祛痰。可用于阴虚肺燥有热之干咳少痰、咯血或咽干音哑等症，如百合固金汤。

（2）百合病。本品能养阴清心，宁心安神。临床上可见患者神志恍惚、情绪不能自主、口苦、小便赤、脉微数等为主的百合病心肺阴虚内热证，可用本品以养心肺之阴、清心肺热、安神。同时临床上胃肠神经功能症者见心肺阴虚者，可加减用之。

● 102. 麦冬

本品为百合科植物麦冬的干燥块根。夏季采挖，洗净，反复暴晒、堆置，至七八成干，除去须根，干燥。

【性味与归经】甘、微苦，微寒。归心、肺、胃经。

【功能与主治】养阴生津，润肺清心。用于肺燥干咳，阴虚劳嗽，喉痹咽痛，津伤口渴，内热消渴，心烦失眠，肠燥便秘。

【用法与用量】水煎服，6~12g。

【主要成分及药理】本品含多种甾体皂苷、β-谷甾醇、豆甾醇、高异黄酮类化合物、多种氨基酸、各种类型的多聚糖、维生素A样物质、铜、锌、铁、钾等成分，具有抗衰老、降血糖、抗肿瘤、抗血液流变学改变、抗血栓、抗炎、抗肿瘤、抗氧化、增强免疫、改善肝肺损伤、镇咳、抗心肌缺血、抗菌、镇静等作用。

【使用经验】

（1）胃阴虚证。本品味甘质润，性寒微苦，长于滋养胃阴、生津止渴、清胃热，广泛用于胃阴虚有热如舌干口渴、胃脘疼痛、饥不欲食、大便干结等，如益胃汤。

（2）心肺阴虚证。本品善养心肺之阴，清心肺热，适用于心肺阴虚有热的鼻燥咽干、干咳痰少咯血、心烦、失眠、心悸等症。

● 103. 石斛

本品为兰科植物环草石斛、马鞭石斛、铁皮石斛或黄草石斛、金钗石解的茎。主产于四川、贵州、云南等地。全年均可采取，以秋季采收为佳。烘干或晒干，切段，生用。鲜者可栽于砂石内，以备随时取用。

【功能与主治】益胃生津，滋阴清热。用于热病津伤，口干烦渴，胃阴不足，食少干呕，病后虚热不退，阴虚火旺，骨蒸劳热，目暗不明，筋骨痿软。

【用法与用量】水煎服，6~12g。鲜品可用15~30g。

【主要成分及药理】石斛含石斛碱、石斛胺、石斛次胺、石斛星碱、石斛因碱等生物碱及淀粉等，能促进胃液的分泌而助消化，使其蠕动亢进而通便；有一定的镇痛解热作用，能提高免疫功能；对半乳糖性白内障不仅有延缓作用而且有一定的治疗作用。

【使用经验】

（1）胃阴虚证。石斛长于液养胃阴，生津止渴，兼能清胃热。常与天花粉、生地黄、麦冬、黄芩等品同用，可用于胃热阴虚之胃脘痛、牙龈肿痛、口舌生疮、热病伤津液口渴等症。

（2）肾阴虚证。本品能滋肾阴兼能降虚火，可用于肾阴亏虚证及阴虚火旺证。常与枸杞子、熟地黄、菟丝子、山茱萸、黄柏、胡黄连等相配伍。

104. 黄精

本品为百合科植物滇黄精、黄精或多花黄精的干燥根茎。按形状不同，习称"大黄精""鸡头黄精""姜形黄精"等。春、秋二季采挖，除去须根，洗净，置沸水中略烫或蒸至透心，干燥。

【性味与归经】甘，平。归脾、肺、肾经。

【功能与主治】补气养阴，健脾，润肺，益肾。用于脾胃气虚，体倦乏力，胃阴不足，口干食少，肺虚燥咳，劳嗽咯血，精血不足，腰膝酸软，须发早白，内热消渴。

【用法与用量】水煎服，9~15g。

【主要成分及药理】本品含黄精多糖、低聚糖、黏液质、淀粉及多种氨基酸（囊丝黄精还含多种蒽醌类化合物）等成分，具有抗肿瘤、免疫调节、调节血糖血脂、抗结核杆菌、抑菌、抗氧化损伤和抗炎等作用。

【使用经验】本品入肺脾肾三脏，味甘而质润，可治疗阴虚肺燥、脾胃阴虚、肾精亏虚诸症，如干咳少痰之劳嗽久咳、头晕、腰膝酸软等。

105. 龟甲

本品为龟科动物乌龟的背甲及腹甲。全年均可捕捉，以秋、冬二季为多，捕捉后杀死，或用沸水烫死，剥取背甲和腹甲，除去残肉，晒干。

【性味与归经】咸、甘，微寒。归肝、肾、心经。

【功能与主治】滋阴潜阳，益肾强骨，养血补心，固经止崩。用于阴虚潮热，骨蒸盗汗，头晕目眩，虚风内动，筋骨痿软，心虚健忘，崩漏经多。

【用法与用量】水煎服，9~24g，先煎。

【主要成分及药理】本品含动物胶、角蛋白、脂肪、骨胶原、18种氨基酸及钙、磷、锶、锌、铜等多种矿物质。龟上甲与下甲所含成分相似。有增强免疫功能、解热、补血、镇静、抗凝血、增加冠脉流量、提高耐缺氧能力、延缓衰老、促进发育等作用。

【使用经验】

（1）治疗阴虚阳亢、虚风内动。本品甘、咸，入肝肾，滋补肝肾之阴，能治疗阴虚阳亢头目眩晕等症，如镇肝息风汤。

（2）惊悸、失眠、健忘。本品入于心肾，养血补心，安神定志，适用于阴血不足，心肾失养之惊悸、失眠、健忘，如孔圣枕中丹。

● 106. 鳖甲

本品为鳖科动物鳖的背甲。全年均可捕捉，以秋、冬二季为多，捕捉后杀死，置沸水中烫至背甲上的硬皮能剥落时，取出，剥取背甲，除去残肉，晒干。

【性味与归经】咸，微寒。归肝、肾经。

【功能与主治】滋阴潜阳，退热除蒸，软坚散结。用于阴虚发热，骨蒸劳热，阴虚阳亢，头晕目眩，虚风内动，经闭，癥瘕，久疟疟母等。

【用法与用量】水煎服，9~24g，先煎。

【主要成分及药理】本品含动物胶、骨胶原、角蛋白、17种氨基酸、碳酸钙、磷酸钙、碘、维生素D及锌、铜、锰等，具有增强免疫功能、保护肾上腺皮质功能、促进造血、提高血红蛋白含量、抑制结缔组织增生（抗肝、肺纤维化）、防止细胞突变、镇静等作用。

【使用经验】治疗癥瘕积聚是鳖甲突出的作用。本品味咸，长于软坚散结，适用于肝脾肿大、癥瘕积聚，可以治疗肝纤维化、增生结节等，临证常与活血化瘀、行气化痰药配伍，如鳖甲煎丸。

● 107. 五味子

本品为木兰科植物五味子的干燥成熟果实。习称"北五味子"。秋季果实成熟时采摘，晒干或蒸后晒干，除去果梗和杂质。

【性味与归经】酸、甘，温。归肺、心、肾经。

【功能与主治】收敛固涩，益气生津，补肾宁心。用于久嗽虚喘，梦遗滑精，遗尿尿频，久泻不止，自汗盗汗，津伤口渴，内热消渴，心悸失眠。

【用法与用量】水煎服，2~6g。

【主要成分及药理】本品主含挥发油、有机酸、鞣质、维生素、糖及树脂等。种子挥发油中的主要成分为五味子素。本品具有镇咳祛痰、降低转氨酶、抗肿瘤、镇静催眠、改善记忆力、抗氧化、抗衰老、免疫调节、抑菌等作用。

【使用经验】

（1）久咳、虚喘。本品味酸收敛，甘温而润，敛肺气，滋肾阴，为治疗久咳、虚喘之要药，如小青龙汤、都气丸。

（2）汗证。本品味酸，能敛肺止汗。配伍黄芪、麻黄根、牡蛎，能治自汗、盗汗。

（3）心悸，失眠，多梦。本品能补益心肾，又能宁心安神。治阴血亏损、心神失养之心悸、失眠多梦，如天王补心丹。

● 108. 诃子

本品为使君子科植物诃子的成熟果实。主产于云南及广东、广西等地。秋冬二季采取。晒干，生用或煨用。若用果肉，则去核。

【功能与主治】涩肠止泻，敛肺止咳，利咽开音。

【用法与用量】水煎服，3~10g。

【主要成分及药理】本品含大量鞣质（可达20%~40%），其主要成分为诃子酸、原诃子酸等，尚含诃子素、鞣酸酶、番泻苷A等。本品所含鞣质有收敛、止泻作用，除鞣质外还含有致泻成分，先致泻后收敛。诃子水煎剂(100%)对各种痢疾杆菌有效。

【使用经验】

（1）久泻，久痢。本品用治泻痢日久、中气下陷之脱肛，配伍人参、黄芪、升麻等药；用治肠风下血证，配伍防风、秦艽、白芷等药。

（2）久咳，失音。本品治肺虚久咳、失音者，可与人参、五味子等同用；治痰热郁肺，久咳失音者，常与桔梗、甘草同用。

● 109. 肉豆蔻

本品为肉豆蔻科植物肉豆蔻的成熟种仁。主产于马来西亚、印度尼西亚，我国广东、广西、云南亦有栽培。冬、春两季果实成熟时采收。除去皮壳后，干燥，煨制去油用。

【功能与主治】涩肠止泻，温中行气。

【用法与用量】水煎服，3~10g。

【主要成分及药理】本品含挥发油5%~15%，另含肉豆蔻醚、丁香酚、异丁香酚及多种萜烯类化合物。本品所含挥发油，少量能促进胃液的分泌及胃肠蠕动而有开胃和促进食欲、消胀止痛的功效，但大量服用则有抑制作用且有较显著的麻醉作用。

【使用经验】

（1）虚泻，冷痢。本品治脾胃虚寒之久泻、久痢者，常与肉桂、干姜、党参、白术、诃子等药同用；治脾肾阳虚、五更泄泻者，配补骨脂、五味子、吴茱萸。

（2）胃寒胀痛，食少呕吐。本品可治胃寒气滞、脘腹胀痛、食少呕吐等证，常与木香、干姜、半夏等药同用。

● 110. 山茱萸

本品为山茱萸科植物山茱萸的干燥成熟果肉。秋末冬初果皮变红时采收果实，用小火烘或置沸水中略烫后，及时除去果核，干燥。

【性味与归经】酸，涩，微温。归肝、肾经。

【功能与主治】补益肝肾，收涩固脱。用于眩晕耳鸣，腰膝酸痛，阳痿遗精，遗尿尿频，崩漏带下，大汗虚脱，内热消渴。

【用法与用量】水煎服，6~12g。

【主要成分及药理】本品化学成分果实含山茱萸苷、乌索酸、莫罗忍冬苷、7-0-甲基莫罗忍冬苷、獐牙菜苷、番木鳖苷。此外，还有没食子酸、苹果酸、酒石酸、原维生素 A，以及皂苷、鞣质等。本品具有抗肿瘤、保护心肌、降血糖、调节骨代谢、保护神经元、抗氧化、保护肝脏、调控视黄醇、抗衰老、抗炎等作用。

【使用经验】

（1）肾虚之腰膝酸软，头晕耳鸣。本品味酸质润益精，性温不燥，补而不峻，补益肝肾，为平补阴阳之要药。治头晕目眩、腰酸耳鸣属肝肾阴虚者，常与熟地黄、山药等配伍，如左归丸。

（2）体虚汗多。本品性温酸涩，能收敛止汗，可固摄元气将脱，如治脱汗常配伍人参、附子。

● 111. 桑螵蛸

本品为螳螂科昆虫大刀螂、小刀螂或巨斧螳螂的干燥卵鞘。以上 3 种分别习称"团螵蛸""长螵蛸"及"黑螵蛸"。深秋至次春收集，除去杂质，蒸至虫卵死后，干燥。

【性味与归经】甘、咸，平。归肝、肾经。

【功能与主治】固精缩尿，补肾助阳。用于遗精滑精，遗尿尿频，小便白浊。

【用法与用量】水煎服，5~10g。

【主要成分及药理】本品含蛋白质、脂肪、粗纤维，并有铁、钙及胡萝卜素样的色素。另外，团蛸外层与内层均含有 17 种氨基酸、7 种磷脂成分。本品有轻微抗利尿、敛汗、促进消化液分泌、降血糖、降血脂、抗氧化及抑制癌症作用。

【使用经验】治疗遗精、遗尿。本品甘能补益，咸以入肾，能收敛，具有补肾气、固精关、缩小便的作用。可治疗肾虚不固小便数、遗精，如桑螵蛸丸。对于小儿遗尿，可单用。

● 112. 莲子

本品为睡莲科植物莲的干燥成熟种子。秋季果实成熟时采割莲房，取出果实，除去果皮，干燥，或除去莲子心后干燥。

【性味与归经】甘、涩，平。归脾、肾、心经。

【功能与主治】补脾止泻，止带，益肾涩精，养心安神。用于脾虚泄泻，带下，遗精，心悸失眠。

【用法与用量】水煎服，6~15g。

【主要成分及药理】本品主含淀粉、蛋白质、脂肪、碳水化合物、棉子糖、钙、磷、铁等，具有调节免疫功能、抗氧化、延缓衰老、保护肾缺血再灌注损伤、抗肿瘤、改善消化系统功能等作用。

【使用经验】治疗脾虚久泻。本品能健脾除湿又有收敛止泻之功，可用治脾虚湿盛、久泻不愈者，常与白术、茯苓、扁豆等药同用，如参苓白术散。

● 113. 芡实

本品为睡莲科植物的干燥成熟种仁。秋末冬初采收成熟果实，除去果皮，取出种子，洗净，再除去硬壳（外种皮），晒干。

【功能与主治】益肾固精，补脾止泻，除湿止带。用于遗精滑精，遗尿尿频，脾虚久泻，白浊，带下。

【用法与用量】水煎服，9~15g。

【主要成分及药理】芡实主要成分为淀粉、蛋白质、脂肪、碳水化合物、钙、磷、铁等，具有收敛、滋养作用。

【使用经验】

（1）脾虚湿盛之泄泻。常与白术、茯苓、白扁豆等药同用，如参苓白术散。

（2）带下、遗精。芡实具有益肾健脾、收敛固摄的作用，故常用于治疗肾虚不固引起的带下、遗精等，治疗带下病常配伍党参、白术、山药等，治疗遗精则多与金樱子、莲子、牡蛎等配伍使用。

● 114. 禹余粮

本品为氢氧化物类矿物褐铁矿，主含碱式氧化铁［$FeO(OH)$］。采挖后，除去杂石。

【性味与归经】甘、涩，微寒。归胃、大肠经。

【功能与主治】涩肠止泻，收敛止血。用于久泻久痢，大便出血，崩漏带下。

【用法与用量】水煎服，9~15g，先煎；或入丸散。

【主要成分及药理】化学成分本品含氧化铁及磷酸盐，尚有钙、镁、钾、钠等矿物质和黏土杂质，具有抑制肠蠕动、止血、提高细胞免疫功能、促进红细胞生成等作用。

【使用经验】用于久泻。本品甘涩性平，能涩肠止泻。根据现代药理研究表明其能抑制肠蠕动，并无抑菌效果，故对细菌性痢疾不宜单独使用。

二、用方经验选录

（一）经典方剂使用经验

● 1. 香砂六君子

【出处】《古今名医方论》。

【组成及用法】人参一钱，白术二钱，甘草七分，陈皮八分，半夏一钱，砂仁八分，木香七分，上加生姜二钱，水煎服。

【方解】方中人参性平，味甘微苦，大补元气，补脾益气为君。臣以白术性温，味甘苦，健运脾胃燥湿。茯苓味甘而淡，补中能渗，炙甘草甘温益气，助参、术补中益气，调和诸药。四味合用，不热不燥，补而不滞，以绝生痰之源，"君子致中和"，故以四君子名之。半夏辛温而燥，燥湿化痰，和胃止呕，消痞满。陈皮辛苦温，燥湿化痰，理气行滞。木香辛行苦泄温通，醒脾和胃。砂仁辛散温通，健脾化湿，温中止呕。诸药合用，补而不滞，温而不燥，健脾益气，理气化痰。

【临床经验体会】本方应该是临床脾胃病使用最为广泛的一个处方了。

（1）本方的核心病机为脾虚气滞痰湿阻滞，可根据临床气虚、气滞、痰湿实际情况选择药物和剂量。比如无痰湿，就可以去半夏；如伴便秘，用生白术，用量可至 30 克以上；如便溏，就用土炒白术；如脾气虚，就用麸炒白术。

（2）临证加减举例：如寒湿阻滞脘腹胀满，加厚朴，改白术为苍术，或二者同用；嗳气反酸，加煅瓦楞子、海螵蛸；呕吐，加竹茹、加大生姜用量；纳差，加麦芽、神曲；失眠，加合欢皮、远志；头晕，加天麻、钩藤；大便溏，加土炒山药、莲子、芡实，严重者加诃子、赤石脂。

（3）香砂六君子汤广泛用于脾胃气虚，痰阻气滞证。包括现代医学慢性胃炎、慢性肠炎、功能性消化不良、慢性肝病等症见呕吐痞闷、不思饮食、脘腹胀痛、消瘦倦怠或气虚肿满者，临证皆可辨证选用。

● 2. 半夏泻心汤

【出处】《伤寒论》。

【组成及用法】半夏半升（洗），黄芩、干姜、人参各三两，黄连一两，大枣十二枚（擘），甘草三两（炙），上七味，以水一斗，煮取六升，去滓，再煎，取三升，温服一升，日三服。

【方解】方中半夏辛温，散结除痞，降逆止呕，为君药。干姜辛热，温中散寒为臣；黄芩、黄连苦寒泄热开痞。寒热错杂夹脾虚失运，人参、大枣甘温益气健脾，甘草和中补脾、调和诸药。以上七味相伍，具有寒热平调和阴阳、辛开苦降调升降、泻实补虚顾虚实之功用。故寒去热清，升降复常，则痞满可除、呕利自愈。

【临床经验体会】此方所治之痞，一般称为寒热错杂痞，本证为小柴胡汤证误下，损伤中气，少阳邪热乘虚内陷，邪陷焦膜，以致寒热错杂而成。心下即是胃脘。痞者即痞塞不通，上下不能交泰之谓，故可见呕吐、肠鸣下利等。本方证病机错杂，有寒又有热，有虚又有实，临床使用经验如下：

（1）主证心下痞，患者感觉有东西阻塞、不通泰之感，按之柔软无物，主要体现在患者自身的感觉上。

（2）亦有胃痛等临床表现，不能因胃痛而排除使用本方，而认为本方只治疗痞。

（3）寒热错杂在临床上主要有两点表现：①患者不能进食寒凉食物，若进食则表现为胃脘不适或者腹泻。同时也不能吃热性食物，若进食则表现为"上火"如咽痛、口臭、大便黏腻不爽等。②舌苔常黄白腻相间。

（4）临床应把握病位在中焦，病机是寒热夹杂、虚实错杂、升降异常，主证为痞。临证应适当灵活加减。

（5）临床常用于急慢性胃炎、顽固性呕吐、慢性肠炎、结肠炎、消化性溃疡、消化不良等属脾胃升降失常、寒热错杂者。

● 3. 参苓白术散

【出处】《太平惠民和剂局方》。

【组成及用法】莲子肉（去皮）一斤，薏苡仁一斤，缩砂仁一斤，桔梗（炒令深黄色）一斤，白扁豆（姜汁浸，去皮，微炒）一斤半，白茯苓二斤，人参二斤，甘草（炒）二斤，白术二斤，山药二斤。上为细末。每服二钱，枣汤调下。小儿量岁数加减服之。

【方解】方中人参、白术、茯苓、甘草为四君子汤，补而不滞，能益气健脾渗湿。其中人参既能补元气又能补脾，白术健运脾胃燥湿，茯苓补中又能渗湿，炙甘草甘温益气。山药、莲子肉健脾益气，兼能止泻；白扁豆、薏苡仁助苓、术以健脾渗湿；砂仁醒脾和胃，桔梗宣肺利气，载药上行，培土生金。故本方能健脾气，行气滞，渗湿浊。

【临床经验体会】本方是治疗脾虚湿盛证泄泻的常用之方，临床症状常见饮食不化、胸脘痞闷、肠鸣泄泻、四肢乏力、形体消瘦、面色萎黄、舌淡苔白腻、脉虚缓。

（1）治疗脾虚湿胜泄泻首选方。临床可见病程长，营养状态差，具体表现如上所述。

（2）本方是在四君子汤基础上加减而成。四君子汤以补气为主，本方则加山药、莲子、白扁豆、薏苡仁，纵观所加药物，均为药食同源之物，富含营养，尤其在古代因腹泻、饥饿而营养缺乏者众多，故本方不但补气（改善胃肠功能），而且补味（补充人体需要的物质）。内经有云："形不足者温之以气，精不足者补之以味。"本方即是上述理论的具体表达。

（3）桔梗上浮兼保肺，可见本方有培土生金之意。同时《本经》中记载桔梗的功用有治疗"腹满，肠鸣幽幽"的作用，可见桔梗在此处亦有此功用。

（4）原方用量每次二钱，本方共 11 味药，平均每味药每次约 0.5 克，可见本方需要长期小量服用，非行霸道而是王道之方，久久为功。若孟浪径投大剂，遇脾虚不受药患者，可能出现腹胀满、嗳气等消化不良表现，方中砂仁即为此而设。

● 4. 柴胡疏肝散

【出处】《证治准绳》。

【组成及用法】柴胡、陈皮（醋炒）各二钱，川芎、香附、枳壳（麸炒）、芍药各一钱半，甘草（炙）五分水二盅，煎八分，食前服。

【方解】方中以柴胡疏肝解郁为君。香附为气中血药，理气疏肝止痛；川芎血中气药，活血行气止痛。香附、川芎二药相合，增强行气活血止痛之效，助柴胡以解肝经之郁。陈皮、枳壳理气行滞，芍药、甘草养血柔肝，缓急止痛。甘草调和诸药。诸药相合，共奏疏肝行气、活血止痛之功。

【临床经验体会】

（1）本方乃是加强版的四逆散，调整肝脾气机。脏腑气机协调平衡是机体维持正常生命活动的必要条件。柴胡疏肝散病机为肝气郁滞证，症见胁肋疼痛、胸闷喜太息、情志抑郁易怒或嗳气、脘腹胀满、脉弦。主要病位在肝、脾。

（2）临证加减：气郁化热头痛加郁金、蔓荆子；失眠加合欢皮、玫瑰花、炒栀子、淡豆豉；肝阴虚郁热头痛加川楝子、延胡索；肝气犯胃吐酸者加黄连、吴茱萸；气郁入血分见癥瘕痞积者加鳖甲、牡蛎、郁金；合并湿热者加茵陈蒿、黄芩。

（3）本方可治疗抑郁症、肝胆病、脾胃病、乳腺病及妇科病、神经官能症、心血管系统疾病等证属肝郁气结者，均可临证加减用之。

● 5. 一贯煎

【出处】《续名医类案》。

【组成】北沙参、麦冬、当归身、生地黄、枸杞子、川楝子（原书未著用量）。

【方解】方中生地黄滋阴凉血，滋水涵木；当归、枸杞子养血滋阴柔肝；北沙参、麦冬滋养肺胃之阴，养阴生津，意在佐金平木，扶土制木；川楝子疏肝泄热止痛。上药合用使肝体得养，肝气得舒。

【临床经验体会】

（1）本方主治肝阴血虚，肝郁不能疏泄，肝气郁滞，横逆犯胃，症见胸脘胁痛、吞酸吐苦、口燥咽干、舌红少津。

（2）本方所治证型为脾胃病中常见证型，但不为临床医生重视，往往治以脾胃阴虚，药不达病所，观上述药物麦冬、北沙参乃肺胃阴伤之药，乃知阴伤由肺胃及于肝肾，病位层次加深，故临床滋肺胃之阴不效者，当滋肝肾之阴。

（3）滋阴养血药中少佐川楝子以疏肝理气，补肝与疏肝结合，但需注意川楝子有小毒。

（4）本方广泛应用于肝胆病、脾胃病、妇科病、皮肤病以及情志病的治疗中，根据中医辨证为肝肾阴虚肝郁者。

● 6. 小柴胡汤

【出处】《伤寒论》。

【组成及用法】柴胡半斤，黄芩三两，人参三两，甘草（炙）三两，半夏（洗）半升，生姜（切）三两，大枣（擘）十二枚。上七味，以水一斗二升，煮取六升，去滓，再煎，取三升，温服一升，日三服。

【方解】方中柴胡味苦、辛，微寒，入肝胆经，能透泄少阳之邪，疏泄气机之滞，使少阳半表之邪得以疏散，为君药。黄芩苦寒能燥，清泄少阳半里之湿热，为臣药。柴胡升散，黄芩降泄，少阳枢机得以和解。少阳枢机不展，津液布散失常，变为痰湿，中焦升降失常故见呕吐等症，治以半夏、生姜和胃降逆止呕；"血弱气尽，腠理开""邪气因入少阳"，故知其内在病理为正气虚，故以人参、大枣益气健脾，扶正祛邪，同时防止邪气进一步内传太阴。炙甘草益气扶正，调和诸药，同时助参、枣扶正。诸药合用，使少阳得以和解，枢机得利，上焦得通，津液得下，胃气因和，诸症汗出而解。

【临床经验体会】

伤寒邪犯少阳，少阳有少阳的所属，即手少阳三焦及足少阳胆之经络、经筋、皮部……以及内在的脏腑，外在的寒风，邪正相争，正气略虚，不能胜邪而拒邪出于表，交争于少阳之地，产生痰湿及郁火，即寒风郁火。此小柴胡汤证的核心病机。

（1）伤寒少阳证。具体表现：往来寒热，胸胁苦满，默默不欲饮食，心烦喜呕，口苦，咽干，目眩，舌苔薄白，脉弦者。"柴胡少阳八两凭"，若一两为3克，八两就是24克，临床体会治疗发热成人至少15克起步，当然要视体质强弱，若虚损程度重，即可酌情减量，不宜疏泄过度。

（2）妇人行经前后诸症。妇人行经前后，气血郁，容易产生郁热，这类患者往往有气虚，出现烦躁，容易"上火"，用小柴胡汤疏其气（血）。经后感冒，诚如《伤寒论》中所说血弱气尽腠理开，经水适断，寒热发作有时，可以用小柴胡汤，可以酌情加入补血行血之品，如当归。

（3）本方在临床应用极为广泛，因三焦乃运行元气和津液的通道，在人体而言至关重要。故本方广泛用于上呼吸道感染、咳嗽、咳嗽变异性哮喘、肺部感染、慢性肝病、胃溃疡、中风、冠心病等疾病。

（4）本方证患者可能存在"喜呕"，故"去滓再煎"使药汤量更少更浓缩。也有研究表明经过再次煎煮，生成多的有效成分也使药性更为醇和，减少了对胃的刺激，增加疗效的同时避免因服药导致呕吐，进而因呕吐不能服药影响治疗。

● 7. 四逆散

【出处】《伤寒论》。

【组成】甘草（炙）、枳实（破，水渍，炙干）、柴胡、芍药各十分。

【方解】方中柴胡辛苦，微寒，升发肝胆阳气，疏肝解郁，透散邪气，为君药。白芍敛阴养血柔肝为臣，配伍柴胡以补养肝阴（血），一疏一敛，使肝气条达而不横逆，同时防止柴胡升散而劫肝阴。枳实理气解郁破结，与柴胡一升一降，加强舒畅气机之功；与白芍相配成枳实芍药散，理气和血，调和气血。甘草调和诸药，益脾和中。本方能透邪解郁、疏肝理脾，使邪去郁解，气血调畅，清阳得伸，四逆自愈。

【临床经验体会】

（1）阳郁厥逆证。主要临床表现：手足不温，或腹痛，或泄利下重，脉弦。其病因或为情志不遂，或为感染邪气，气郁而阳不得伸张，故以整体气郁于内而出现手足不温，或郁于局部表现为泻利下重、腹痛等。

（2）肝脾气郁证。胁肋胀闷，脘腹疼痛，脉弦。这种表现在脾胃、肝胆病中出现概率较高，故常用四逆散和其他处方合用以调理肝脾。

（3）有以情志抑郁、闷闷不乐等为表现的抑郁症患者，亦可表现为胃肠神经官能症者，故胃肠神经官能症者有较多使用机会。

● 8. 桂枝汤

【出处】《伤寒论》。

【组成及用法】桂枝（去皮）三两，芍药三两，甘草（炙）二两，生姜（切）三两，大枣（擘）十二枚。上五味，㕮咀，以水七升，微火煮取三升，适寒温，服一升。服已须臾，啜热稀粥一升余，以助药力。温覆令一时许，遍身漐漐微似有汗者益佳，不可令如水流漓，病必不除。若一服汗出病瘥，停后服，不必尽剂；若不汗，更服，依前法；又不汗，后服小促其间，半日许令三服尽。若病重者，一日一夜服，周时观之，服一剂尽，病证犹在者，更作服；若汗不出，乃服至二三剂。禁生冷、黏滑、肉、面、五辛、酒酪、臭恶等物。

【方解】方中桂枝味辛、甘，性温，助卫阳，解肌发表，祛在表之风邪为君。芍药益阴和营为臣。桂枝配伍芍药营卫同治，调和营卫，相制相成，散中有收。生姜辛温，外以助桂枝散表邪，内以和胃止呕；大枣甘平，大枣为脾果，益气补中生津。姜枣相配，调和脾胃、调和营卫。炙甘草益气和中，调和药性。综观本方，配伍严谨，解肌发表，调和营卫。《伤寒来苏集·伤寒附翼》中记载桂枝汤"为仲景群方之冠，乃滋阴和阳，调和营卫，解肌发汗之总方也。"

【临床应用体会】

（1）太阳中风。汗出恶风，低热，伴有鼻塞、肢体疼痛等，脉浮缓。一般这类患者存在脾胃功能差的问题，脾胃为气血营卫之气之源，所以用桂枝汤鼓动营卫气血以应对机体的应激行为。本方中桂枝和白芍、生姜、大枣均有调和营卫的作用，但其内在机制是不同的，桂枝、白芍在气血层面，而生姜、大枣在津液层面。营卫之气有 3 个来源：上焦、中焦、下焦，本方不涉及下焦。

（2）关于脉浮缓。临床上只要发热，脉率就增加，一般体温增加 1℃，脉率增加 10~15（20）次 / 分左右，没有增加这么多那就叫相对缓脉（也是有临床意义的，常见于西医的肠伤寒）。脉浮说明抗邪反应在表，在《伤寒论》中是和浮缓对举。首先，太阳伤寒，寒闭表，热郁而不出，这个首先表达脉的形态，寒邪拘急貌；而太阳中风则是汗出恶风，风性疏泄，对表之郁闭不重，故热势不高，在脉率上不似太阳伤寒快，形态上不似伤寒那么急迫。其实质是机体在感邪以后，机体反应模式不同，采取什么模式取决于两点：①邪气的性质。②机体的状态以及机体对邪气的从化。

（3）关于方后的摄护。此处饮食禁忌针对一般人群而言，营养缺乏之人当属例外。主旨在顾护脾胃，整部《伤寒论》突出存津液、保胃气学术思想。现代医学主张营养学，也有饮食禁忌，但其指导思想和具体内容与中医学颇多不同，中医学主张在某些病理状态下忌口，非禁口。营养正常之人，若在外感时，摄食过多、过于肥甘厚腻，则会消耗精气（消化食物也是需要热量的），导致病情迁延或加重，即"食复"。正如一场集中优势兵力的战斗，被分兵导致战线的拉长。

（4）桂枝汤被广泛应用于消化系统疾病、各种汗证、心血管疾病、皮肤病、妇科疾病及骨关节疾病等治疗中，其变化无穷，值得每一位中医临床工作者不断深究。常读常新，这就是本方（经方）的魅力所在。

● 9. 银翘散

【出处】《温病条辨》。

【组成及用法】连翘一两，金银花一两，苦桔梗六钱，薄荷六钱，竹叶四钱，生甘草五钱，芥穗四钱，淡豆豉五钱，牛蒡子六钱。上杵为散，每服六钱，鲜苇根汤煎，香气大出，即取服，勿过煎。肺药取轻清，过煎则味厚入中焦矣。病重者，约二时一服，日三服，夜一服；轻者，三时一服，日二服，夜一服；病不解者，作再服。

【方解】方中金银花、连翘疏散风热，清热解毒，透散卫分表邪；薄荷、牛蒡子辛凉，疏散风热，解毒利咽；荆芥穗、淡豆豉辛而微温，解表散邪；芦根、竹叶清热生津；桔梗宣肺止咳利咽；甘草调和药性，合桔梗利咽。诸药合用能辛凉透表、清热解毒，《温病条辨》称本方为"辛凉平剂"。

【临床应用体会】

（1）本方是治疗外感风热表证的常用方，以发热、微恶寒、咽痛、口渴、脉浮数为辨证要点。

（2）需注意在温病初期，邪气在卫分的前提下部分药物和症状的对应关系，换句话说就是方中的某些药物就是针对某些症状而设。如咽痛，有薄荷、桔梗、甘草、牛蒡子；如发热，有金银花、连翘、淡豆豉；针对风邪的鼻塞等症状有荆芥、薄荷等。

（3）关于淡豆豉辛温的说法。查阅中药学，淡豆豉的药性为辛凉。何以出现寒凉之不同？虽然《中华人民共和国药典》记载以桑叶及青蒿发酵炮制淡豆豉的特定工艺，但仍有民间应用"温性药物"（如紫苏叶、麻黄等）作为辅料发酵制备淡豆豉的工艺。故予以说明。

（4）目前主要用于治疗急性上呼吸道感染如急性咽喉炎、化脓性扁桃体炎等一系列感染于病毒性的疾病。临床药理研究表明本方可以清热止痛、消炎、预防过敏、抗细菌和病毒等。

● 10. 桑菊饮

【出处】《温病条辨》。

【组成】桑叶二钱五分，菊花一钱，杏仁二钱，连翘一钱五分，薄荷八分，苦桔梗二钱，生甘草八分，苇根二钱。水二杯，煮取一杯，日二服。

【方解】方中桑叶甘苦性凉，疏散肺络风热，清宣肺热止咳；菊花辛甘性寒，疏散风热，清利头目；薄荷辛凉，疏散风热，清利头目；杏仁苦降，肃降肺气；桔梗开宣肺气，与杏仁相合以复肺脏宣降而止咳；连翘透邪解毒；芦根清热生津；甘草调和诸药。诸药合用，使上焦风热得以疏散，则表证解、咳嗽止。

【临床应用体会】本方主要治疗风温初起，表热轻证而以咳嗽为主要表现者，不同于银翘散是以发热、咽痛为主要表现的风热证。

● 11. 逍遥散

【出处】《太平惠民和剂局方》。

【组成】甘草（微炙赤）半两，当归（去苗，锉，微炒）、茯苓（去皮，白者）、白芍药、白术、柴胡（去苗）各一两。上为粗末，每服二钱，水一大盏，烧生姜一块切破，薄荷少许，同煎至七分，去滓热服，不拘时候。

【方解】方中以柴胡疏肝解郁、条达肝气为君；当归甘辛苦温、养血和血，白芍酸苦微寒、养血柔肝缓急，当归、白芍与柴胡合用，补肝体而助肝用；木郁不能疏土，致脾虚不运，故以白术、茯苓、甘草健脾益气，薄荷少许透达肝经郁热，煨姜温运和中，甘草益气调和诸药。诸药合用，肝血得养，肝郁得疏，脾弱得复，肝脾同调，组方严谨。

【临床应用体会】逍遥散为调肝养血之名方，临床上使用广泛。

（1）逍遥散的主要证型是肝郁血虚脾弱证，临床症见两胁作痛，头痛目眩，口燥咽干，神疲食少，或月经不调，乳房胀痛，脉弦而虚者。

（2）有情志上的表现。临床常见患者有不良情志刺激诱发或发病后出现不良情绪状态，一般为郁郁不乐、善太息、胸满等。

（3）症状上有肝经的临床表现，如胁部不适等。

（4）临证加减：头晕者，加天麻、钩藤；眼干涩者，加枸杞子、菊花、谷精草；咽干痛者，加玉竹、牛蒡子等；呕吐者，加竹茹、陈皮、半夏、砂仁；乳腺肿块者，加连翘、香附、夏枯草、牡蛎；气滞明显者，加香附、木香、青皮；肝郁化火胁痛者加川楝子、延胡索；阴虚手足心热者，加牡丹皮、地骨皮；肝郁化火者，加炒栀子、牡丹皮成加味逍遥散。

● 12. 补中益气汤

【出处】《内外伤辨惑论》。

【组成及用法】黄芪一钱，甘草（炙）五分，人参（去芦）三分，当归（酒焙干或晒干）二分，橘皮（不去白）二分或三分，升麻二分或三分，柴胡二分或三分，白术三分。上㕮咀，都作一服，水二盏，煎至一盏，去滓，食远稍热服。

【方解】方中黄芪味甘微温，入肺、脾经，补中益气升阳，重用为君药。配伍人参、炙甘草、白术补气健脾，即四君子去茯苓，李东垣认为茯苓渗利不利于补气，故合用黄芪以增强其补益中气之功。当归养血和营，协人参、黄芪以补气养血；陈皮理气和胃，使诸药补而不滞，以少量升麻、柴胡升阳举陷，协助君药以升提下陷之中气，炙甘草益气调和诸药。诸药合用，使气虚得补，气陷得升。

【临床应用体会】补中益气汤是中医名方之一。临床应用广泛，尤其在脾胃病中应用更为广泛。

（1）治疗中气下陷。临床表现为饮食减少、食后腹胀、体倦肢软、少气懒言、面色萎黄、大便稀溏、舌淡脉虚；现代医学检查发现脏器下垂如胃下垂、脱肛、子宫脱垂等。临床上用于治疗脏器下垂，常常加用枳壳，升降相因，取其下气之功，和补中益气汤相反相成，提高疗效。

（2）甘温除热。气虚发热，借甘温益气而除之。临床表现为身热自汗、渴喜热饮、气短乏力、舌淡、脉虚大无力。伊春锦老师曾于20世纪90年代初治疗一心脏术后高热病例，血培养见绿脓杆菌，证属气虚发热，予本方加减取效。

（3）整张处方药量较小，柴胡、升麻用量更小，气虚不宜大剂。《本草纲目》中记载："升麻引阳明清气上升，柴胡引少阳清气上行，此乃禀赋虚弱，元气虚馁，及劳役饥饱，生冷内伤，脾胃引经最要药也。"

（4）本方宜和张锡纯升陷汤合看，一升中气治疗中气下陷，一升宗气治疗大气下陷。临证需鉴别。

● 13. 生脉饮

【出处】《医学启源》。

【组成】人参五分，麦冬五分，五味子七粒。

【方解】方中人参甘温，大补元气，补肺气，生津液；麦冬甘寒养阴清热，润肺生津；人参、麦冬合用益气养阴。五味子酸温，敛肺止汗，生津止渴。三药合用，一补一润一敛，益气养阴，生津止渴，敛阴止汗，使气复津生、汗止阴存、气充脉复，故名"生脉"。

【临床应用经验】

（1）治疗温热、暑热耗气伤阴证。症见汗多神疲、体倦乏力、气短懒言、咽干口渴、舌干红少苔、脉虚数，对夏季损伤气阴患者尤为适宜。本方有中成药可以选择，注意有党参方和人（红）参方的区别，临证根据情况选择。

（2）心肺气阴两虚证。症见干咳少痰、短气自汗、心悸、口干舌燥、脉虚细。广泛用于外感后期以及心脏病属于气阴两虚者。

● 14. 归脾汤

【出处】《正体类要》。

【组成及用法】白术、当归、白茯苓、黄芪、炒远志、龙眼肉、酸枣仁（炒）各一钱，人参一钱，木香五分，甘草（炙）三分，加生姜、大枣，水煎服。

【方解】方中人参甘温，补肺气及元气；黄芪味甘微温，补肺脾之气，兼补中益气；白术健脾益气，促进气血化源；甘草益气调和诸药。上述诸药补脾益气，气旺血生。当归、龙眼肉甘温补血养心；茯苓、酸枣仁、远志宁心安神；木香辛香而散，理气醒脾，与大量益气健脾药配伍，能防大量益气补血药滋腻碍胃，使补而不滞、滋而不腻；姜、枣调和脾胃以资化源。全方共奏益气补血、健脾养心之效。

【临床应用体会】

（1）本证脾虚为核心、气血亏虚为基础，症状围绕心、脾两脏。

（2）本方治疗心脾两虚证，尤其常用于因思虑过度，劳伤心脾，气血亏虚所致失眠、血证等。

（3）临床使用广泛。在《中医内科学》中郁证、心悸、不寐、眩晕、痴呆、嘈杂、阳痿、早泄、血证、汗证、血虚发热等，证属心脾两虚者，均使用归脾汤加减。

（4）临床加减法：失眠严重者，可加重镇之品如珍珠母、紫石英；心悸明显者，可加甘松、琥珀；出血者，可加仙鹤草；伴瘀血者，可加三七；崩漏下血者，可加侧柏炭；偏寒者，可加艾叶炭、炮姜炭；偏热者，可加生地炭、地榆炭；伴消化不良、纳差者，可加麦芽、谷芽、神曲等。

（5）现代药理学研究表明，本方具有调节多种原因引起的出血，减轻放化疗药物引起的多种不良反应，改善失眠、焦虑，抑郁等症状、调节自主神经、改善脑部血液循环、提高学习记忆能力、增强免疫力等作用，这些研究成果可供临床参考。

● 15. 六味地黄丸

【出处】《小儿药证直诀》。

【组成及用法】熟地黄八钱，山萸肉、干山药各四钱，泽泻、牡丹皮、茯苓（去皮）各三钱。上为末，炼蜜为丸，如梧桐子大。空心温水化下三丸。

【方解】方中用熟地黄味甘微苦，性微温，滋阴补肾，填精益髓，用量为八钱，方中用量最重为君药；山茱萸味酸收敛，补养肝肾；山药甘淡，补益脾阴固肾。三药合称"三补"共同补肾肝脾三阴。泽泻利湿而泄肾浊；茯苓淡渗脾湿；丹皮清泄虚热。"三泻"配"三补"，能减"三补"之滋腻，又能防止"三泻"之过于渗利；六药共成滋补肝肾之功。

【临床应用体会】

（1）本方系宋朝钱乙从《金匮要略》的肾气丸减去桂枝、附子而成，原名"地黄丸"，用治肾怯诸证。今人一闻地黄丸即联想到肾虚性功能异常，当然肾虚不同性别、各个年龄段均有，非男人专利，肾除了和性功能有关之外，还主生长发育等，性功能只是肾所主管功能之一，故六味地黄丸主治功能相当广泛的。

（2）肾气丸中原用干地黄，实际上是生地黄，以滋阴凉血补肾气为主，本方改生地黄为熟地黄，滋补之力更大，故用于治疗肝肾阴虚证，症见腰膝酸软、头晕目眩、耳鸣耳聋、盗汗、遗精、消渴、骨蒸潮热、手足心热、口燥咽干、牙齿动摇、足跟作痛、小便淋沥，以及小儿囟门不合、舌红少苔、脉沉细数等。

（3）六味地黄丸药理作用主要包括促皮质激素样作用、耐缺氧、抗疲劳、抗低温、降血脂抗动脉硬化，对血液病、老年性白内障、腰腿痛、妇女围绝经期综合征、心脑血管疾病具有显著效果，同时对系统性红斑狼疮、牙周脓肿、周期性麻痹、鼻咽癌等疾病也有一定的效果，由此可见使用广泛。

（4）几个经典的加减方：①肾气丸：六味地黄丸即肾气丸减桂枝、附子（肉桂），改生地黄为熟地黄而成。肾气丸中附子、桂枝（肉桂）各一两，本方名肾气丸，而非肾阳丸，气者阴阳合抱之形。②济生肾气丸：附子炮两个，白茯苓、泽泻、山茱萸、山药、车前子、牡丹皮各一两，官桂、川牛膝、熟地黄各半两。附子一枚大者20~30克，中等15克，可见济生肾气丸，调整了药物的种类、用量及比例，原方中生地黄独大，而本方中附子量独大，加车前子、牛膝，可见其功能由补肾气转化为温补肾阳、助阳利水。③知柏地黄丸：即六味地黄丸加知母（盐炒）、黄柏（盐炒）各二钱。主治肝肾阴虚，虚火上炎证。主要症状为虚火牙痛、五心烦热、血淋尿痛、遗精梦泄、骨蒸潮热、盗汗颧红等肾虚虚火上炎症状。④杞菊地黄丸：即六味地黄丸加枸杞子、菊花各三钱。主治肝肾阴虚证。主要症状为两目昏花、视物模糊，或眼睛干涩、迎风流泪等肝系眼睛为主的症状。⑤麦味地黄丸：即六味地黄丸加麦冬五钱、五味子五钱。主治肺肾阴虚证。主要症状为虚烦劳热、咳嗽吐血、潮热盗汗等肺系症状。⑥都气丸：即六味地黄丸加五味子二钱。主治肺肾两虚证。主要症状为咳嗽气喘、呃逆、滑精、腰痛等以肺系症状为主肾不纳气者。

上述经典加减方，有中成药可以选择，便于长期服用。

● 16. 四神丸

【出处】《内科摘要》。

【组成】肉豆蔻二两，补骨脂四两，五味子二两，吴茱萸（浸炒）一两。上为末，用水一碗，煮生姜四两、红枣五十枚，水干，取枣肉为丸，如桐子大。每服五七十丸，空心食前服。

【方解】方中补骨脂辛苦性温，补命门之火以温养脾土，用量重；肉豆蔻温中涩肠，与补骨脂相伍，温肾暖脾、涩肠止泻；吴茱萸温脾暖胃以散实寒；五味子酸温，固肾涩肠；姜、枣同煮，枣肉为丸，温补脾胃，鼓舞运化。诸药合用，脾肾阳气恢复，肾泄自愈。

【临床应用体会】本方治疗五更泄。其主要病机为脾肾阳虚，也称之为肾泄证。具体表现为五更泄泻，不思饮食，食不消化，或久泻不愈，腹痛喜温，腰酸肢冷，神疲乏力，舌淡，苔薄白，脉沉迟无力。常用本方加减应用，临床常有一定效果。

● 17. 越鞠丸

【出处】《丹溪心法》。

【组成及用法】香附、川芎、苍术、栀子、神曲各等分。上为末，水丸如绿豆大。

【方解】方中香附辛香，入肝行气解郁，治气郁；川芎辛温，入肝胆，活血祛瘀，治血郁；配伍香附，行气活血解郁，相辅相成；栀子苦寒清热泻火，治火郁；苍术辛苦性温，燥湿运脾，治湿郁；神曲味甘性温，入脾胃，消食导滞，治食郁。五药合用，气血痰火食湿六郁得解。

【临床应用体会】

（1）本方行气解郁，治疗六郁证，临床表现为胸膈痞闷、脘腹胀痛、嗳腐吞酸、恶心呕吐、饮食不消。这是现代人常见的证型。

（2）糖尿病早期会有六郁证的证型，也是糖尿病临床指南中明确指出的，这和传统上认为糖尿病属于消渴阴虚燥热证不同，病机已经随着时代的变化而变异了，所以中医也要与时俱进，随机应变。

（3）越鞠丸可以治疗现代医学上的抑郁症、胆汁反流性胃炎、糖尿病前期、高脂血症、肥胖症、代谢综合征以及其他心脑血管病等。

● 18. 旋覆代赭汤

【出处】《伤寒论》。

【组成】旋覆花三两，人参二两，生姜五两，代赭石一两，甘草（炙）三两，半夏（洗）半升，大枣（擘）十二枚。以水一斗，煮取六升，去滓再煎，取三升，温服一升，日三服。

【方解】方中旋覆花性温，"诸花皆升，旋覆独降"，故下气消痰、降逆止噫。代赭石味苦气寒质重沉降，镇冲逆；生姜味辛性温，和胃降逆止呕、宣散水气；半夏辛温祛痰散结，降逆和胃；人参、炙甘草、大枣益脾胃、补气虚。诸药共成降逆化痰、益气和胃。

【临床应用经验】

（1）本方证中胃虚是内因，痰阻是病理产物，气逆是上述两者形成的功能异常，故也被称为"痰气痞"。本方可使痰得消、气得平、虚得复，则心下之痞硬除而嗳气、呕呃可止。

（2）治疗呃逆。呃逆是指胃气上逆动膈，喉间频频作声。临床上可见脑血管病顽固性呃逆、胃癌术后顽固性呃逆。临床见胃脘痞闷或胀满，按之不痛，频频嗳气，或见纳差、呃逆、恶心，甚或呕吐，舌苔白腻，脉缓或滑者，均可根据辨证选用本方治疗。

（3）本方还可用于治疗糖尿病胃轻瘫、胆汁反流性食管炎、呕吐、眩晕等。现代研究表明本方可通过促进胃肠运动、减轻炎症反应、改善食管黏膜、镇吐等环节来治疗相关疾病。

● 19. 平胃散

【出处】《简要济众方》。

【组成及用法】苍术（去黑皮，捣为粗末，炒黄色）四两，厚朴（去粗皮，涂生姜汁，炙令香熟）三两，陈橘皮（洗令净，焙干）二两，甘草（炙黄）一两。上为散。每服二钱，水一中盏，加生姜二片、大枣二枚，同煎至六分，去滓，食前温服。

【方解】方中以苍术辛香苦温，入中焦能燥湿健脾，使湿去气行；厚朴本品芳香苦燥，行气除满化湿，与苍术相伍，行气以除湿，燥湿以运脾，使滞气得行，湿浊得去；陈皮理气和胃，燥湿醒脾，以助苍术、厚朴之力；甘草调和诸药，益气健脾和中。煎加姜、枣，温散水湿、和胃降逆、补脾益气。综上，全方能燥湿以行脾胃之气。

【临床应用体会】

（1）本方为治疗湿滞脾胃的基础方。主要表现为脘腹胀满，内在病机是气滞，病因是湿邪。本方中苍术气味芳香，能祛湿运脾辟秽，厚朴可以扩张平滑肌，故可以缓解腹部内容物（可以是食物，或食物异常发酵后的气体，或其他病理产物）过多引起的胀满感，本方是一个祛实之方，若有虚证可以酌情攻补兼施。

（2）本方可以治疗多种内外妇科疾病证属寒湿阻滞者，如慢性萎缩性胃炎、结肠炎、胃轻瘫、反流性食管炎、术后胃肠功能紊乱、胎盘胎膜残留、慢性肾功能不全氮质血症等。

（3）临床上本方常见加减、合方，如《太平惠民和剂局方》不换金正气散（藿香平胃散），就是平胃散加上藿香、半夏；合小柴胡汤成柴平汤；合二陈汤成二陈平胃散；合五苓散成胃苓汤。

● 20. 茵陈蒿汤

【出处】《伤寒论》。

【组成及用法】茵陈蒿六两，栀子十四枚，大黄（去皮）二两。上三味，以水一斗二升，先煮茵陈，减六升，内二味，煮取三升，去滓，分三服。

【方解】方中茵陈蒿苦泄下降，清热利湿，为治黄疸要药，重用六两；栀子清热降火，通利三焦，助茵陈蒿引湿热从小便而去；大黄泻热逐瘀，通利大便，导瘀热从大便而下。三药合用，利湿与泄热并进，通利二便，前后分消，湿邪得除，瘀热得去，黄疸自退。

【临床应用体会】

（1）本方为治疗湿热黄疸之常用方。症见一身面目俱黄，黄色鲜明，发热，无汗或但头汗出，口渴欲饮，恶心呕吐，腹微满，小便短赤，大便不爽或秘结，舌红苔黄腻，脉沉数或滑数有力。

（2）现代药理研究表明，本方有保肝利胆、抗肝纤维化的作用，还具有保护胰腺组织、调节血脂、降血糖、抗炎镇痛、增强免疫、抗肿瘤等作用，本方常用于急性黄疸型传染性肝炎、胆囊炎、胆石症等所引起的黄疸，证属湿热内蕴者。

（3）临床上合并阳虚予茵陈术附汤，湿胜于热予茵陈五苓散。

● 21. 二陈汤

【出处】《太平惠民和剂局方》。

【组成及用法】半夏（汤洗七次）、橘红各五两，白茯苓三两，甘草（炙）一两半。上药㕮咀，每服四钱，用水一盏，生姜七片，乌梅一个，同煎六分，去滓，热服，不拘时候。

【方解】方中半夏辛温性燥，燥湿化痰，和胃降逆；橘红理气行滞，燥湿化痰。二者配伍，治痰先理气，气顺则痰消，燥湿化痰之力增强。茯苓健脾渗湿；生姜和胃止呕，能制半夏之毒，且协助半夏化痰降逆；乌梅收敛肺气；甘草健脾和中，调和诸药。综合本方，燥湿化痰，理气和中。

【临床应用体会】

（1）方中半夏、橘红皆以陈久者良而无过燥之弊，实质上是其挥发油含量较新鲜者少，性质转平和，故方名"二陈"。

（2）方中乌梅常常被忽视，且被认为有闭门留寇之嫌，观小青龙汤疗外寒内饮之用五味子，解表、化饮与酸敛并用，单用未免闭门留寇，但合用则能扬长避短。乌梅入肝，古人认为乌梅在此处是"欲歼之，先敛之"，虽意蕴幽幽，可心中不甚了了。现代药理研究其有抗过敏作用，二陈汤中用乌梅即有此意，用于缓解咳嗽等症状而治标，而半夏、陈皮、茯苓则燥湿健脾化痰以治其本。

（3）本方治太阴之痰湿。太阴含手太阴肺和足太阴脾，二者常常相互影响、兼夹。同时痰湿可分为有形之痰和无形之痰。在肺，致肺失宣降，则咳嗽痰多；在脾胃，令胃失和降，则恶心呕吐、痞闷不舒、肢体困重；痰蒙清窍，则头晕；痰浊凌心，则为心悸。

（4）临证加减：湿痰者，加苍术、制南星；热痰者，加胆南星、竹茹、黄芩；风痰眩晕者，加天麻、白术。同时临床上以本方为底方加减的名方如温胆汤、涤痰汤、导痰汤、蒿芩清胆汤、金水六君煎等。

（5）现代运用本方常用于治疗慢性支气管炎、慢性胃炎、神经官能症、失眠、心悸、眩晕、神经性呕吐等属湿痰者。

（二）自拟方剂使用经验

● 1. 土木香合剂

【组成】土木香 15~30g，黄芪 15~30g，鬼针草 15~30g，柴胡 10g，枳壳 10g，茵陈蒿 15~30g，白术 15g，茯苓 15g，赤芍 15g，延胡索 15g，大黄 10~15g。

【方解】主药土木香，为菊科植物土木香的干燥根，其味苦辛，性温，归肝、脾经，具有健脾和胃、行气止痛的功效，临床常用于治疗胸胁、脘腹胀痛、呕吐泻痢、胸胁挫伤、岔气作痛、胎动不安等症状。现代药理学研究表明，土木香具有抗菌、抗肿瘤、保肝及驱虫等作用，故而用于胆囊炎可起到杀菌消炎的功效。同时配合鬼针草清热解毒、散瘀消肿，茵陈蒿清热利湿退黄，此三药合用，共奏清热化湿解毒、行气止痛之功。柴胡疏肝解郁，枳壳破气消积，此二药共用，加强疏肝理气之效。延胡索活血散瘀、理气止痛，赤芍清热凉血、散瘀止痛，二药相配加强本方活血散瘀止痛的作用。而大黄不仅具有泻下攻积、清热泻火之功，亦有凉血解毒、逐瘀通经、利湿退黄之效。本方多用生大黄或大黄粉通腑泻下、清热解毒。此外，亦配伍黄芪、白术、茯苓三药起到健脾益气化湿之功。全方共奏清热化湿、疏肝理气、健脾益气、活血解毒之功效。

【临床应用经验】此方是伊春锦老师常用治疗慢性胆囊炎的处方之一，本方能清热化湿、疏肝理气、健脾益气、活血解毒，符合慢性胆囊炎的病因病机及病理改变，故常常取得良好的临床疗效，效果优于消炎利胆片，同时能更好改善患者的临床症状。

● 2. 清化饮

【出处】国医大师杨春波经验方。

【组成】茵陈蒿 15g，薏苡仁 20g，白豆蔻 6g，黄连 3g，佩兰 10g，白扁豆 10g，赤芍 10g。

【方解】方中茵陈蒿性苦微寒，以其善能清热利湿，又因其长于三月独得春升之气，故入肝经兼能上行，为君药。薏苡仁利水渗湿而健脾；生扁豆味甘性微温，能醒脾化湿；白豆蔻化湿行气，温中止呕；佩兰能化湿解暑；辅以苦寒之黄连清热燥湿；配以辛温之厚朴化湿理气除满。佐以赤芍以清热凉血、散瘀止痛。全方药性平和，药味精，药量轻，寒温并用，共奏调和肝脾、寒热平调、消痞散结、清热化湿、理气活血之功。

【临床应用经验】本方治疗脾胃湿热型慢性胃炎，能有效减轻胃脘胀满、苔黄腻、脉滑数等临床症状和体征，有研究表明本方可以改善慢性胃炎脾胃湿热证患者胃镜下及病理表现。

● 3. 健脾活血解毒汤

【组成】黄芪 30g，党参 30g，白术 15g，茯苓 15g，薏苡仁 15g，芡实 15g，炒鸡内金 15g，砂仁 6g，陈皮 10g，三棱 10g，莪术 10g，仙鹤草 15g，白花蛇舌草 30g，甘草 6g。

【方解】方中党参、黄芪益气以健脾，白术、茯苓、薏苡仁、芡实祛湿以健脾，炒鸡内金消食化积以健脾，陈皮、砂仁理气以健脾，辅以三棱、莪术、仙鹤草化瘀活血，白花蛇舌草清热解毒，甘草益气解毒调和诸药。通过对以上药物现代药理研究表明本组方成分中的药物具有调节机体免疫力、改善局部血液流变学、抗肿瘤、抗病原微生物、改善胃肠功能等诸多作用。

【临床使用经验】本方治疗慢性萎缩性胃炎伴癌前病变证属脾虚毒蕴证者，患者常见胃痛、胃胀、痛处喜按、痛有定处、纳差、便溏、乏力等临床表现，胃镜表现为萎缩、肠上皮化生 / 上皮内瘤变。本方可有效改变上述症状以及病理改变。

● 4. 珍白合剂

【组成】珍珠层粉 4g，白及粉 6g。

【方解】方中白及粉有收敛、消肿、生肌的功效。有关实验表明，白及粉可以堵住人为造成犬的胃和十二指肠穿孔，以及盐酸造成的大鼠胃黏膜损伤。体外实验显示，白及有抑制革兰阳性菌的作用。珍珠粉的药理作用有抗溃疡和调整细胞免疫与体液免疫的功能。以上两药合用调成稀糊状，有保护食道、胃黏膜，抗溃疡，抑制细菌及提高免疫力的作用。

【临床使用经验】本方为治疗反流性食管炎临证时根据中医分型加用之方，反流性食管炎中医常见分型伊春锦老师认为可以分为肝胃郁热型、邪热壅滞型、脾胃虚寒型、胃阴不足型4型，珍白合剂为临证时加用之方。本方餐前30分钟调成糊状服用，有很好的临床效果。

● 5. 芪香汤

【组成】黄芪（以炙黄芪为主）15g，土木香（如缺可用木香9g代）15g，当归6g，川黄连6g，甘草5g，白芍9g。

【方解】本方以炙黄芪补中益气、土木香行气止痛为主药，辅以当归补血活血，佐以黄连清热燥湿。根据现代药理研究黄连对幽门螺杆菌有抑制作用，并可以预防复发，促进溃疡病愈合。白芍苦酸微寒，补血养肝脾之阴而收摄脾气之散乱、肝气之恣横。甘草调和诸药共组成了健脾补血、理气化瘀、清热祛湿之剂，起到了既治标又治本的疗效。

【临床使用经验】本方治疗消化性溃疡活动期，根据分型加减：①肝胃不和型，加用柴胡、香附、郁金。②脾虚胃热型，加用蒲公英、山栀子、黄芩。③如有伤阴者，加用沙参、石斛、玉竹。④脾虚肝郁型，加用佛手、柴胡、郁金。以上各型如痛甚者，加沉香、甘松；兼有便血者，加白及粉、蒲黄、乌贼骨等。通过本方健脾益气补血，提高自身抵御消化性溃疡的致病因素，改善胃黏膜防御功能，从而促使溃疡面很快地愈合。临床疗效显著。

● 6. 芝芪汤

【组成】生黄芪30g，灵芝30g，绞股蓝15g，板蓝根30g，丹参15g，赤芍15g，白茯苓15g，白术10g，白毛藤15~30g。

【方解】黄芪、灵芝等扶正固本，能提高机体免疫功能、调动体内防御免疫反应；绞股蓝、板蓝根等清热解毒；丹参、赤芍活血化瘀，以改善肝脏微循环，解除血脉瘀阻，增加血流量和营养供给，使肝细胞无缺氧状态；白毛藤、茵陈蒿清热利湿恢复肝细胞功能；茯苓、白术健脾益气，以致不伤胃气；再加疏肝理气之品以解除临床症状。

【临床使用经验】本方治疗慢性乙型肝炎，症见肝区疼痛、神疲乏力、脘腹胀痛、食少纳呆，兼见恶心呕吐、口苦、头晕目眩、少寐多梦便秘或便溏，舌淡红或暗红或有瘀斑，苔薄腻或薄，脉弦细弦滑或沉弦。本方通过扶正祛邪、清热利湿解毒、活血理气，改善患者症状，同时提高免疫力。

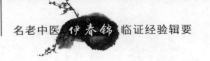

● 7. 香乌消痞汤

【组成】木香、白术、柴胡、厚朴各 9g，乌药、莱菔子各 10g，槟榔、枳实各 15g，黄连 6~10g，黄芪 15~30g，鸡内金 10~15g，麦芽、谷芽各 30g。

【方解】方中木香能行气、调中止痛，张元素言其能"散滞气、调诸气、和胃气、泄肺气"；乌药可使胃肠蠕动增加，腹胀、纳呆消除；枳实破气除痞消胀、下气消积导滞；柴胡疏肝解郁、调畅气机、升举脾胃清阳之气，柴胡与枳实相配，一升一降，升清降浊，降中寓升，使中焦气机调畅，痞满自除；莱菔子、麦芽、谷芽除胀、行滞、消食化积；黄芪、白术补脾益气、燥湿利水，与上述诸药相配伍则消补并用、标本兼顾、切中病机，使脾胃健运、湿化滞消，脾升胃降复常而诸症自愈。

【临床使用经验】本方有调理气机升降、健脾胃、运中气、消痞满等作用，对功能性消化不良引起的上腹痛、上腹灼热感、餐后饱胀和早饱等症状有很好的改善作用。

● 8. 加味香连汤

【组成】木香 10g，黄连 10g，牡丹皮 15g，白术 15g，赤芍 15g，薏苡仁 30g。

【方解】方中木香行气止痛；黄连清热燥湿，凉血止血；白术补脾益气，燥湿利水；牡丹皮凉血止血，活血化瘀；赤芍凉血止血。诸药相伍，共奏健脾化湿、调气行血之功。标本兼治，正复邪去，病乃痊愈。

【临床使用经验】本方治疗溃疡性结肠炎，根据临床证型加减使用。脾虚湿重，加用党参、怀山药、黄芪；脾胃不和，加用柴胡、白芍、佛手、延胡索；中气下陷、气血不足，加用黄芪、升麻、黄精；偏热盛，脓血便量多，加用白头翁、野麻草、黄柏；偏寒盛，腹痛喜温、喜按，挟黏液便，可加用吴茱萸、干姜。

● 9. 止泻灵灌肠液

【组成】黄芪 30g，野麻草 30g，鱼腥草 30g，赤芍 15g，大黄 6g，土木香 15g 或木香 9g，另加六神丸 1 支（中成药，1 支 10 粒）。

【使用方法】以上中药浓缩至 200ml，六神丸 1 支先用温开水 10ml 溶解后与上药液混合均匀，每晚睡前保留灌肠 1 次，药液保留时间越长越好，灌肠后嘱患者转动身体，使药物充分接触所有病变黏膜，两周为 1 个疗程。休息 3~5 天，再进行下一个疗程，一般治疗 1~2 个疗程。治疗期间观察记录腹泻次数、粪便性状及体征变化，疗程结束后查粪常规和培养。

【方解】本方中黄芪健脾益气；野麻草清热化湿同时有止泻之功；鱼腥草清热

解毒，现代研究其有抗多种病原微生物的作用；"行血则便脓自愈，理气则后重自除"，赤芍和营凉血，土木香理气，共同解除慢性结肠炎里急后重的症状。六神丸常用于烂喉丹痧、咽喉肿痛、痈疡疔疮、无名肿毒。诸药合用以清凉解毒、消炎止痛。

【临床使用经验】本方治疗慢性结肠炎，有益气解毒、清热活血、理气化湿的功效，通过灌肠药物直达病所，起效迅速，是临床上值得推广的一个有效方剂。

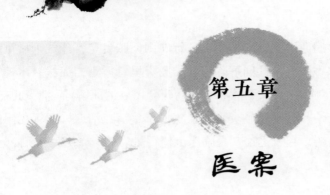

第五章

医案

本章内容为伊春锦老师的临证医案实录，故其文简，以尽量维持原貌。将笔者跟诊之心得附翼于案后，供阅读参考。

一、外感病

◆ 病案 1

患者黄某某，女，26 岁。

一诊：2012 年 09 月 10 日

早孕，发热 3 天，体温 38℃，流涕。福州市中医院门诊查血常规：WBC6.4×10^9/L，N61.6%，Hb140g/L，PLT105×10^9/L。大便自调，舌红，苔薄黄，脉浮。

辨证：风热证。

治法：疏风清热解表。

处方：黄芩 10g　薄荷 6g　　　连翘 10g　　　　金银花 15g

　　　　甘草 5g　板蓝根 15g　　砂仁（后入）6g　柴胡 6g　×3 剂

二诊：2012 年 09 月 13 日

服上方后体温正常，轻微流涕，嘱不宜过食肥甘厚味，注意休息。

按

本例患者为早孕患者，伊春锦老师诊治过程体现以下特点：①用药尽量避免有损胎元的药物，虽然《内经》中有"有故无殒，亦殒也"的说法，但应尽量避免兴奋子宫、有毒、致畸药物的应用。②适当选用有保胎作用的药物，如本案中的"黄芩""砂仁"。③药量宜轻，药味要少，疗程需短，中病即止，以生活调养将息善后，遵《内经》"大毒治病，十去其六，常毒治病，十去其七，小毒治病，十去其八，无毒治病，十去其九，谷肉果菜，食养尽之，无使过之，伤其正也"之旨。

◆ **病案 2**

患者高某某，男，28 岁。

一诊：2012 年 09 月 06 日

患者恶心，咽喉不适（痰少许），胆红素升高，大便自调，舌淡红，苔薄黄，脉浮。

辨证：气滞兼风热上扰证。

治法：理气，疏风，清热解毒，降逆。

处方：砂仁（后入）6g　　柴胡 10g　　　枳壳 10g　　　半夏 6g
　　　竹茹 10g　　　　　茯苓 15g　　　茵陈蒿 15g　　紫花地丁 15g
　　　板蓝根 15g　　　　蒲公英 15g　　甘草 5g　　×7 剂

二诊：2012 年 09 月 13 日

服上方后恶心感消失，略有咽喉不适，嘱禁食辛辣刺激之品，银黄含化片含服善后。

本例患者有咽喉不适兼恶心，故考虑恶心为咽喉炎症所致，治疗上以柴胡、砂仁、枳壳、半夏理气健脾化痰，气顺痰消火自失；茯苓健脾祛湿，竹茹、茵陈蒿化痰清湿热，蒲公英、板蓝根、紫花地丁清热解毒。在恶心的治疗上，需要考虑咽部炎症因素，部分患者咽反射敏感或和炎症等有关。

◆ **病案 3**

患者阮某某，男，41 岁。

一诊：2012 年 10 月 04 日

患者身痛，流涕，疲乏，口苦，舌淡红，苔厚腻，脉弦。

辨证：湿热留滞经络证。

治法：清热化湿，疏风止痛。

处方：半夏 8g　　　陈皮 10g　　　羌活 6g　　　薄荷 6g

秦艽 15g　　　威灵仙 15g　　　独活 15g　　　大青叶 10g

瓜蒌仁 15g　　　鸡内金 15g　　　白蔻仁 6g　　　黄芩 10g　×7 剂

二诊：2012 年 10 月 11 日

服上方后身痛好转，无流涕，疲乏、口苦好转，舌苔较前略变薄，无流涕。守上方去薄荷 ×5 剂。

三诊：2012 年 10 月 17 日

服上方后身痛明显好转，仍略有疲乏，无口苦，避免潮湿环境，避免冷饮、空调。守上方 ×3 剂。

按

本例患者为身痛患者，中医辨证为湿热留滞经络，以半夏、陈皮健脾化痰，羌活、独活、秦艽、威灵仙祛风湿止痛。羌活对上肢风湿效果好，独活对下肢风湿痹痛有较好的疗效，全身痛，通常联用。独活、黄芩清湿热。威灵仙和胃止痛，尤其对尿酸沉积关节痛有较好效果。对于身痛患者，在中药治疗效果不明显时要注意排除自身免疫病如风湿、类风湿等。

◆ **病案 4**

患者林某某，男，51 岁。

一诊：2012 年 10 月 11 日

患者畏风，咳嗽，疲乏，血压 130/80mmHg，舌淡红，苔薄黄，脉弦。

辨证：气虚外感证。

治法：益气，疏风，解表。

处方：半夏 8g　　　陈皮 10g　　　黄芪 30g　　　茯苓 15g

　　　山药 15g　　　荆芥 10g　　　防风 10g　　　远志 15g

　　　桑叶 10g　　　百部 12g　　　浙贝母 15g　　　蝉蜕 10g　×4 剂

二诊：2012 年 10 月 15 日

服上方后畏风、咳嗽消失，稍有疲乏，玉屏风散善后，避免劳累。

按

本例患者为气虚外感，仿人参败毒散益气扶正托表，以黄芪、茯苓、山药健脾益气，荆芥、防风、桑叶疏风解表，蝉蜕清热平肝止咳（现代药理研究蝉蜕有抗过敏作用）。本处方疏风解表和扶正固本的药基本各占一半，脾胃健，气血充足，自能托邪出表。疲乏和畏风是本证辨证中的关键。本类患者不能一味解表。

◆ **病案 5**

患者陈某某，女，42 岁。

一诊：2012 年 10 月 15 日

患者咳嗽，少痰，头晕，大便自调，舌淡，苔白，脉弦浮。

辨证：肺气上逆证。

治法：疏风，降逆，兼益气。

处方：白术 15g　　荆芥 10g　　防风 10g　　紫苏子 15g
　　　蝉蜕 10g　　桔梗 10g　　苦杏仁 8g　　浙贝母 15g
　　　肺风草 15g　生黄芪 30g　柿蒂 15g　×4 剂

二诊：2012 年 10 月 20 日

服上方后头晕改善，咳嗽消失，无痰，服全天麻胶囊改善头晕症状。

按

本例患者为肺气上逆导致头晕、咳嗽，同时兼有肝气上逆表现。本方用蝉蜕平肝，以荆芥、防风疏风，以紫苏子、苦杏仁、柿蒂降肺气。肺风草是福州当地草药，肺风草味甘苦，性平，归肺、肝经，具有清热、润肺止咳、活血调经、杀虫的功效。

◆ **病案 6**

患者郭某某，女，45 岁。

一诊：2012 年 10 月 22 日

患者咳嗽，流涕，汗出，大便干结，舌淡，苔白，脉弦。

辨证：气虚风热证。

治法：疏风，清热，益气。

处方：生黄芪 15g　白术 15g　　防风 10g　　茯苓 15g
　　　薄荷 6g　　大青叶 10g　玉竹 15g　　桑叶 10g
　　　柴胡 5g　　黄芩 10g　　甘草 5g　×5 剂

二诊：2012 年 10 月 27 日

服上方后咳嗽好转，无流涕，汗出好转，大便较前好转，以复方甘草合剂、玉屏风颗粒善后。

按

本例患者为气虚风热证，治疗以玉屏风散加减，通常外感的时候出现汗出，亦可因为气虚而出现汗出，故玉屏风散中防风在两种情况下均起到疏风解表的作用。同时柴胡、黄芩可以清解少阳郁热。

◆ **病案 7**

患者吴某某，男，42 岁。

一诊：2013 年 01 月 03 日

患者身痛，鼻塞，汗出后症减，舌淡红，苔薄黄，脉弦细。

辨证：邪郁少阳兼风湿阻络证。

治法：疏解少阳，祛风除湿。

处方：

柴胡 6g	黄芩 10g	银柴胡 10g	半夏 6g
桂枝 10g	百合 15g	豨莶草 15g	海桐皮 15g
薄荷 6g	黄柏 6g	川黄连 6g	×7 剂

二诊：2013 年 01 月 10 日

身痛减，无鼻塞，舌薄白，守上方去薄荷、黄柏、黄连 ×7 剂。

按

本例患者不仅有外感症状，还有湿滞经络的表现，故治疗上以疏解少阳、祛风除湿为治法。其中豨莶草味苦、辛，性寒，有小毒，归肝、肾经。可以祛风湿、通经络、清热解毒，治风湿痹痛、筋骨不利、腰膝无力、半身不遂、高血压、疟疾、黄疸、痈肿疮毒、风疹湿疮、虫兽咬伤等。现代药理研究该方具有抗炎镇痛、抑制免疫反应等作用。

◆ **病案 8**

患者周某某，男，51 岁。

一诊：2013 年 05 月 09 日

患者咽喉痒，咳嗽少痰，声嘶鼻塞，嗳气，大便三日未行，舌暗红，苔薄黄，脉弦。

辨证：脾虚风热上扰证。

治法：益气健脾，疏风清热。

处方：

白术 15g	黄芪 15g	煮半夏 8g	陈皮 10g
茯苓 15g	砂仁（后入）6g	蝉蜕 15g	桔梗 10g
薄荷 6g	桑叶 10g	紫花地丁 15g	瓜蒌 15g　×2 剂

二诊：2013 年 05 月 13 日

上症减，无咳嗽、咳痰，声嘶好转，无鼻塞，大便通畅，守上方去薄荷、紫花地丁 ×5 剂。

> **按**
>
> 本例患者肺胃之气因外感邪气上逆，因为肺经起于中焦下络大肠，故嗳气和便秘并存，治疗上当以调理中焦入手，以白术、黄芪、半夏、茯苓健脾降逆，以绝生痰之源。同时辅以砂仁理气，蝉蜕、薄荷、桑叶之属疏风清热平肝降逆。瓜蒌化痰通便，肠道通畅，肺气得以下降，故嗳气、咳嗽除。

◆ **病案 9**

患者陈某某，男，72 岁。

一诊：2013 年 10 月 24 日

患者咳黄痰伴便秘，偶有胃痛、嗳气，饮食尚可，舌暗红，苔黄微腻，脉弦。

辨证：痰热蕴肺证。

治法：清热化痰兼通便。

处方：鱼腥草 15g　　蒲公英 10g　　砂仁（后入）3g　　土木香 10g
　　　茯苓 10g　　　延胡索 7g　　　莱菔子 10g　　　枳实 6g
　　　火麻仁 15g　　白术 6g　　　　竹茹 5g　　×3 剂

二诊：2013 年 10 月 28 日

服上方后上症减，守上方去延胡索 ×5 剂。

> **按**
>
> 中医认为肺和大肠相表里，肺热下移大肠导致肠中津燥，大肠传导失司，故见便秘。本例患者在治疗上以清肺热兼通便，两者相辅相成，肺热清，肠燥的根源得以解除，大便通畅同样有利于清肺热。故治疗上以鱼腥草、蒲公英、竹茹清热化痰，枳实、火麻仁理气通便，同时佐以理气健脾，斡旋中焦气机。

◆ **病案 10**

患者姜某某，女，32 岁。

一诊：2013 年 11 月 04 日

患者咽痛，咳嗽、咳痰 3 天，大便自调，舌淡红，苔薄黄，脉浮。

辨证：风热上扰证。

治法：疏风，清热解毒。

处方：桑叶 10g　　　菊花 10g　　　桔梗 10g　　　半夏 8g

　　　杏仁 8g　　　鱼腥草 15g　　　浙贝母 15g　　　前胡 12g

　　　枇杷叶 10g　　大青叶 10g　　甘草 5g　　×3 剂

二诊：2013 年 11 月 07 日

服上方后咽痛、咳嗽、咳痰缓解，上方去大青叶、苦杏仁 ×3 剂，嘱清淡饮食至症状消失，避免熬夜等。

按

本例患者有咽痛、咳嗽、咳痰，辨证为风温证，以桑菊饮加减，治疗上以桑叶、菊花疏散风热，桔梗、杏仁、前胡调理肺升降气机，同时以枇杷叶降逆、大青叶清热解毒、鱼腥草清肺热、浙贝母化痰等治疗，取得良好效果。

◆ **病案 11**

患者孙某某，男，50 岁。

一诊：2013 年 11 月 11 日

患者咽痒，咳嗽，咽痛，痰黄，头痛，大便自调，舌红，苔薄黄，脉浮数。

辨证：风热证。

治法：疏风清热解表。

处方：桑叶 10g　　　薄荷 6g　　　竹茹 10g　　　大青叶 10g

　　　浙贝母 15g　　桔梗 10g　　　杏仁 8g　　　枇杷叶 10g

　　　前胡 12g　　　木蝴蝶 5g　　白芷 12g　　　甘草 5g　　×5 剂

二诊：2013 年 11 月 18 日

服上方后咽痛缓解，偶有咳嗽，咳痰减少，嘱不宜过食肥甘厚味，注意休息。

按

本例患者风热证，除了针对风热证选用桑叶、薄荷、大青叶等疏散风热外，还用了前胡、杏仁等止咳降逆，同时木蝴蝶一味药对呼吸道感染存在咽痒等症状时有缓解咽痒症状的作用，常常和凤凰衣一起联用。对上呼吸道感染患者除了用药以外，应嘱患者饮食清淡，避免脾胃负担过重，影响机体恢复，《伤寒论》中在桂枝汤条文后面有"忌生冷黏滑"，此处为嘱医者和患者均要注意顾护胃气的重要性。

◆ **病案 12**

叶某某，女，61 岁。

一诊：2013 年 12 月 16 日

患者腹泻、肠鸣，腹痛，纳差，消化不良，舌红，苔黄微腻，脉数。

辨证：脾虚湿热证。

治法：健脾清热化湿，消积化滞。

处方：防风 10g　　黄芩 10g　　葛根 15g　　砂仁（后入）6g

　　　木香 6g　　神曲 15g　　鸡内金 15g　　谷芽 15g

　　　麦芽 15g　　茯苓 15g　　诃子 15g　　禹余粮 30g

　　　黄芪 30g　　×3 剂

二诊：2013 年 12 月 19 日

服上方后上症好转，守上方 ×7 剂。

按

本例患者为脾虚湿热证，治疗以葛根芩连汤加减，辅以收涩、消积化滞治疗。方中禹余粮临床上不常用，主要起到止血、止泻的作用，对肠道毒素有一定的吸附作用，同时含有一定的铁剂，对于出血的病患有一定作用。

◆ **病案 13**

患者黄某某，男，9 岁。

一诊：2015 年 01 月 27 日

患者咽痛，鼻塞不适，伴口苦，大便干结，舌红，苔薄黄，脉弦。

辨证：风热上扰证。

治法：疏风清热。

处方：炒苍耳子 5g　　辛夷 5g　　金银花 10g　　薄荷 5g

　　　瓜蒌子 15g　　火麻仁 15g　　桔梗 5g　　连翘 6g

　　　紫花地丁 10g　　虎杖 10g　　×5 剂

二诊：2015 年 02 月 03 日

服上方后咽痛、鼻塞不适好转，大便质软，舌红，苔薄黄，脉弦。

处方：虎杖 10g　　蒲公英 15g　　蝉蜕 5g　　炒苍耳子 5g

　　　辛夷 5g　　金银花 10g　　薄荷 5g　　瓜蒌子 15g

　　　火麻仁 15g　　桔梗 5g　　连翘 6g　　紫花地丁 10g　　×7 剂

三诊：2015 年 02 月 10 日

服上方后咽痛、鼻塞不适好转，口苦好转，大便质软，舌红，苔薄黄，脉弦。

处方：炒苍耳子 5g　　辛夷 5g　　　金银花 10g　　薄荷 5g

瓜蒌子 15g　　火麻仁 15g　　桔梗 5g　　　连翘 6g

紫花地丁 10g　　虎杖 10g　　蒲公英 15g　　蝉蜕 6g

黄芪 10g　　×7 剂

按

本例患者为鼻炎患者，辨证为风热上扰证，经疏风清热后症状好转，但易反复，在疏风清热之后，仍有风邪留恋，考虑存在正气不足的情况，故加用黄芪以益气固表，提高免疫力，本例中虎杖又名土大黄，故治疗上有清热通便的作用，蝉蜕有清肝镇静的作用。

◆ **病案 14**

患者林某某，女，35 岁。

一诊：2015 年 06 月 16 日

患者感冒 3 天，现咽痛、流涕，无发热、畏冷，舌淡红，苔薄黄，脉浮数。

辨证：风热证。

治法：疏风清热解毒。

处方：金银花 15g　　连翘 15g　　薄荷 6g　　　炒苍耳子 10g

辛夷 10g　　黄芩 10g　　甘草 5g　　紫花地丁 15g

板蓝根 15g　　桑叶 10g　　大青叶 10g　×3 剂

二诊：2015 年 06 月 19 日

服上方后咽痛、流涕缓解，无发热、畏冷，舌淡红，苔薄黄，脉浮数。

辨证：风热证。

治法：疏风清热解毒。

处方：金银花 15g　　连翘 15g　　薄荷 6g　　　炒苍耳子 10g

辛夷 10g　　黄芩 10g　　甘草 5g　　紫花地丁 15g

板蓝根 15g　　桑叶 10g　　大青叶 10g　　蒲公英 15g

醋香附 15g　　茵陈蒿 15g　×5 剂

按

本例患者为风热上扰证，治疗上应清热解毒，方以金银花、连翘疏风清热解毒，苍耳子、辛夷通窍，板蓝根、紫花地丁利咽解毒。

◆ 病案 15

患者李某某，男，70 岁。

一诊：2015 年 03 月 06 日

患者有咽炎病史，稍进食上火食物后即发作，现咽干痛，少痰，平素易疲乏，大便正常，饮食少，舌红，苔少，脉细。

辨证：气阴亏虚证。

治法：益气滋阴。

处方：地黄 15g　　　玉竹 15g　　　麦冬 15g　　　玄参 15g

枳壳 10g　　　太子参 30g　　　鸡内金 15g　　　甘草 5g　　×5 剂

二诊：2015 年 03 月 27 日

服上方后咽干痛好转，无痰，疲乏好转，大便正常，饮食稍好转，舌红，苔少，脉细。

黄芪 30g　　白术 15g　　沙参 15g　　麦冬 15g

玉竹 15g　　玄参 15g　　鸡内金 15g　　山药 15g　　×5 剂

按

咽炎辨证属气阴亏虚证，用地黄、玉竹、玄参滋阴清热利咽，辅以太子参、鸡内金等益气、消食，方虽平淡，但辨证准确，疗效颇佳。

◆ 病案 16

患者严某某，女，43 岁。

一诊：2015 年 06 月 05 日

患者感冒后鼻塞流涕，怕风，咳嗽，咯痰，痰黏难咳，轻微咽痛，无发热，舌淡红，苔薄黄，脉浮。

辨证：风热上扰证。

治法：疏风清热。

处方：苍耳子 10g　　荆芥 10g　　薄荷 6g　　辛夷 10g

黄芪 15g　　防风 10g　　茯苓 15g　　大青叶 10g

白芷 10g　　桔梗 10g　　苦杏仁 10g　　浙贝母 15g　　×3 剂

二诊：2015 年 06 月 09 日

服上方后鼻塞流涕、怕风好转，咳嗽、咯痰好转，无咽痛，无发热，舌淡红，苔薄黄，脉浮。

辨证：风热上扰证。

治法：疏风清热。

处方：苍耳子 10g　　连翘 15g　　防风 10g　　薄荷 6g

　　　辛夷 10g　　　黄芩 10g　　茯苓 15g　　大青叶 10g

　　　桑叶 10g　　　桔梗 10g　　苦杏仁 10g　浙贝母 10g

　　　板蓝根 15g　×3 剂

按

本例患者风热上扰证，存在咽痛，临床治疗上以疏风清热通窍为主、清热解毒为辅，临证当分清主次症状。

二、脾胃病

◆ **病案 1**

患者陈某某，男，50 岁。

一诊：2012 年 09 月 03 日

患者嗳气，恶心，咳嗽，大便褐色，舌红，苔薄黄，脉弦。既往有小三阳病史。

辨证：气滞气逆证。

治法：理气降逆。

处方：砂仁（后入）6g　　木香（后入）6g　　瓦楞子 30g　　海螵蛸 30g

　　　黄芩 15g　　　　茯苓 15g　　　　半夏 8g　　　陈皮 10g

　　　柿蒂 15g　　　　蒲公英 15g　　　代赭石 30g　×7 剂

二诊：2012 年 09 月 10 日

服上方后上症消失，嘱畅情志、节饮食。

按

本例治疗上以砂仁、木香、陈皮理气，瓦楞子、海螵蛸消痰化瘀、软坚散结、制酸止痛，这两味为中药制酸，茯苓健脾祛湿，黄芩清热祛湿，同时予半夏、柿蒂、代赭石化痰降逆，辅以蒲公英清热解毒。本例为实证，以柿蒂、代赭石降逆治其标，急则治其标，改善气机上逆的症状。

◆ **病例 2**

患者宋某某，男，65 岁。

一诊：2014 年 04 月 14 日

患者胃脘不适，纳差，时有胃痛，大便自调，舌淡红，苔黄腻，脉弦。

辨证：脾虚气滞血瘀。

治法：健脾理气活血。

处方：黄芪 30g　　　白术 15g　　党参 30g　　砂仁（后入）6g

木香（后入）6g　　丹参 15g　　莪术 10g　　甘松 10g

延胡索 15g　×2 剂

二诊：2014 年 04 月 17 日

服上方后胃脘不适好转，无胃痛，效不更方，守上方×5 剂。

按

本病例中辨证为脾虚气滞血瘀，治疗上以健脾理气为主，辅以活血、醒脾。其中甘松有醒脾的作用，同时又有抗心律失常的作用。

◆ **病案 3**

患者李某某，女，83 岁。

一诊：2012 年 09 月 13 日

患者疲乏，纳呆，偶有胃痛，肾功能异常，大便自调，舌暗红，苔薄白，脉弦滑。

辨证：脾虚湿热证。

治法：健脾清热化湿。

处方：煮半夏 8g　　　陈皮 10g　　浙贝母 15g　　佩兰 10g

砂仁（后入）6g　鸡内金 15g　麦芽 15g　　谷芽 15g

茯苓 15g　　　白术 12g　　山药 15g　　川厚朴 6g

茵陈蒿 15g　×4 剂

二诊：2012 年 09 月 17 日

服上方后疲乏改善，饮食较前好转味，注意休息，饮食将养，可服成药如香砂六君丸或参苓白术散等。

按

本例患者为老年患者，治以健脾益气、理气兼清湿热为大法，整个方中，浙贝母一味中药用法显得较特别，伊春锦老师解释如下：贝母分为川贝母和浙贝母，川贝母味微苦，性微寒，归肺、心经，具有清热化痰、润肺止咳、散结消肿的功效，用于治疗虚劳咳嗽、肺热燥热、瘰疬、乳痈、肺痈等。浙贝母味苦，性寒，归肺、心经，具有清热化痰、散结消痈的功效，用于治疗风热、痰热咳嗽，瘰疬，瘿瘤，乳痈疮毒，肺痈等。根据现代药理研究发现，川贝母具有镇咳、祛痰、解痉、降血压、增加子宫张力、抗溃疡等作用，浙贝母对支气管有明显的扩张作用，可镇咳、镇静、镇痛，大剂量可使血压中等程度降低、呼吸抑制，小量可使血压微升。现代药理研究还表明，川贝母通过抗溃疡达到止痛作用，而浙贝母本身就有止痛作用。因此本例中使用浙贝母既清热化痰，又有止痛、抗溃疡的作用。

◆ **病案 4**

患者陈某某，女，32 岁。

一诊：2012 年 11 月 19 日

胃脘部疼痛，口干，大便自调，舌红，苔薄黄，脉滑。

辨证：气阴不足兼湿热证。

治法：益气阴，清湿热。

处方：

山药 15g	白术 15g	茯苓 15g	柴胡 5g
玉竹 15g	延胡索 15g	黄芩 10g	蒲公英 15g
瓦楞子 30g	丹参 15g	白蔻仁 6g	茵陈蒿 15g ×5 剂

二诊：2012 年 11 月 26 日

服上方后胃痛缓解，进食不慎时还有发作，口干好转，守上方去延胡索×7 剂。

按

本病例患者辨证为气阴不足兼湿热内蕴证。气阴不足属于正虚，正气虚则易感邪气，水谷运化能力下降，水谷留滞为邪气，郁久化热，湿热内生。故治疗上当以扶正祛邪为治疗大法，以山药、白术、茯苓、玉竹益气阴，延胡索行气活血止痛，瓦楞子化痰软坚，丹参活血化瘀，黄芩、蒲公英、白蔻仁、茵陈蒿清热燥湿。

◆ **病案 5**

患者陈某某，女，68 岁。

一诊：2012 年 12 月 10 日

患者面色萎黄，口干，大便自调，查胃镜示慢性萎缩性胃炎，幽门螺杆菌阳性，舌红，苔黄，脉弦细。

辨证：脾虚湿热证。

治法：益气健脾，清利湿热。

处方：玉竹 15g　　　　麦冬 15g　　　山药 15g　　　白花蛇舌草 15g
　　　砂仁（后入）6g　玄参 15g　　　赤白芍 15g　　柴胡 5g
　　　枳壳 10g　　　　蒲公英 15g　×7 剂

二诊：2012 年 12 月 17 日

口干缓解，面色好转，患者诉煎药麻烦，以香砂六君丸善后。

按

本病例中脾虚以气阴不足为主，治疗上以玉竹、麦冬、山药以滋养脾阴，白花蛇舌草、蒲公英清热解毒，柴胡、砂仁、枳壳理气，玄参凉血滋阴、清热解毒。对于幽门螺杆菌治疗，根据现代医学研究，中西医联合治疗有助于提高根除率，上方中白花蛇舌草、蒲公英即有协助清除幽门螺杆菌的作用。

◆ **病案 6**

患者王某某，女，52 岁。

一诊：2014 年 01 月 20 日

患者胃脘不适，胃镜提示慢性萎缩性胃炎，中度肠化，舌淡红，苔白腻，脉细。

辨证：脾虚湿热毒蕴证。

治法：健脾化湿，活血解毒。

处方：白蔻仁（后入）6g　木香 6g　　白花蛇舌草 15g　半边莲 15g
　　　苍术 10g　　　　　厚朴 6g　　佩兰 10g　　　　黄芪 30g
　　　白术 15g　　　　　枳壳 10g　煮半夏 8g　　　　仙鹤草 15g　×7 剂

二诊：2014 年 01 月 28 日

服上方后胃胀好转，春节将至，嘱慎饮食，守方×5 剂。

按

本病例中属于慢性萎缩性胃炎的一个常见证型，伴有肠化，属于癌前病变，伊春锦老师认为存在毒蕴，治疗上以健脾为主，辅以清热化湿、活血解毒。仙鹤草这个药，临床跟师过程中发现伊春锦老师除了用于治疗出血、肿瘤性疾病之外，还用于治疗虚人外感。

◆ **病案 7**

患者陈某某，女，35 岁。

一诊：2014 年 03 月 10 日

胃脘胀疼，纳差，舌淡红（暗），苔薄黄，脉弦。

辨证：脾虚气滞湿热证。

治法：健脾理气，清热化湿。

处方：沙参 15g　　砂仁（后入）6g　　木香（后入）6g　　鸡内金 15g

　　　茯苓 15g　　山药 15g　　　　蒲公英 15g　　　　煮半夏 6g

　　　陈皮 10g　　白术 15g　　　　丹参 15g　　×5 剂

二诊：2014 年 03 月 17 日

胃脘胀痛缓解，饮食改善 ×7 剂。

按

本例患者脾虚气滞湿热证，养阴、理气、化湿并用，同时予稍佐以活血。患者胀痛，存在气滞，故以砂仁、木香理气，半夏、陈皮、蒲公英化湿清热，鸡内金消食，茯苓、白术、山药健脾等治疗。

◆ **病案 8**

患者李某某，女，25 岁。

一诊：2012 年 12 月 20 日

胃脘胀，伴口干，大便自调，舌淡红，苔薄白中少，脉弦。

辨证：气阴不足兼气滞证。

治法：益气养阴理气。

处方：党参 30g　　玉竹 15g　　砂仁（后入）6g　　沙参 15g

　　　茯苓 15g　　山药 15g　　丹参 15g　　　　　木香（后入）6g

　　　半夏 10g　　陈皮 10g　　枳壳 10g　　×7 剂

二诊：2012 年 12 月 27 日

上症减，守上方 ×7 剂。

按

本例患者胃脘胀，因脾胃气阴不足，气滞中焦，治疗上以益气养阴理气为主，稍佐以丹参凉血活血化瘀。血行则气行，气血的辨证关系活学活用。玉竹味甘、多脂，柔润可食，能养阴、润燥、除烦、止渴，具有补益五脏、滋养气血和祛除风热等功效。现代药理研究玉竹含化学成分主要有氨基酸、多糖、甾体皂苷、黄酮类等物质，据报道玉竹含氨基酸多达20多种，其中有7种人体必需氨基酸和2种半必需氨基酸，是一种优质的氨基酸药源材料。有增强心律、增强离体子宫及肠管肌肉收缩、提高免疫力、降血糖、降血脂等作用。临床上可用于阴虚外感，玉竹即加减葳蕤汤中的葳蕤。

◆ **病案 9**

患者金某某，男，52 岁。

一诊：2012 年 12 月 24 日

胃脘胀，伴口干，大便干结，舌淡红，苔薄白，脉弦细。

辨证：气阴不足兼气滞证。

治法：益气养阴，理气通便。

处方：柴胡 10g　　　枳壳 10g　　　薄荷 6g　　　赤芍 15g
　　　砂仁（后入）6g　木香 6g　　　茯苓 15g　　　山药 15g
　　　沙参 15g　　　党参 30g　　　莱菔子 15g　×7 剂

二诊：2012 年 12 月 31 日

服上方后胃胀好转，口干好转，大便每日一行，通畅，守方去莱菔子 ×5 剂。

按

本病例中治疗以益气养阴、理气通便为治法，其中薄荷一味药用 6g，乃起到疏肝凉肝作用，仿逍遥散之意，伊春锦老师若用于咽喉肿痛，常常用到 15g，起到疏散风热作用。现代药理研究表明，薄荷含挥发性成分具有丰富的生物活性，除传统用于解热镇痛、胃肠道紊乱等疾病治疗的药理活性被验证，抗氧化、抗菌、抗辐射、抗癌、降血压等活性及对应作用机制也被逐渐发现。

◆ **病案 10**

患者魏某某，男，36 岁。

一诊：2013 年 01 月 14 日

胃脘部闷痛，大便自调，舌淡红，苔薄黄，脉弦。本院查胃镜提示慢性萎缩性胃炎，幽门螺杆菌阴性。

辨证：脾虚气滞证。

治法：益气健脾，疏肝理气。

处方：生黄芪15g　　　白术15g　　　茯苓15g　　　砂仁（后入）6g

　　　木香（后入）6g　山药15g　　　延胡索15g　　郁金10g

　　　合欢皮15g　　　柴胡6g　　　　枳壳10g　×14剂

二诊：2013年01月31日

上症减，效不更方，守方×7剂。

按

本病例中合欢皮一类药物在消化系统疾病中的应用有利于病情的缓解。消化系统疾病中常有一些患者本有精神抑郁或者焦虑等，属于身心疾病。合欢皮始载于《神农本草经》，列为中品。《中国药典》记载合欢皮具有解郁安神、活血消肿的功效。现代药理研究表明合欢皮具有镇静助眠、抗焦虑、抗抑郁、抗生育、抗肿瘤、抗免疫增强等作用，要注意避免其可能诱发心律失常的副作用，同时合欢皮还能消血肿。所以应注意调节情绪中药在消化疾病中的应用。

◆ 病案11

患者李某某，女，43岁。

一诊：2013年03月07日

患者恶心，胸骨后不适，胸痛，大便自调，舌暗红，苔薄黄，脉细。既往高血压病史，胃镜提示食管多发黏膜下肿物，幽门螺杆菌阴性，慢性萎缩性胃炎。

辨证：气滞血瘀证。

治法：理气活血化瘀。

处方：柴胡10g　　　　枳壳10g　　　延胡索15g　　丹参15g

　　　砂仁（后入）6g　瓜蒌15g　　　瓦楞子30g　　海螵蛸15g

　　　牛膝15g　　　　茯苓15g　　　莪术10g　×7剂

二诊：2013年03月14日

服上方后恶心好转，胸骨后不适好转，偶有胸痛，效不更方，守上方×7剂。

按

本病例辨证为气滞血瘀证，从现代医学角度胸痛和胸骨后不适与食管黏膜下肿物有关，有形之物也是气滞血瘀的表现，中医的辨证也可以借鉴现代医学的检验手段。处方中以柴胡、枳壳疏肝理气，延胡索行气活血止痛，丹参活血化瘀，瓦楞子、海螵蛸消痰化瘀、软坚散结、制酸止痛，对于有形的肿物可酌情选用。

◆ 病案 12

患者林某某，女，41 岁。

一诊：2013 年 03 月 18 日

患者口干，腹痛不适，大便自调，舌淡，苔厚腻，脉细弦。

辨证：湿热中阻证。

治法：理气清热化湿。

处方：白蔻仁 6g　　苍术 8g　　　川厚朴 15g　　佩兰 10g

　　　茯苓 15g　　　桂枝 10g　　薏苡仁 30g　　木香（后入）15g

　　　川芎 10g　　　枳壳 10g　　薄荷 15g　　×7 剂

二诊：2013 年 03 月 25 日

上症减，舌苔变薄，嘱上方 ×3 剂，不可久服，避免伤阴。

按

本病例治疗口干，用药上多用香燥之品，伊春锦老师认为本患者口干乃湿热中阻，津液不能上承所致，故中焦湿热除，津液得通而口干自除。故临床上不能一见口干便滋阴降火。本病例以白蔻仁芳香化湿，苍术运脾燥湿，厚朴、茯苓健脾燥湿，佩兰芳香化湿醒脾，薏苡仁清热利湿，桂枝以通阳化气，枳壳、川芎、木香以理气活血，气血运行畅通则湿邪易除。

◆ 病案 13

患者阮某某，女，23 岁。

一诊：2014 年 05 月 15 日

患者胃脘不适，食少，偶有疼痛、胸闷，疲乏，伴反酸、嗳气，胃镜提示慢性浅表性胃炎，幽门螺杆菌阳性，大便自调，舌淡，苔黄微腻，脉弦。

辨证：脾虚湿瘀血蕴证。

治法：益气清热化湿兼活血。

处方：砂仁（后入）6g　　木香（后入）6g　　党参 15g　　煅瓦楞子 15g

　　　海螵蛸 15g　　　白花蛇舌草 15g　　白术 15g　　茯苓 15g

　　　丹参 15g　　　　黄芪 15g　　　　蒲公英 15g　　×7 剂

配合西（成）药：泮托拉唑肠溶片（潘妥洛克）40mg，qd×7天；荆花胃康胶丸160mg，tid×7天。

二诊：2014年05月22日

上症减，胸闷好转，但出现恶心欲吐，伴疼痛较前明显，大便自调，舌淡，苔微腻，脉弦。

辨证：脾胃气虚湿热内蕴证。

治法：益气清热化湿兼活血。

处方：砂仁（后入）6g　　木香（后入）6g　　党参15g　　煅瓦楞子15g
　　　海螵蛸15g　　　　白花蛇舌草15g　　白术15g　　茯苓15g
　　　黄芪15g　　　　　蒲公英15g　　　　赤芍15g　　吴茱萸3g　×7剂

配合西（成）药：泮托拉唑肠溶片（潘妥洛克）40mg，qd×7天；荆花胃康胶丸160mg，tid×7天。

按

本病例辨证为脾虚湿瘀内蕴证，脾虚运化不及，中焦斡旋无力，气机失畅，同时存在病理产物痰浊和瘀血，伊春锦老师认为幽门螺杆菌为湿热之邪气，辨证治疗的同时常常加入清利湿热之品。本例中使用了蒲公英，同时应用了具有对幽门螺杆菌有抑制作用的荆花胃康胶丸。荆花胃康胶丸由土荆芥、水团花组成，寒热并用、理气散寒、清热化瘀，治疗寒热错杂、气滞血瘀证，辅以西药制酸药，脾胃寒加用吴茱萸温经散寒止呕，本品有小毒，宜少用。兼有瘀血，一诊用丹参、砂仁理气活血，二诊因胸闷减轻出现痛症，故改用赤芍以活血止痛。

◆ **病案14**

患者陈某某，女，51岁。

一诊：2013年11月25日

患者胃脘不适，伴嗳气、胃灼热感，舌红，苔薄黄，脉弦。

辨证：脾胃湿热气滞证。

治法：健脾清热化湿，理气止痛。

处方：土木香15g　　煮半夏8g　　　蒲公英15g　　砂仁（后入）3g
　　　北柴胡10g　　枳壳10g　　　牡丹皮10g　　栀子10g
　　　半边莲15g　　白花蛇舌草15g　黄芩10g　　莱菔子15g
　　　木香（后入）6g　×3剂

二诊：2013 年 11 月 28 日

服上方后胃脘不适好转，无胃灼热感，守上方去栀子 ×6 剂。

三诊：2013 年 12 月 04 日

服上方后偶有嗳气，余无不适。守上方 ×5 剂。

按

本例患者为胃脘病患者，中医辨证为脾胃湿热气滞证，以木香、土木香、半夏、砂仁理气健脾，柴胡、枳壳疏肝理气，半边莲、白花蛇舌草、栀子清热解毒化湿。木香和土木香联用，木香始载于《神农本草经》，有行气止痛、温中和胃之功效，现代药理研究发现木香具有抗炎、抗肿瘤、利胆、促胃动力、抗溃疡、解痉镇痛、降血压、抗血液凝集、抗病原微生物、调节免疫、调控中枢神经系统、抗氧化、抗寄生虫等作用。土木香的名字出自宋朝的《图经本草》的"木香"项下。土木香辛、苦、温，归肝、脾经，有健脾和胃、行气止痛、安胎的功效。现代药理研究发现土木香有抗病原微生物、舒张支气管、扩张血管、利胆等作用。

◆ **病案 15**

患者李某某，女，52 岁。

一诊：2013 年 10 月 28 日

患者胃胀，嗳气，夜尿多，大便 4 次 / 日，完谷不化，舌暗淡，苔白，脉细弦。6 个月前曾于福建医科大学附属第一医院胃镜检查示浅表性胃炎（Ⅱ级），病理示黏膜中度慢性浅表性胃炎，伴轻度肠化；肠镜检查示慢性结肠炎。

辨证：脾虚气滞证。

治法：健脾理气。

处方：砂仁（后入）6g　　木香（后入）6g　　黄芪 30g　　　丹参 15g
　　　半夏 8g　　　　　陈皮 6g　　　　　野麻草 30g　　茯苓 15g
　　　茵陈蒿 15g　　　炮姜炭 6g　　　　浙贝母 5g　　×7 剂

二诊：2013 年 11 月 14 日

服上方后胃胀、嗳气、夜尿多明显缓解，大便 2 次 / 日，形状改善，守上方×5 剂，慎饮食。

按

本例治疗上以砂仁、木香、陈皮理气，野麻草、炮姜炭温脾止泻，茵陈蒿、茯苓化湿健脾，黄芪益气健脾，丹参凉血活血，浙贝母止痛化痰。本例为虚实夹杂证，治疗上也是以扶正和祛邪并举。

◆ **病案 16**

患者黄某某，女，49 岁。

一诊：2013 年 11 月 10 日

患者反复胃胀不适，纳差，胸闷，排稀便 2~3 次 / 日，嗳气，舌淡，苔微腻，脉细。

辨证：脾虚食滞证。

治法：健脾益气，消食化滞。

处方：党参 30g   白术 15g   丹参 15g   砂仁（后入）6g

木香（后入）6g   枳壳 10g   香附 10g   鸡内金 15g

麦芽 15g   谷芽 15g   山楂炭 15g   诃子 30g

代赭石 30g   旋覆花 12g   ×7 剂

二诊：2013 年 11 月 18 日

服上方后上症好转，续上方 ×5 剂。

按

本例患者脾胃亏虚为本，不能运化水谷，水谷反为滞。处方中党参、白术健脾祛湿，砂仁、木香理气健脾，丹参、香附活血理气疏肝，鸡内金、麦芽、谷芽、山楂炭消食化积止泻，诃子收涩止泻，代赭石、旋覆花降逆，诸药共用，达到脾健积滞消除目的，从而使中焦气机升降恢复正常。

◆ **病案 17**

患者邓某某，男，60 岁。

一诊：2014 年 06 月 09 日

患者胃痛、呃逆，伴有嗳气、腹胀，食后尤甚，无黑便，无黄疸，大便欠畅，小便正常，舌淡红，苔薄黄，脉弦。

辨证：气滞血瘀证。

治法：理气活血降逆。

处方：砂仁（后入）6g   木香（后入）6g   白花蛇舌草 15g   延胡索 15g

枳壳 10g   丹参 15g   赤芍 15g   代赭石 30g

法半夏 10g   陈皮 6g   茯苓 15g   ×7 剂

二诊：2014 年 06 月 16 日

服上方后胃痛、呃逆、嗳气、腹胀好转，无黑便，无黄疸，大便欠畅，小便正常，舌淡红，苔薄黄，脉弦。

辨证：气滞血瘀证。

治法：理气活血降逆。

处方：赤芍 15g　　代赭石 30g　　法半夏 10g　　陈皮 6g

茯苓 15g　　砂仁（后入）6g　　木香（后入）6g　　白花蛇舌草 15g

延胡索 15g　　枳壳 10g　　丹参 15　×4 剂

三诊：2014 年 06 月 20 日

服上方后胃痛、呃逆、嗳气、腹胀进一步好转，无黑便，无黄疸，大便欠畅，小便正常，舌淡红，苔薄黄，脉弦。

辨证：气滞血瘀证。

治法：理气活血降逆。

处方：砂仁（后入）6g　　木香（后入）6g　　白花蛇舌草 15g　　延胡索 15g

枳壳 10g　　丹参 15g　　赤芍 15g　　代赭石 30g

陈皮 6g　　茯苓 15g　　黄芪 15g　×7 剂

四诊：2014 年 07 月 01 日

服上方后胃痛、呃逆、嗳气、腹胀好转，轻度排稀便，偶有泛酸，无黑便，无黄疸，大便欠畅，小便正常，舌淡红，苔薄黄，脉弦。

辨证：气滞血瘀证。

治法：理气活血降逆。

处方：茯苓 15g　　山药 15g　　山楂炭 15g　　海螵蛸 15g

砂仁（后入）6g　　木香（后入）6g　　煮半夏 8g　　茵陈蒿 15g

荷叶 10g　　延胡索 15g　　丹参 15g　×7 剂

按

本病例为气滞血瘀证，病位在脾胃，处方以砂仁、木香、陈皮、枳壳理气，丹参、赤芍活血，白花蛇舌草清热解毒，延胡索止痛，代赭石降逆，茯苓、煮半夏化痰，同时针对病症的变化，选用"海螵蛸"止酸止痛，"山楂炭"止泻消滞。

◆ **病案 18**

患者傅某某，女，28 岁。

一诊：2014 年 07 月 01 日

患者时有嗳气，胃痛，伴排稀便，每日 1~3 次，无泛酸，无黑便，小便正常，饮食欠佳，舌淡红，苔薄黄，脉弦。

辨证：气滞湿热证。

治法：理气清热化湿。

处方：北柴胡10g　香附10g　乌药10g　土木香15g

茯苓15g　黄柏6g　鬼针草15g　茵陈蒿15g

鱼腥草15g　泽泻15g　×7剂

二诊：2014年07月18日

服上方后嗳气、胃痛好转，伴有口苦，仍有排稀便，无泛酸，无黑便，小便正常，饮食欠佳，舌淡红，苔薄黄，脉弦。

辨证：气滞湿热证。

治法：理气清热化湿。

处方：北柴胡10g　香附10g　乌药10g　土木香15g

茯苓15g　鬼针草15g　黄柏6g　茵陈蒿15g

鱼腥草15g　野麻草15g　砂仁6g　白英15g　×14剂

按

本例患者辨为气滞湿热证，治疗上柴胡、香附、土木香理气止痛，土木香止痛效果优于木香，但理气效果较之稍差，黄柏、鬼针草清热化湿，泽泻以利小便实大便。

◆ **病案19**

患者陈某，男，56岁。

一诊：2014年09月02日

患者胃胀、胃痛，略焦虑，偶有泛酸，胃镜提示慢性萎缩性胃炎伴中度肠化，无黑便，大便正常，舌淡暗，苔薄黄，脉濡。

辨证：脾虚气滞湿瘀内蕴。

治法：健脾理气，化湿活血。

处方：砂仁（后入）6g　木香（后入）6g　茯苓15g　山药15g

白花蛇舌草15g　海螵蛸15g　合欢皮15g　丹参15g

赤芍15g　沙参15g　半边莲15g　黄芪15g　×8剂

二诊：2014年09月09日

胃胀、胃痛好转，余症无特殊变化，无黑便，大便正常，舌淡暗，苔薄黄，脉濡。

辨证：脾虚气滞湿瘀内蕴。

治法：健脾理气，化湿活血。

处方：砂仁（后入）6g　木香（后入）6g　茯苓 15g　山药 15g
　　　白花蛇舌草 15g　海螵蛸 15g　合欢皮 15g　丹参 15g
　　　赤芍 15g　沙参 15g　半边莲 15g　黄芪 15g
　　　莪术 10g　黄芩 10g　×7 剂

三诊：2014 年 09 年 16 日

胃胀、胃痛好转，偶有头晕，无泛酸，无焦虑，无黑便，大便欠畅，舌淡暗，苔薄黄，脉濡。

辨证：脾虚气滞，湿瘀内蕴。

治法：健脾理气，化湿活血。

处方：砂仁（后入）6g　木香（后入）6g　茯苓 15g　白花蛇舌草 15g
　　　海螵蛸 15g　合欢皮 15g　丹参 15g　沙参 15g
　　　半边莲 15g　黄芪 15g　黄芩 10g　天麻 10g　×7 剂

四诊：2014 年 09 月 23 日

胃胀、胃痛好转，偶有嗳气，无头晕，无泛酸，无焦虑，无黑便，大便欠畅，舌淡暗，苔薄黄，脉濡。

辨证：脾虚气滞，湿瘀内蕴。

治法：健脾理气，化湿活血。

处方：砂仁（后入）6g　木香（后入）6g　黄芪 15g　白术 15g
　　　延胡索 15g　鸡内金 15g　麦芽 15g　谷芽 15g
　　　茯苓 15g　山药 15g　丹参 15g　白花蛇舌草 15g
　　　柿蒂 15g　×7 剂

按

本例为脾虚气滞，湿瘀内蕴患者兼夹证候较多，伊春锦老师常用白花蛇舌草、莪术、半边莲抗肠化，同时患者存在瘀血内蕴的情况，故治疗上活血治疗贯穿始终。

◆ **病案 20**

患者廖某某，女，66 岁。

一诊：2014 年 11 月 11 日

患者胃痛，伴口臭、嗳气、泛酸，晨起口苦，胃镜提示慢性萎缩性胃炎伴糜烂，大便黏腻，舌淡红，苔黄腻，脉弦。

辨证：肝胆湿热证。

治法：清热平肝化湿。

处方：黄芩 10g　　　蒲公英 15g　　大腹皮 15g　　砂仁（后入）6g

　　　木香（后入）6g　枳壳 10g　　　乌药 10g　　　煅瓦楞子 30g

　　　海螵蛸 15g　　　白及 10g　　　佛手 15g　　　醋香附 10g　×7 剂

二诊：2014 年 11 月 18 日

患者胃痛、口臭、嗳气、泛酸较前好转，无黑便，舌淡红，苔黄腻，脉弦。

辨证：肝胆湿热证。

治法：清热平肝化湿。

处方：大腹皮 15g　　砂仁（后入）6g　木香（后入）6g　北柴胡 10g

　　　枳壳 10g　　　香附 10g　　　佛手 15g　　　乌药 10g

　　　莱菔子 15g　　白术 15g　　　丹参 15g　　　茯苓 15g　×7 剂

按

患者肝胆湿热证，肝胃郁热，木曲作酸，治疗上以柴胡、枳壳、香附、佛手疏肝理气，乌药温经止痛，木香、砂仁、莱菔子调理脾胃气机。

◆ **病案 21**

患者尹某某，男，62 岁。

一诊：2014 年 12 月 05 日

患者胃胀痛，口中黏腻感，时有吐痰，偶有嗳气，胃镜示慢性萎缩性胃炎，幽门螺杆菌阳性，大便正常，舌淡红，苔黄腻，脉弦。

辨证：痰热气滞证。

治法：理气化痰，清热活血。

处方：姜半夏 8g　　陈皮 10g　　桔梗 10g　　　浙贝母 15g

　　　茵陈蒿 15g　　肉豆蔻 6g　　木香（后入）6g　醋香附 10g

　　　佛手 15g　　　茯苓 15g　　丹参 15g　　　大腹皮 15g　×7 剂

配合西（成）药：胃乐宁片 0.54g，tid×7 天；荆花胃康胶丸 160mg，tid×7 天。

二诊：2014 年 12 月 12 日

服上方后胃胀痛、口中黏腻感好转，无嗳气，舌淡红，大便正常，苔黄腻，脉弦。

辨证：痰热气滞证。

治法：理气化痰，清热活血。

处方：茵陈蒿 15g　　黄芩 10g　　薏苡仁 15g　　佩兰 10g

　　　黄芪 15g　　海浮石 30g　　白蔻仁 6g　　木香（后入）6g

　　　浙贝母 10g　　煮半夏 10g　　陈皮 10g　　×7 剂

配合西（成）药：胃乐宁片 0.54g，tid×7 天；荆花胃康胶丸 160mg，tid×7 天。

按

本例痰热内蕴兼有气滞证，治疗上予半夏、陈皮、浙贝母化痰，佛手、香附、木香等理气，茵陈蒿、肉豆蔻、黄芩等清热化湿，胃乐宁为猴头菌具有益气养阴作用，荆花胃康胶丸具有寒热并用、轻度抗幽门螺杆菌作用。

◆ 病案 22

患者肖某某，男，60 岁。

一诊：2015 年 01 月 26 日

胃脘不适，闷胀，偶有嗳气，按之则舒，伴疲乏、大便溏，舌淡暗，苔白腻，脉软。

辨证：脾虚气滞。

治法：健脾理气。

处方：党参 30g　　砂仁（后入）6g　　木香（后入）6g　　煮半夏 8g

　　　陈皮 10g　　茯苓 15g　　　北柴胡 5g　　枳壳 10g

　　　郁金 10g　　丹参 15g　　×7 剂

二诊：2015 年 02 月 02 日

服上方后胃脘不适、闷胀好转，嗳气消失，疲乏好转，大便时溏时成形，舌淡暗，苔白腻，脉软。

辨证：气滞湿阻。

治法：理气化湿。

处方：白蔻仁（后入）6g　　木香（后入）3g　　煮半夏 8g　　陈皮 10g

　　　茯苓 15g　　　黄芪 30g　　　荷叶 10g　　白术 15g

　　　苍术 10g　　　厚朴 10g　　　丹参 15g　　×7 剂

按

本证脾虚气滞证，治宜健脾理气，方以六君子汤加减，配合柴胡、枳壳、郁金以疏肝理气。二诊痰湿较前明显，故加大化湿力度。

◆ **病案 23**

患者彭某某，女，52 岁。

一诊：2015 年 04 月 06 日

胃脘不适，伴腹胀、便秘，时有胃痛，胃镜示慢性萎缩性胃炎伴中度肠化，舌淡，苔黄腻，脉弦。

辨证：湿瘀内蕴化热证。

治法：清热化湿，活血解毒。

处方：黄芩 10g　　　白花蛇舌草 15g　　蒲公英 15g　　　半枝莲 15g
　　　丹参 15g　　　　木香（后入）6g　　乌药 10g　　　　枳壳 10g
　　　炒莱菔子 15g　　赤芍 15g　　　　　大腹皮 15g　　　北沙参 15g
　　　黄芪 15g　　×7 剂

配合西（成）药：胃乐宁片 0.54g，tid×7 天；六味能消胶囊 0.9g，tid×7 天。

二诊：2015 年 04 月 14 日

服上方后胃脘不适、腹胀、便秘好转，无胃痛，舌淡，苔黄腻，脉弦。

处方：黄芩 10g　　　白花蛇舌草 15g　　蒲公英 15g　　　半枝莲 15g
　　　丹参 15g　　　　木香（后入）6g　　乌药 10g　　　　枳壳 10g
　　　赤芍 15g　　　　北沙参 15g　　　　黄芪 15g　　　　延胡索 15g
　　　夏枯草 10g　　×7 剂

配合西（成）药：胃乐宁片 0.54g，tid×7 天；六味能消胶囊 0.9g，tid×7 天。

按

本例患者为湿瘀内蕴化热证，治疗上清热化湿解毒，出现肠化现象，伊春锦老师认为是因为存在血瘀毒蕴，临床上常常以莪术、三棱活血化瘀，半枝莲、白花蛇舌草清热解毒。

◆ **病案 24**

患者方某某，男，31 岁。

一诊：2015 年 06 月 12 日

胃痛食后尤甚，胃镜示浅表性胃炎伴糜烂，口臭，大便黏腻，面部痤疮，无黑便，偶有泛酸，饮食尚可，舌淡红，苔黄腻，脉滑。

辨证：湿热内蕴证。

治法：清热化湿。

处方：黄芩 10g　　　黄芪 30g　　　　茵陈蒿 15g　　　土茯苓 15g

　　　金银花 15g　　白花蛇舌草 15g　　砂仁（后入）6g　薄荷 6g

　　　白及 10g　　　白术 15g　　　　佩兰 10g　　　　薏苡仁 15g

　　　木香（后入）6g　×7 剂

二诊：2015 年 06 月 19 日

服上方后胃痛好转，口臭、大便黏腻好转，面部痤疮无新发，无黑便，偶有泛酸，饮食尚可，舌淡红，苔黄腻，脉滑。

处方：黄芩 10g　　　黄芪 30g　　　　茵陈蒿 30g　　　土茯苓 15g

　　　金银花 15g　　白花蛇舌草 15g　　砂仁（后入）6g　薄荷 6g

　　　白及 10g　　　白术 15g　　　　佩兰 10g　　　　薏苡仁 15g

　　　木香（后入）6g　×7 剂

按

本例辨为湿热内蕴证，初诊后诸症均有缓解，效不更方，嘱患者清淡饮食。本例中白及有促进胃黏膜修复、抗溃疡的作用，从中医角度来说为收敛生肌。同时湿热之邪不易速去，当守方。

◆ **病案 25**

患者官某某，女，42 岁。

一诊：2012 年 09 月 24 日

患者便秘，大便量少，纳可，寐差，舌淡红，苔厚黄腻，脉弦细。

辨证：湿热气滞证。

治法：清热化湿，理气通便。

处方：白蔻仁（后入）6g　茵陈蒿 15g　　木香（后入）6g　茯苓 15g

　　　佩兰 10g　　　　苍术 6g　　　　鸡内金 15g　　　麦芽 15g

　　　谷芽 15g　　　　车前草 15g　　夜交藤 30g　　　丹参 15g

　　　茵陈蒿 15g　×7 剂

二诊：2012 年 10 月 01 日

服上方后睡眠改善，大便较前通畅，舌苔较前变薄，守上方去车前草、鸡内金，改夜交藤为 15g，服 5 剂。

三诊：2012 年 10 月 08 日

服上方后睡眠基本正常，大便较前明显好转，苔薄黄，效不更方，嘱适量进食富含纤维素之品，畅情志，有利于气机畅通，尽量避免生湿热之品，如烟酒、肥甘厚腻等，守上方去苍术以避免过燥伤阴，服7剂。

按

本例患者为老年女性便秘患者，伊春锦老师认为便秘患者首先要明确有无器质性梗阻及其他疾病如甲状腺功能减退、电解质紊乱等，如有消化道肿瘤而按照便秘治疗，除了疗效差之外，还会延误病情。临床上对便秘的治疗常习用清热消导之品如厚朴、大黄、番泻叶等，但远期效果欠佳。本例患者为肠胃积滞、湿热内生，阻滞肠道气机而出现便秘，治疗上以理气化湿，湿热除，气机通，大便自解。其中绵茵陈伊春锦老师认为有通便的作用，不过用量宜大，常常用到30g。同时在化湿药的应用上芳香化湿（白蔻仁）、运脾燥湿（苍术）、清热利湿（佩兰、车前草、茵陈蒿）在本病例中均有应用，同时要注意理气药的运用，部分理气药常有辛味，有促进胃肠蠕动的作用。

◆ **病案 26**

患者孟某某，女，32岁。

一诊：2013年06月10日

患者便秘，疲乏，舌淡，苔薄黄，脉弦。

辨证：气虚便秘证。

治法：益气理气通便。

处方：党参 30g　　白术 30g　　枳实 12g　　茯苓 15g

　　　甘草 5g　　木香（后入）6g　　×5剂

二诊：2013年06月15日

便秘好转，疲乏改善，守上方 ×7剂。

按

气虚便秘治疗上以健脾益气通便为主。本病例中主要是白术这一味药物的应用，白术系菊科植物的干燥根茎，具有健脾益气、燥湿利水、止汗安胎之效，主治脾虚食少、腹胀泄泻、痰饮眩悸、水肿、自汗、胎动不安等症。以脾实升则健，胃主降则和；以脾喜刚燥，胃喜柔润。重用白术以运化脾阳，实以治本之图。白术主要含有多糖及挥发油。其中挥发油含量约占1.4%，主要成分为苍术酮、苍术醇等。另外，白术还含有多种氨基酸、白术三醇、树脂、维生素A等。其中白术多糖是重要的活性物质之一。近年来的研究表明白术具有利尿、抗菌、抗衰老、抗肿瘤等作用，对神经系统、子宫平滑肌、肠胃运动也有一定作用，还能调节免疫功能。

◆ **病案 27**

患者林某某，男，78 岁。

一诊：2013 年 11 月 14 日

患者便秘，纳呆，偶有胸闷，舌暗红，苔黄腻，脉弦。

辨证：气虚湿热阻滞证。

治法：健脾益气，清热化湿。

处方：白豆蔻（后入）6g　木香（后入）6g　茯苓 20g　苍术 6g
　　　佩兰 10g　　　　黄芪 10g　　　　白术 12g　丹参 20g
　　　火麻仁 30g　　　瓜蒌 20g　　　　莱菔子 20g　芒硝 10g
　　　延胡索 20g　×7 剂

二诊：2013 年 11 月 22 日

服上方后便秘好转，饮食改善，守上方×5 剂，嘱适当进食膳食纤维，适当补充酸奶、水果等。

本例患者为老年便秘患者，治以健脾益气，清湿热，使脾胃健，湿热清，肠胃功能恢复，肠道蠕动恢复，大便自行。本例中芒硝增液通便、火麻仁润肠通便，二者用于治标，而其余诸药用于治本。对于便秘患者若大便多日未行，通便当为首要之急，所谓急则治其标。但通常是标本兼治，临证时又当权宜轻重。

◆ **病案 28**

患者江某某，女，67 岁。

一诊：2013 年 11 月 14 日

患者便秘，嗳气，口唇暗，纳可，寐差，舌暗红，苔薄白，脉弦。

辨证：气郁血瘀证。

治法：活血化瘀，理气通便。

处方：桃仁 12g　　郁金 10g　　丹参 15g　　北柴胡 10g
　　　枳壳 10g　　延胡索 15g　莱菔子 15g　瓜蒌仁 30g
　　　火麻仁 30g　乌药 9g　　　香附 10g　×5 剂

二诊： 2013 年 11 月 18 日

服上方后大便较前通畅，嗳气好转，守上方×3 剂。

三诊： 2013 年 11 月 22 日

服上方后大便较前明显好转，畅情志，嘱适量进食富含纤维素之品，尽量避免生湿热之品，如烟酒、肥甘厚腻等。

按

本例患者为老年女性便秘患者，伊春锦老师认为便秘患者首先要排除器质性病变等。对于功能性便秘，临床上对便秘的治疗上常习用厚朴、大黄、番泻叶等，但远期效果欠佳。本病例患者以气郁血瘀，阻滞肠道气机而出现便秘，治疗上以理气化湿、活血化瘀，气机通，大便自解。方中桃仁、丹参活血通便，郁金、柴胡、枳壳、莱菔子、香附理气通便。理气药常有辛味，有促进胃肠蠕动的作用，同时增液行舟，加用润肠的瓜蒌仁、火麻仁。

◆ **病案 29**

患者易某某，女，63 岁。

一诊： 2014 年 09 月 24 日

素来便秘，3~4 天一行，伴有腹胀、口干，夜寐差，舌淡红，苔薄黄，脉弦。

辨证：阴虚气滞便秘。

治法：理气滋阴通便。

处方：

木香（后入）6g	北柴胡 10g	枳壳 10g	沙参 15g
莱菔子 15g	黄芩 10g	白及 10g	赤芍 15g
钩藤 10g	首乌藤 15g	×5 剂	

配合西药：乳果糖口服溶液（杜秘克）15ml，tid×5 天。

二诊： 2014 年 09 月 30 日

服上方后便秘好转，2 天一行，腹胀、口干、夜寐差较前好转，舌淡红，苔薄黄，脉弦。

辨证：阴虚气滞便秘。

治法：理气滋阴通便。

处方：

北柴胡 10g	枳壳 10g	沙参 15g	莱菔子 15g
黄芩 10g	白及 15g	赤芍 15g	钩藤 10g
首乌藤 15g	木香（后入）6g	香附 10g	百合 15g ×5 剂

本例患者存在阴虚气滞便秘，故治疗上理气滋阴通便并行，同时和西药通便药同用，先解决患者便秘不适症状，正所谓"急则治其标"。症状缓解后在缓图其本，服上方后诸症均较前缓解。

◆ **病案 30**

患者郑某某，女，68 岁。

一诊：2014 年 05 月 20 日

患者有乙肝病史，现肝功能示转氨酶异常，食欲差，嗳气，胸胁不舒，夜寐差，大便黏腻，舌暗红，苔黄腻，脉弦。

辨证：肝胆湿热兼气滞证。

治法：清热，平肝，理气。

处方：茵陈蒿 15g　白毛藤 15g　木瓜 15g　北柴胡 5g

　　　枳壳 10g　丹参 15g　赤芍 15g　首乌藤 30g

　　　酸枣仁 15g　沙参 15g　栀子 5g　黄芩 10g　×5 剂

二诊：2014 年 05 月 29 日

服上方后现肝转氨酶好转，仍有食欲差、嗳气、胸胁不舒、疲乏，夜寐较前改善，大便黏腻，舌暗红，苔薄黄，脉弦。

处方：黄芩 10g　北柴胡 10g　陈皮 10g　党参 30g

　　　茯神 15g　白术 15g　木瓜 15g　煮半夏 8g

　　　蝉蜕 5g　酸枣仁 15g　首乌藤 15g　×5 剂

辨证：脾虚气滞证。

治法：健脾，理气。

本病例辨证为一诊肝炎急性期，表现为肝胆湿热证。经清热平肝理气治疗后，湿热之邪减轻，证候转化为本虚标实的一面，故治疗转为健脾疏肝理气。本例中蝉蜕、酸枣仁、夜交藤均有镇静助眠的作用。本例中启发：①急性期和缓解期证候变化当辨明。②辨证和辨病相结合，白毛藤有清热解毒的作用，现代药理研究证明其有保肝降酶的作用。

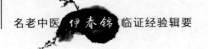

◆ **病案 31**

患者李某某，男，66 岁。

一诊：2015 年 01 月 02 日

患者 B 超示胆囊结石，畏惧手术，平素有肝区不适、闷胀感，吐酸水，大便正常，舌淡红，苔薄黄，脉弦。既往有高血压病史。

辨证：肝胆湿热证。

治法：清肝利胆。

处方：黄芩 10g　　金钱草 15g　　石苇 15g　　　鸡内金 15g

　　　柴胡 10g　　枳壳 10g　　白花蛇舌草 15g　赤芍 15g

　　　黄芪 15g　　北沙参 15g　煅瓦楞子 30g　　×7 剂

配合中成药：胆石利通片 2.7g，tid×7 天；复方血栓通软胶囊 1.48g，tid×7 天。

二诊：2015 年 01 月 08 日

服上方后肝区不适、闷胀感、吐酸水有所缓解，舌淡红，苔薄黄，脉弦。

辨证：肝胆湿热证。

治法：清肝利胆。

处方：黄芩 10g　　金钱草 15g　　石韦 15g　　　鸡内金 15g

　　　柴胡 10g　　枳壳 10g　　白花蛇舌草 15g　赤芍 15g

　　　黄芪 15g　　北沙参 15g　煅瓦楞子 30g　　延胡索 15g　×7 剂

配合中成药：胆石利通片 2.7g，tid×7 天；复方血栓通软胶囊 1.48g，tid×7 天。

三诊：2015 年 01 月 19 日

服上方后偶有肝区疼痛，余无特殊变化。

处方：黄芩 10g　　金钱草 15g　　石韦 15g　　　鸡内金 15g

　　　柴胡 10g　　枳壳 10g　　赤芍 15g　　　黄芪 15g

　　　北沙参 15g　煅瓦楞子 30g　延胡索 15g　　砂仁 6g

　　　蒲公英 15g　×7 剂

配合中成药：复方血栓通软胶囊 1.48g，tid×7 天；雷贝拉唑钠肠溶片（瑞波特）10mg，qd×7 天。

四诊：2015 年 01 月 26 日

服上方后无疼痛，偶有泛酸，余病情无特殊变化，守上方 ×14 剂。

按

胆石证辨证为肝胆湿热证，治宜清肝利胆，常用金钱草、鸡内金以化石，本病治疗疗程长，治宜顾护脾胃，避免清热化湿药物伤及脾胃，同时嘱患者若有黄疸、剧烈腹痛应及时就诊，避免胆石嵌顿。

三、其 他

◆ 病案 1

患者高某某，女，42 岁。

一诊：2012 年 09 月 06 日

患者皮肤瘙痒，大便自调，舌暗淡，苔黄腻，脉细。

辨证：气虚湿热证。

治法：益气疏风，清利湿热。

处方：黄芪 30g　　苍术 6g　　防风 10g　　茯苓 15g

　　　白鲜皮 15g　佩兰 10g　　金银花 15g　土茯苓 15g

　　　丹参 15g　　蝉蜕 10g　　地骨皮 15g　黄芩 15g　×7 剂

二诊：2012 年 09 月 13 日

服上方后皮肤瘙痒好转，嘱禁食腥膻发物，续上方 ×5 剂。

> **按**
>
> 本例患者皮肤瘙痒症辨证为气虚湿热证，气虚以玉屏风散，改白术为苍术加强运脾祛湿之力，苍术有发汗作用，可使湿邪从表而除；祛风先活血，血活风自灭，一味丹参功同四物汤活血凉血养血；柴胡、白鲜皮、佩兰、土茯苓疏风清利湿热，茯苓健脾祛湿；肺合皮毛，黄芩、地骨皮清肺经湿热，金银花清热解毒。同时用蝉蜕凉肝平肝，有镇静、抗过敏作用，中西合参。

◆ 病案 2

患者林某某，女，43 岁。

一诊：2012 年 09 月 03 日

患者疝气术后 3 年，现感下坠感，饮食尚可，大便每日 1 次，舌暗红，苔黄厚，脉细。

辨证：气虚湿热兼血瘀证。

治法：益气清湿热兼活血。

处方：黄芪 15g　　茯苓 15g　　　升麻 6g　　　桔梗 10g

　　　薏苡仁 15g　　茵陈蒿 15g　　鱼腥草 15g　　黄芩 10g

　　　鸡内金 15g　　丹参 15g　　　牡丹皮 15g　×7 剂

二诊：2012 年 09 月 10 日

服上方后上症减，守上方去鱼腥草、黄芩清热之品善后，服 7 剂。

按

中医认为疝气的病因多和中气下陷、情志不遂、寒湿内停有关，同时也和先天禀赋不足或年老肝肾亏虚等因素有关。现代医学认为疝气的形成和患者的体质有着很大的关系，多是由于咳嗽、用力排便、妇女妊娠、老年腹壁强度退行性变等原因腹腔内产生负压，导致腹腔内气压增大，迫使腹腔内的游离脏器如小肠、盲肠等脏器见孔就钻，通过人体正常的或不正常的薄弱点或缺损、孔隙进入另一部位。疝气的症状最主要的是在腹股沟区。如不及时治疗，可产生严重并发症。本例治疗上以黄芪、茯苓益气健脾，升麻、桔梗升提阳气，薏苡仁健脾祛湿，茵陈蒿、鱼腥草、黄芩清热祛湿，同时予丹参、牡丹皮凉血活血，辅以鸡内金健脾消食，使脾胃健，气血充足。同时根据李东垣补中益气汤中升麻和柴胡用量宜小，上方升麻用量也小。

◆ **病案 3**

患者林某某，男，58 岁。

一诊：2012 年 11 月 26 日

患者头晕，心悸，大便溏，尿常规示阴血（+），舌淡红，苔薄黄，脉弦。

辨证：气虚湿热证。

治法：益气，清湿热。

处方：党参 15g　　砂仁（后入）6g　　木香（后入）6g　　白术 15g

　　　仙鹤草 15g　薄荷 6g　　　连翘 15g　　　　车前草 15g　×7 剂

二诊：2012 年 12 月 06 日

服上方后上症好转，尿复查尿隐血微量，效不更方，守上方 ×7 剂。

按

本例患者变为气虚湿热证，其中以党参、砂仁、木香、白术健脾益气理气，仙鹤草补虚止血，薄荷疏肝凉肝，连翘、车前草清热利湿。其中仙鹤草性平，味苦、涩，归心、肝经，具有收敛止血、截疟、止痢、解毒的功效，临床上用于各种出血证如咯血、吐血、崩漏下血、血痢等，以及疟疾、脱力劳伤、痈肿疮毒、阴痒带下等。现代药理研究证明，仙鹤草中含有酚、酯、黄酮、鞣质、糖苷、有机酸、挥发油、三萜皂苷等极其复杂的化学成分，并具有抗肿瘤、降血糖、镇痛抗炎、止血、抗疟、抗心律失常等多方面的药理作用。本例中仙鹤草主要用于补虚止血。

◆ **病案 4**

患者王某某，男，52 岁。

一诊：2013 年 12 月 02 日

患者眩晕，视物旋转，呕吐胃内容物，反酸，胃痛，小便欠畅，大便自调，舌淡红，苔腻，脉滑。

辨证：风痰证。

治法：健脾化痰，息风止眩。

处方：半夏 8g　　白术 15g　　黄芪 30g　　茯苓皮 15g

　　　天麻 10g　　丹参 15g　　泽泻 15g　　蒲公英 15g

　　　鱼腥草 15g　甘草 5g　　×7 剂

二诊：2013 年 12 月 09 日

服上方后眩晕好转，去泽泻、蒲公英、鱼腥草，服 3 剂。

按

本例患者为风痰眩晕兼水饮内停，以半夏白术天麻汤加减，合并茯苓皮、泽泻利水湿，黄芪、丹参益气活血，蒲公英、鱼腥草疏风清热解毒祛邪。本症以祛邪（痰、水饮）为主，邪去正安，蒲公英、鱼腥草均属祛邪之类，正气和邪气抗争，内动内风，祛邪为治疗关键。

◆ **病案 5**

患者吕某某，男，70 岁。

一诊：2013 年 12 月 12 日

皮肤瘙痒，入夜尤甚，大便自调，舌红，苔少薄微黄，脉细。

辨证：血分有热证。

治法：疏风，凉血。

处方：黄芩 10g　　　丹参 15g　　　赤芍 15g　　　地骨皮 12

　　　蝉蜕 10g　　　防风 10g　　　白鲜皮 15g　　　茯苓 15g

　　　蒺藜 10g　　　甘草 5g　　×3 剂

二诊：2013 年 12 月 16 日

服上方后皮肤瘙痒改善，守上方×3 剂。

按

本例患者为血热生风证，祛风先活血，血活风自灭，治疗上以丹参、赤芍凉血活血，同时一味丹参功同四物汤，又有养血凉血安神的作用。肺在体合皮毛，黄芩、地骨皮清肺热。兼用疏风止痒中药如蝉蜕、白鲜皮、蒺藜等。

◆ **病案 6**

患者毛某某，男，63 岁。

一诊：2013 年 12 月 30 日

患者肾病，小便不畅，肢体水肿，大便欠畅，腰膝酸软，舌暗红，苔白腻。

辨证：肾气不足证。

治法：利湿，滋阴补肾。

处方：泽泻 10g　　　茯苓 20g　　　熟地黄 10g　　　山茱萸 12g

　　　山药 10g　　　牡丹皮 10g　　　肉苁蓉 10g　　　枸杞子 15g

　　　锁阳 10g　　　淫羊藿 10g　　　菟丝子 10g　　　甘草 9g　　×5 剂

二诊：2014 年 01 月 06 日

服上方后水肿减轻，守上方 ×5 剂。

按

本病例患者辨证为肾气不足证，阴阳双补，方以六味地黄丸加减，方中三补三泻，补的力度不够，加肉苁蓉、锁阳补阳通便，淫羊藿、菟丝子补阳，枸杞子补肾阴。肾气充足，蒸腾气化的功能加强，津液得以运化，故水肿消退，大便通畅。

◆ **病案 7**

患者童某某，男，7 岁。

一诊：2014 年 01 月 02 日

患者夜间烦躁，易出汗，纳差，舌红，苔薄黄，脉弦细。

辨证：肝热证。

治法：清肝平肝。

处方：黄芩 8g　　　钩藤 10g　　　砂仁（后入）3g　　　白术 8g

　　　莱菔子 10g　　茯苓 15g　　　栀子 5g　　　　　　白芍 10g

　　　小春花 10g　　×3 剂

二诊：2014 年 01 月 06 日

服上方后上症好转，效不更方，守上方×7 剂。

按

本例患者为小儿夜啼不安症，小儿为易寒易热、易虚易实、稚阴稚阳之体，脏腑清灵，随拨随应，同时存在肝有余而脾不足，本例患者症属此类。以黄芩、栀子清肝火，钩藤、小春花平肝热，白芍敛肝阴，辅以茯苓健脾化湿、莱菔子消食化滞、砂仁运脾。从现代医学角度而言，小儿神经、免疫等系统发育尚未完全，不知饥饱，脾胃易受伤，易受外邪侵袭，同时发病快、变证快是小儿病的临床特点，如果治疗及时得当，脏腑清灵，随拨随应，临床见效也快。

◆ **病案 8**

患者白某某，女，62 岁。

一诊：2014 年 01 月 16 日

患者关节疼痛，阴雨天明显加重，胃脘不适，纳差，口干，舌暗红，苔黄腻，脉沉。

辨证：阴虚湿热证。

治法：养阴，清利湿热。

处方：玉竹 15g　　独活 10g　　　沙参 15g　　　秦艽 15g

　　　威灵仙 15g　　豨莶草 15g　　葛根 15g　　　黄芩 10g

　　　延胡索 15g　　丹参 15g　　　地龙 10g　　　路路通 15g　×3 剂

二诊：2014 年 01 月 20 日

上症缓解，守上方×5 剂。

按

本病例中养阴药和祛风湿药并用，养阴属于扶正，祛风湿属于祛邪，同时祛风湿药易伤阴，患者本身就合并阴虚症状，故养阴药和祛风湿药并用既起到了扶正养阴作用，又起到了预防祛风湿药伤阴的作用。同时祛风先活血，血活风自灭。

◆ **病案 9**

患者林某某，男，62 岁。

一诊：2014 年 01 月 16 日

患者头晕、便秘，腰膝酸软，关节疼痛，舌红，苔薄黄，脉弦。

辨证：肾虚肝热证。

治法：补肾清肝。

处方：鸡翎花 10g　　菊花 10g　　　木瓜 10g　　　玉竹 15g

　　　火麻仁 15g　　瓜蒌仁 15g　　茯苓 15g　　　山药 15g

　　　延胡索 15g　　独活 10g　　　桑寄生 15g　　杜仲 15g

　　　决明子 15g　 ×5 剂

二诊：2014 年 01 月 20 日

上症减，守上方 ×3 剂。

按

本证属于肾虚肝热证，以桑寄生、杜仲、山药补肾，同时以鸡翎花、菊花清肝热，木瓜、玉竹滋阴柔肝，辅以火麻仁、瓜蒌仁、决明子通便治疗，看似药杂，实则有章可循。临床上对于兼症的治疗也很重要，对于患者的依从性，治疗兼症也是临床疗效的一个方面。虽然临床上抓主证、一元论很重要，但很多时候症状头绪很多，一时间难以抓住主要矛盾的情况也是存在的，所以对兼症的处理显得也很重要。

◆ **病案 10**

患者王某某，女，53 岁。

一诊：2014 年 03 月 31 日

患者夜间口干，大便自调，舌淡红，苔少，脉细。

辨证：气阴虚证。

治法：益气滋阴活血。

处方：枸杞子 30g　　太子参 15g　　茯苓 15g　　　玉竹 15g

　　　丹参 15g　 ×5 剂

二诊：2014 年 04 月 05 日

上症减，效不更方，守上方 ×7 剂。

患者属于气阴虚证，以枸杞子、太子参、玉竹补肾阴、胃阴、肺阴之气，茯苓健脾化阴，丹参活血凉血以运行津液。方小力专。

◆ **病案 11**

患者吴某某，女，71 岁。

一诊：2014 年 04 月 14 日

患者口干，纳差，偶有疼痛，疲乏，大便自调，舌淡红，苔薄白，脉弦。

辨证：脾胃气阴不足兼血瘀证。

治法：益气养阴活血。

处方：

沙参 15g	石斛 15g	瓦楞子 30g	砂仁（后入）6g
白术 15g	党参 30g	木香 6g	茯苓 15g
丹参 15g	牡丹皮 10g	麦冬 15g	×7 剂

二诊：2014 年 04 月 21 日

上症减，守上方×7 剂。

本病例口干为脾胃气阴不足，不能运化津液，治疗上以益气养阴为主，用药平淡，防止滋腻太过，同时辅以活血化瘀，最终津液得化，口腔得以滋润。

◆ **病案 12**

叶某某，女，64 岁。

一诊：2014 年 05 月 20 日

关节疼痛，肢体麻木，气候变化时加重，食欲差，时有胸闷，大便秘结，舌红，苔少，脉细。既往有骨质疏松病史。

辨证：阴虚风湿痹症。

治法：滋阴，祛风湿，止痹痛。

处方：

徐长卿 15g	石斛 15g	地黄 15g	砂仁（后入）6g
秦艽 15g	麦冬 15g	山药 15g	葛根 15g
火麻仁 30g	海桐皮 10g	豨莶草 15g	
威灵仙 15g	延胡索 15g	×7 剂	

配合西药：甲钴胺片 0.5mg，tid×7 天；碳酸钙 D3 颗粒剂 1 袋，tid×7 天。

二诊：2014 年 06 月 26 日

关节疼痛、肢体麻木较前好转，伴咽干、食欲差，时有胸闷，大便秘结，舌红，苔少，脉细。

辨证：阴虚风湿痹症。

治法：滋阴，祛风湿，止痹痛，兼用理气润肠通便。

处方：徐长卿 15g　　石斛 15g　　地黄 15g　　秦艽 15g

　　　　麦冬 15g　　　山药 15g　　葛根 15g　　火麻仁 30g

　　　　海桐皮 10g　　豨莶草 15g　威灵仙 15g　延胡索 15g

　　　　莱菔子 15g　　沙参 15g　　×7 剂

配合西药：同前。

三诊：2014 年 07 月 24 日

服上方后疼痛、麻木好转，伴咽干、食欲差，无胸闷，大便秘结，舌红，苔少，脉细。

辨证：阴虚风湿痹症。

治法：滋阴，祛风湿，止痹痛，兼用理气润肠通便。

处方：徐长卿 15g　　石斛 15g　　地黄 15g　　秦艽 15g

　　　　麦冬 15g　　　山药 15g　　葛根 15g　　火麻仁 30g

　　　　海桐皮 10g　　豨莶草 15g　威灵仙 15g　莱菔子 15g

　　　　沙参 15g　　　砂仁 3g　　　赤芍 15g　　×7 剂

配合西药：同前。

四诊：2014 年 08 月 07 日

服上方后疼痛、麻木好转，伴口苦，食欲较前好转，偶有泛酸，无胸闷，大便较前好转，舌红，苔少，脉细。

辨证：阴虚风湿痹症。

治法：滋阴，祛风湿，止痹痛，兼用理气润肠通便。

处方：徐长卿 15g　　石斛 15g　　地黄 15g　　秦艽 15g

　　　　麦冬 15g　　　山药 15g　　葛根 15g　　火麻仁 30g

　　　　海桐皮 10g　　豨莶草 15g　威灵仙 15g　莱菔子 15g

　　　　沙参 15g　　　砂仁 3g　　　赤芍 15g　　白毛藤 15g

　　　　木瓜 15g　　　×7 剂

配合西药：奥美拉唑肠溶胶囊 20mg，qd×7 天。

五诊：2014 年 08 月 21 日

服上方后疼痛、麻木好转，口苦好转，食欲尚可，偶有腹胀、泛酸，无胸闷，大便较前好转，舌红，苔少，脉细。

辨证：阴虚风湿痹症。

治法：滋阴，祛风湿，止痹痛，兼用理气润肠通便。

处方：徐长卿 15g　　石斛 15g　　　地黄 15g　　　秦艽 15g

　　　麦冬 15g　　　火麻仁 30g　　海桐皮 10g　　豨莶草 15g

　　　威灵仙 15g　　莱菔子 15g　　砂仁 3g　　　 赤芍 15g

　　　独活 10g　　　瓜蒌仁 15g　　×7 剂

配合西药：枸橼酸莫沙必利片 5mg，tid×7 天；聚乙二醇 4000 散剂（长松）10g，tid×7 天；奥美拉唑肠溶胶囊 20mg，qd×7 天；碳酸钙 D3 颗粒剂 1 袋，qd×7 天。

本患者凡五诊，整体辨证为阴虚风湿痹症，治疗上以滋阴、疏风祛湿为主，但是风药又有伤阴之弊和本就阴虚之体矛盾，两者要兼顾，需找到一个平衡点，这是本病例一个突出的特点。滋阴的同时要尽量选取"风中之润剂"如秦艽。祛风先活血，血活风自灭，在治疗过程中，加用活血赤芍。针对出现的兼证，中西同用，起到迅速缓解病情的目的，缓解患者病痛带来的不良情绪，以人为本。

◆ 病案 13

患者张某某，男，51 岁。

一诊：2014 年 05 月 08 日

肢体大关节疼痛半年余，天气变化时加剧，遇冷加剧，时有汗出、腰痛、怕冷，饮食尚可，大小便正常，舌淡，苔薄白，脉沉。

辨证：肝肾亏虚，风湿痹痛。

治法：益气，补肝肾，祛风湿，止痹痛。

处方：黄芪 15g　　　淫羊藿 10g　　独活 10g　　　杜仲 15g

　　　桑寄生 15g　　续断 10g　　　豨莶草 15g　　徐长卿 15g

　　　丹参 15g　　　路路通 15g　　制川乌 5g　　 ×3 剂

配合西药：塞来昔布胶囊（西乐葆）200mg，qd×6 天；痛舒片 1.6g，tid×6 天。

二诊：2014 年 05 月 15 日

服上方后肢体大关节疼痛缓解，汗出、腰痛、怕冷好转，饮食尚可，大小便正常，舌淡，苔薄白，脉沉。

辨证：肝肾亏虚，风湿痹阻。

治法：益气，补肝肾，祛风湿，止痹痛

处方：黄芪 15g　　　独活 10g　　　桑寄生 15g　　　续断 10g

　　　豨莶草 15g　　徐长卿 15g　　丹参 15g　　　路路通 15g

　　　制川乌 6g　　　甘草 5g　　　杜仲 15g　　　防己 10g　 ×6 剂

配合中成药：痛舒片 1.6g，tid×6 天。

三诊：2014 年 05 月 20 日

服上方后肢体大关节疼痛明显缓解，无明显汗出，腰痛、怕冷好转，饮食尚可，大小便正常，舌淡，苔薄白，脉沉。

辨证：肝肾亏虚，风湿痹阻。

治法：益气，补肝肾，祛风湿，止痹痛。

处方：黄芪 15g　　　独活 10g　　　杜仲 15g　　　防己 10g

　　　桑寄生 15g　　续断 10g　　　豨莶草 15g　　徐长卿 15g

　　　丹参 15g　　　全蝎 3g　　　制川乌 6g　　　甘草 5g　 ×7 剂

配合西药：痛舒片 1.6g，tid×6 天。

四诊：2014 年 05 月 29 日

服上方后因天气变化肢体大关节疼痛较前加剧，无明显汗出，腰痛、怕冷好转，饮食尚可，大小便正常，舌淡，苔薄白，脉沉。

辨证：肝肾亏虚，风湿痹痛。

治法：益气，补肝肾，祛风湿，止痹痛。

处方：川乌（制）6g　　葛根 15g　　　黄芪 15g　　　独活 10g

　　　杜仲 15g　　　防己 10g　　　桑寄生 15g　　续断 10g

　　　豨莶草 15g　　徐长卿 15g　　丹参 15g　　　全蝎 3g　 ×7 剂

配合中成药：痛舒片 1.6g，tid×7 天。

五诊：2014 年 06 月 05 日

服上方后关节疼痛较前好转，余病情无特殊变化，饮食尚可，大小便正常，舌淡，苔薄白，脉沉。

辨证：肝肾亏虚，风湿痹痛。

治法：益气，补肝肾，祛风湿，止痹痛。

处方：黄芪 15g　　　独活 10g　　　杜仲 15g　　　防己 10g

　　　桑寄生 15g　　续断 10g　　　豨莶草 15g　　丹参 15g

全蝎 3g　　　　川乌（制）6g　　秦艽 15g　　　　威灵仙 15g　×7 剂

配合中成药：痛舒片 1.6g，tid×6 天。

六诊：2014 年 06 月 12 日

服上方后关节疼痛较前好转，余病情无特殊变化，饮食尚可，大小便正常，舌淡，苔薄白，脉沉。

辨证：肝肾亏虚，风湿痹痛。

治法：益气，补肝肾，祛风湿，止痹痛。

处方：防己 10g　　　桑寄生 15g　　　续断 10g　　　　稀莶草 15g

　　　丹参 15g　　　黄芪 15g　　　　川乌（制）6g　　秦艽 15g

　　　威灵仙 15g　　路路通 15g　　　熟地黄 15g　　　木瓜 15g

　　　独活 10g　　　杜仲 15g　×7 剂

按

本病例仍为风湿痹症患者，辨证为肝肾不足风湿痹症。本病例特点为祛风湿、止痹痛药物的用药次第，首先益气、补肝肾、祛风湿并举，再加用大辛大热之乌头，但需注意煎法和用量，防止乌头碱中毒；其次合用活血药；再次加用虫类药物。先联用"西乐葆""痛舒片"迅速缓解症状之后再用中药巩固疗效以收功。

◆ **病案 14**

患者熊某某，66 岁，男。

一诊：2014 年 07 月 25 日

患者身痛、汗出，胃脘不适，无发热，无畏冷，舌淡暗，苔白腻，脉弱。

辨证：气虚湿热血瘀证。

治法：益气活血，清热化湿，通络止痛。

处方：黄芪 30g　　　桂枝 10g　　　白芍 15g　　　　白术 15g

　　　防风 10g　　　丹参 15g　　　白蔻仁 9g　　　佩兰 10g

　　　苍术 10g　　　厚朴 10g　　　延胡索 15g　　　甘松 6g　×3 剂

二诊：2014 年 08 月 05 日

身痛、汗出消失，仍有胃脘不适，偶有泛酸，无发热，无畏冷，舌淡暗，苔白腻，脉弱。

辨证：脾虚湿热血瘀证。

治法：健脾益气化湿。

处方：白蔻仁 9g　　　苍术 10g　　　厚朴 10g　　　荷叶 10g

　　　佩兰 10g　　　黄芪 15g　　　薏苡仁 30g　　鸡内金 15g

　　　麦芽 15g　　　谷芽 15g　　　瓦楞子 30g　　木香 6g　×7 剂

三诊：2014 年 08 月 12 日

胃脘不适、泛酸好转，有恶心感，无身痛、汗出，无发热，无畏冷，舌淡暗，苔白腻，脉弱。

辨证：脾虚湿热血瘀证。

治法：健脾益气化湿。

处方：砂仁（后入）6g　　木香（后入）6g　　瓦楞子 30g　　海螵蛸 15g

　　　丹参 15g　　　茵陈蒿 15g　　　黄芩 10g　　黄连 6g

　　　吴茱萸 3g　　　黄芪 15g　　　白术 15g　　沙参 15g　×3 剂

按

本例初诊身痛，诊为"血痹"，本病出自《金匮要略》，方用黄芪桂枝五物汤，本证尚合并表虚、湿热内蕴，并非单一证候，故治疗上合用玉屏风、化湿消食之品，身痛缓解后治疗以脾胃症状为主，合用左金丸有清热平肝制酸之效。

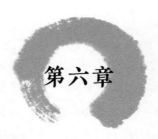

第六章

医话随谈（师徒问答）

本章内容由伊春锦老师和学生关于医学的交流、临床教学等材料整理而成，主要由学生来提问，伊春锦老师来回答。

一、理　法

● 1. 如何学好中医

答：学习中医是比较艰辛的，古人对医生本身的素质要求极高，"德不近佛者不可以为医，才不近仙者不可以为医"，医者必须德才兼备。现今国外对医生的要求也是很高。叶天士活了 80 岁，临终谆谆告诫后代："医可为而不可为。必天资敏悟，读万卷书，而后可借术以济世。不然，鲜有不杀人者，是以药饵为刀刃也。"

学好中医，首先是对人的要求，一要有较高的医德，二要有才学。学医者本人的思维特点要和中医学学术特点契合，不然一开始就各种抵触和否定，则难以入中医门墙。中医中学术流派众多，可以根据自己的思维特点，选择其中一个或多个进行学习。其次要多读书，勤于思考。读书先专后博，先经典，再现代。经典著作是值得反复阅读的，甚至要熟读成诵，再则要多临证。古人有半日读书，半日临证。临床是无字之书，是实践所学理论知识的战场。要理论学习和临床实践反复多次，这样既可以对理论去伪存真，也可以把临床实践升华到理论高度，相得益彰。既要读万卷书，还要行万里路。

● 2. 如何看待辨证论治

答：辨证论治是中医最为常用的思路之一，是中医临床诊疗最重要特色之一。但溯其源头，是来源于《伤寒论》"太阳病三日，已发汗，若吐，若下，若温针，仍不解者，此为坏病，桂枝不可与也。观其脉证，知犯何逆，随证治之。"根据仲景原文，辨证论治原本为坏病而起，目前已经成为临床论治方法的主流。但我们也不应该忘了还有辨证论治、辨体质论治、专病专方、专症专药……这些都是我们中医的手段，且都有使用场景。另外除了中药，中医还有针灸、推拿、正骨……不管使用何种手段、何种辨证体系，解决临床实际问题是我们的选择导向。

● 3. 如何看待纯中医和中西医结合

答：中医和西医是两种角度对人体的认识，两者在一些问题的认识上表述方式可能不同，但内在实质相同，也就是说有一定的共性。但在另一些问题上，指导思想存在一定的不同，比如对于一般人感冒后，西医的饮食禁忌不多，中医在这方面就较多的禁忌；还有对于感冒退热的问题，尤其是激素、抗生素的使用等问题上，指导思想的差异较大。

纯中医，我们界定为利用中医学指导思想指导临床实践的医生，这样来说，现代医学的手段、药物均可为我所用。而中西医结合，这个就复杂点，一是用中西融合的理论指导临床，但目前两种理论融合的深度和广度不够，缺少深层次、大范围的理论融合；二是用中医就用中医学指导思想来指导，西医就用西医的指导思想来指导，临床上同时使用两种思想指导，根据需要自由切换，这严格意义上不能称为中西医结合。

不管是纯中医还是狭义上的中西医结合，均有一定的局限性。其实作为临床医生，应该根据临床实际需要选择，目的是使患者的利益最大化。

● 4. 怎么看待西医的理化检查

答：作为现代的中医医生应该懂得西医的知识、实验室检查、病理检查等，这些都可以作为中医的参考资料，也可以作为检验中医治疗水平疗效的参考标准。特别是现代医学病理学的检查，可以达到人体感官所不能感知的内容，让医生达到察微的境界，见微知著。

● 5. 中医"藏象"与西医"脏器"有什么区别

答：这里面有个历史问题，就是当西方医学传入中国的时候，如何翻译对应的器官成了问题，于是就把中医学里面的一些概念借用过来。但细考之下，《难经》中就有关于脏器解剖属性的粗略描述，可见中医学肝、心、脾、肺、肾也是以实质脏器为依据来命名的，如心就是根据解剖学的形态来造字，并且命名该脏的。可见中医"藏象"和西医"脏器"在内在实质上是有一定联系的，通过临床实践我们发现二者既有联系又有区别。比如临床上治疗肝病，用清肝、柔肝等治疗方法可以解决一些肝病的问题，也是临床较为常用的治法；但并不能解决所有肝病的问题，而通过健脾、补肾、活血等方法，可以解决另一部分问题。可见现代医学的肝和中医学的肝有着密切的联系，同时又有区别。至于深层次的联系，需要更多的研究和探讨才能解密。

● 6. 如何正确看待中西医病名对照

答：中医疾病的命名除了以症状命名外，还有以病情、病因、病位、病性、病机等命名，而西医疾病命名的原则有以典型的临床表现、内在病理机制等命名，所以两种属于不同的体系，病名并不能完全对等。如现在有把糖尿病等同于消渴、高血压等同于眩晕，虽然糖尿病和消渴有关、高血压和眩晕有关，但对等起来确实不符合实际。临床中可以做一些参照，但不宜完全等同。

● 7. 读古代文献时要注意什么

答：①要把所阐述的医理放在作者的知识体系内看，不可执着于局部。②理论上一些概念含义上有差别。比如《伤寒论》以六经为纲，而东垣是易水学派，不同的作者、不同的学术体系在使用同一个词语的时候内在的含义是有细微不同的，概念在内涵和外延上是不同的，偶尔会"打架"。③要掌握古今词义的变化。比如"走"字，古代是跑、疾行的意思，如美髯公关羽千里走单骑、扁鹊见桓公而旋走、走狗，这个"走"是跑的意思。④要学习古代文言文的一些修辞，比如互文。"秦时明月汉时关"，不是指秦朝时的明月、汉朝的边关，而是指秦汉时的明月和边关。⑤要注意句意和字意，比如我们讲脾主运化，运和化是不同的。而且在不同的状态下使用的药物是不同的（是运出了问题？还是化出了问题？是太过还是不及？）。古人在用字上还是很用功夫的。文以载道，文字还是值得琢磨的。⑥文字记录的是理论，必须结合临床。也就是拿到临床中来验证，不能死于句下。

● 8. 如何快速提高临床水平

答：首先要理论基础扎实。这个就要多读书，读经典，读古人和现代人的医案医话，要把这些读透，然后踏踏实实地运用于临床，把理论和临床实践结合起来，用临床实践来拓展理论、让理论来指导临床实践。临床实践的关键是要早临床、多临床、反复临床。要想快速地提高临床水平没有捷径可以走，只有勤奋、踏实，一步一个脚印。看完病以后要及时地总结医案，治好的要总结经验；没有治好的要反思教训，查阅相关的文献和现代医学的知识找出解决的方法。

● 9.在互联网时代，没有脉诊能不能看病

答：首先我们看到临床上有一些现象，有些专科病的医生没有脉诊或者说脉诊也只是做个样子，但是临床疗效也不错。应该说，对于常见病、多发病，有行之有效的经验治法和方药，在网络上看病是可行的。但也得承认它的局限性，如果病没有好，就要及时到医院找医生面诊、脉诊以准确地辨证论治。

● 10.如何看待师徒传承这种方式

答：老中医是理论和实践的结合者，通常把这种结合称为经验，而徒弟只要用心学习到这种经验，就可以运用这种成熟的经验来治病，这是很快速的。同时中医里面还有一些只可意会不可言传的东西，需要在平时的日常诊疗过程中潜移默化地形成和传递。这就是师徒传授不同于学校教育的地方。老师要选择学生，学生也要选择老师，都要选择自己思维方式相似的，信息更容易传递。但是初学者要一门深入，跟一个老师学习就要把这个老师的学术思想研究透。如果像猴子摘玉米，可能什么都学不会。当自己有了一定的学术定力和鉴别能力，以后就可以像叶天士一样去广拜名师，学习多种方法，为我所用。

● 11.如何看待中医各家学说和不同的理论体系

答：中医学术的特点之一就是各家学说，不同的医家对一些理论问题有着不同的认识，从而形成了不同的理论体系。比如我们在学习的过程中有《伤寒论》的六经辨证，还有温病学说中的三焦辨证和卫气营血辨证，在我们的教材中有脏腑辨证和气血津液辨证。这些理论都有各自擅长的领域。比如对于伤寒病，六经辨证用起来就比较好；而对于温病，卫气、营血辨证和三焦辨证更为适合。

理论就是医生手中的工具，多多益善。某一些病用这个理论体系比较方便认识和治疗，另一些病用其他的理论工具会更合适一些。就像厨房里面都会有不同种的刀具，满足不同时候的需求一样。

● 12.如何看待方证对应、药症对应

答：方证对应是中医学在治疗疾病的过程中，某一个处方对应某一个证的说法。

从临床实践上来看，大部分情况属于此类。但临床上也存在着一方多证的现象，比如小柴胡汤就可以治疗不同的证。药症对应就是某一种药可以消除某一些特异的症状。这在临床上也是广泛存在的。但是这种药所针对的这个症状有其内在的核心病机。对于中医的学习和实践者来说，掌握方证对应和药症对应无疑是快速提高临床水平和疗效的方法之一，但是不能被其所局限。

13. 如何理解闭门留寇

答：关于闭门留寇，这算是中医比较经典的一个说法了。闭门留寇是个比喻，意思是把盗贼给关到屋里了，就是说在有病邪在内的时候，若先进行补虚，虚虽补了，却等于是关了门，将病邪留在体内就很难驱逐了。因此，邪盛体虚时治疗首当祛邪，不可贸然进补；若必须进补，也应攻补同用。症状是机体驱邪外出的反应之一，如果针对症状用药，就会抑制机体驱邪外出。比如本应排痰，用了止咳药，痰就留在体内，不易排除，这是一种情况。如果症状较为剧烈，可以在治标的同时，使用化痰排痰的药物，促进痰液的排出。这样就消除了闭门留寇的隐患。第二种情况就是用补药不要进入体内，需要经过消化器官的消化，再经过人体的转化等多个过程，才能形成对人体有用的物质或者功能。尤其在外感阶段，机体不是很虚的情况下，过早地使用补药，无形中对人体的正气（消化功能）也是一种消耗，影响了营卫之气的宣发（中焦是营卫之气的重要来源之一），导致邪气迁延、慢性化。况且有一些药（食）物，反而会加重机体的痰浊、湿浊，不利于病情的恢复。《伤寒论》12条桂枝汤条文后"禁生冷、黏滑、肉面、五辛、酒酪、臭恶等物"正是此意。但如果患者存在正虚邪实的情况，处理得当，利用补法是没有问题的，并不会存在闭门留寇的问题，正所谓各行其道，并行不悖。

14. 感冒后的饮食禁忌是什么

答：生理状态下保持均衡的营养对保持健康很重要，过多的营养会引起一些代谢性的疾病。病理状态下，过度的进食会引起食复。张仲景在《伤寒论》桂枝汤后面的条文里面提到"禁生冷、黏滑、肉面、五辛、酒酪、臭恶等物"，有生活经验或是有类似经历的人，或许会更加感同身受，年轻人由于身体状态调节比较好，暂时可能还感觉不到。适当地提供身体所需的营养可维持正常的免疫生理功能，但不能过量，尤其是在病理状态下。比如风寒感冒，过多地进食营养或者寒凉之品是不利于身体康复的。每一个个体都是独一无二的，所以饮食也是根据个人的体质来进行选择。共性之中又有个性。

● 15. 如何理解服用中药后的"上火"症状

答：服药以后出现所谓的"上火"症状。情形一：服药以后出现了喉咙疼、口腔溃疡、牙龈肿、耳朵流脓、冒"痘痘"，甚至出现尿频、尿急、尿痛等。产生这些情况的原因有很多，这种"上火"现代医学通常认为是炎症。原因一：平时体内有潜在的感染灶，吃了具有补益作用或者温阳作用的中药以后，激活了免疫状态，出现了免疫反应就产生了所谓的"上火"症状。有的医生比较有学术定力的，就会告知患者继续吃，吃着吃着就好了。也有一些医生就会加一些清热的药，这也是一种温和处理的方法。原因二：体内本来不虚或者是补益的力度超过了体内虚损的程度，造成体内出现"气有余便是火"的状态。其实这种火就是人体体内功能状态调高后"同气相求"，"感"且"染"了一些性质相同的邪气，引发了"上火"的症状，这是实证。情形二：服药后出现眼干、口干、口渴等伤津情况。这种情况严格意义上讲不能称之为"上火"，因为火是外有其形的（表现为口腔溃疡、痈肿疖疮、牙龈红肿等）。这种情况应该称之为"热"。火是热的聚集状态，而热是热量的弥散状态。（"少阴之上，热气治之，少阳之上火气治之"，可见火和热是不同的）。情形三：服药后出现烦躁、心慌、血压升高、面红等亢奋症状。这种情况通常是由于神经系统的兴奋所致，属于阳气的过于贲张。这里面有虚、实以及虚实夹杂的不同。当然临床情况不止这3种，有上热下寒、有中焦寒上焦热、有里虚寒而阳气浮于表等错综复杂的情况，并不是一个"上火"所能概括的。人体是复杂的，所以要具体情况具体分析。

● 16. 如何处理目标症状和所收集信息之间的相关性

答：如何处理目标症状和所收集信息之间的相关性，是每个中医师成长过程中要长期思考、实践并解决的一个问题。中医门诊有一个特点，就是有些患者的症状特别多，这个时候就需要分列主次，分先后。症状和信息的相关性就显得尤为重要。说着容易，做起来难，需要不断加强理论学习，同时要多临床实践，反复锻炼。刚刚进行临床实践的中医师很容易陷入这样的误区，碰到任何问题都想解决，但却往往什么都解决不了。所以，一定要分清主次，分先后解决问题。

● 17. 如何理解"燥湿相兼"

答：临床上常有患者既有痰湿内蕴，又存在局部失于濡润的表现。如桔梗元参汤治疗鼻炎，本方出自《四圣心源》，组成为桔梗（三钱）、元参（三钱）、杏仁（三钱）、橘皮（三钱）、半夏（三钱）、茯苓（三钱）、甘草（二钱）、生姜（三钱）。本方治疗鼻炎的机制为肺起于中焦，下络大肠，还循胃口，此病变在中焦痰湿阻滞，卫不能出于中焦。故"上焦开发，宣五谷味，熏肤，充身，泽毛，若雾露之溉，是谓气"的功能失常，上焦失中焦之气的濡润，故燥；中焦痰湿阻滞，故湿，此燥湿相兼。

● 18. 如何看待中医临床存在的专病专方现象

答：专病专方是临床存在的现象，存在即说明其合理、有效性，不能因为"不符合"辨证论治而否定其合理性。历代以来有大量的关于专病专方的著作出版就足以说明问题。某一特定疾病有着特定的病因、病机以及常见证型，这就是专病专方理论上的合理性。当疾病确诊之时，其内在的辨证论治过程已经完成，并不需要每一个再重复辨证论治的过程。不然我们看到临床上专科医生一个门诊可以看大量的患者，每一个都辨证论治是无法完成的，这也是专科的特殊性。但临床上遇到的复杂性疾病，就不属于专病专方的适用范围了。

● 19. 对"诸痛痒疮，皆属于心"如何认识

答："诸痛痒疮，皆属于心"是《素问·至真要大论第七十四》有关五脏病机的论述之一。临床上大多数疼痛、瘙痒和疮疡这3种症状的出现很大程度和"心"的功能失常有关，而"心"包括心主血脉和心藏神两个方面功能，不能改为"心火"或"火"，尤其不能忽略了"心"中的精神因素。同时，诸痛痒疮病位不限于心，病性亦不囿于火，可见于湿热、血虚失养、阴虚血涸、肝肾不足、阴寒内盛等证候中，故治疗上应该思路开阔，观其脉症，知犯何逆，随证治之，这样才能取得良好的临床疗效。

● 20. 结合内科常见病症谈谈对仲景辨证体系的看法

仲景辨证体系包括六经辨证体系和脏腑经络辨证体系，这两种辨证体系目前在临床上应用均较广，而且疗效卓著。

六经辨证不仅是对外感病而设，而且是治疗内科杂病有效的方法。六经辨证实质上指疾病发展过程中正邪胜复和疾病所处不同阶段的概括。

太阳病为外邪侵犯人体的初期，病位在肌表营卫，正气奋起抗邪，欲祛邪于外，症状有涉及手足太阳膀胱经循行部位。太阳病有常见太阳伤寒和太阳中风，两者之间的差别就是是否有正气虚损。

阳明病为病邪已化热入里，正气积极抗邪，邪正斗争激烈，故阳热亢盛，病位是以肠胃、胃经为中心的全身性病变。这一阶段主要是邪盛而正不虚，对于临床常

见的流行性疾病的高热阶段、急性上呼吸道感染、病毒性感冒或其他一些感染性疾病伴高热属阳明气分证，或如消化系统疾病、神经内科疾病伴阳明腑实者均可按照阳明病辨证施治。

少阳病为里有邪热，但不及阳明病亢盛，正气能抗邪，但略有不足，故以正邪纷争为特征，病位是以胆经、胆腑三焦为中心的全身性病变。临床上常见的感冒、脾胃病、胆道感染证见少阳证均可按照少阳病辨治。同为正虚，太阳中风和少阳证在病机上的区别主要在于两点：一是否有郁热；二是处于疾病发展的不同阶段，太阳中风属于初期，少阳证则为更进一步阶段。

太阴病为阳气不足，里有寒湿，病位在脾胃、肺为主。临床常见的脾胃病，尤其是慢性胃炎、慢性肠炎及肺系病症多见此证。

少阴病为阳气虚衰，阴寒内盛，正气不敌邪气，病位是以心肾为中心的全身性病变。临床上常见休克、重症感染等。

厥阴病为阳气虚，但有阳气来复而与邪抗争，是人体正气与邪气做最后的较量，故其表现为阴经病与阳经病的反复交替出现，此过程中易见寒热虚实夹杂证。临床上常见的一些疑难杂证证属厥阴者可按此辨证。

为了弥补六经辨证的不足，仲景又提出了脏腑经络辨证，这也是目前临床上应用很广的辨证思路。中医认为人体是一个以五脏为中心的统一整体，通过经络联络沟通全身脏腑组织器官，而气血津液运行其间以滋养全身。外邪侵袭必然引起以五脏为中心的功能系统气血阴阳紊乱。仲景的脏腑经络辨证论治方法奠定了中医治疗内伤杂病的基础，至今仍运用于临床、指导临床，是中医治疗疾病的经典方法之一。

以上结合临床常见内科病症简要总结了仲景辨证体系。我们应该清醒地认识到仲景辨证体系是交给我们的一种方法论，当然也包括具体的治病方药，更需要我们的临床实践，"观其脉症，知犯何逆，随证治之"。这需要我们在更深刻理解其内涵的基础上进行。虽然不能一法而尽赅诸病，庶可以见病知源。后世的叶天士、吴鞠通无一不是精通伤寒的大家，所以他们才能创立卫气营血和三焦辨证。

我们应该先继承仲景辨证体系的精髓，如果有可能再结合时代特点加以发扬，最重要的是继承。当然在临床实际中，也不能固执仲景一法，应该博采众长、衷中参西，才能更好为临床服务。

● 21. 谈谈对《金匮要略》水气病的认识

水气病在张仲景的《金匮要略》中首次被提出，是指体内津液因各种原因而致代谢异常，不能正常输布排泄而停聚体内以致病。

水气之名，首见于《黄帝内经》。《素问·评热病论》曰："诸有水气者，微肿先见于目下也。"自古对水气的认识有不同观点，有人认为水气是水之寒气（成无己），有人认为水气即是水饮之气（钱天来），刘渡舟认为二者兼而有之。

在人体内，水液的生成、运行和代谢必须在气的主导下方能正常进行。在水与气的关系中，气占主导地位，气始终是水的始动因素和决定因素，气的运动决定着水的运动。另一方面是因为在水气病的发病过程中，"气"是一个至关重要的因素，对水气病的发生、发展、转归和预后起着决定性作用，故周长清在"《金匮要略》水气病之水与气及其他"一文中指出，张仲景在本篇不言水肿病而称水气病的根本在于气而不在于水。该篇第三十条末尾云："阴阳相得，其气乃行，大气一转，其气乃散；实则矢气，虚则遗尿，名曰气分。"则是对这一病机关键的充分注解和重视。同时本文还指出水气病和五脏、外邪的关系，同时区分了水（弥漫性）、湿（水之轻者为湿）和痰饮（位于胃肠等），分析了水气病水分、血分的问题。

水气病的治法，分而言之：①"洁净腑"，《金匮要略》提出"腰以下肿当利小便"，多伴脏腑内伤积损，须调脏腑，因势利导而利小便。临床上需辨证论治，若存在心阳、肺气不足，脾虚气寒当临证应用相应治法以恢复脏腑气化功能，同时辅以淡利水湿之品，使水有出路。②"开鬼门"，《金匮要略》提出："腰以上肿，当发汗"。汗法能调和营卫、开泄腠理、祛邪外出。③"祛菀陈莝"，即可用"下法"，包括利水渗湿、活血化瘀、攻下逐水三法。发汗法、利小便、攻下逐水法等和健脾、补肾、补肺等扶正方法单独应用或联合运用的治疗方法。

用药上，水气病的用药多以甘淡温和为主，如茯苓、黄芪、甘草、生姜、大枣等。水为阴邪，得阳乃化，遇温则行。

茯苓最常用，以甘淡而见功，其味淡能利水渗湿，凡五脏六腑、体内各部出现水湿停留之病证者皆可用之。茯苓味甘能益脾宁心，又助脾运化水湿，而达除水气凌心之动悸的功效。

黄芪亦为常用药，有补气利水之功，其配伍方剂有防己黄芪汤和防己茯苓汤。

附子，益火之源以消阴翳，振奋肾阳以气化水行。

发汗之品常用麻黄、杏仁、生姜、桂枝之类。

利小便之品如防己、泽泻、滑石等。

水饮为患既有水肿等狭义直观的病症，也有以眩晕、心悸、脐下悸、呕吐、咳逆倚息、吐涎沫等广义的无形之水液代谢方面的病症。认真学习《金匮要略》水气病，对于临床提高疗效有着重要意义。

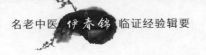

● 22. 谈谈对急性虚证的认识

临床上一谈到虚证，往往很容易想到是由慢性疾病所致，而临床确实存在急性虚证。

《素问·阴阳应象大论》曰："壮火之气衰，少火之气壮。壮火食气，气食少火；壮火散气，少火生气。"王冰认为："少火"为生理之火，"壮火"为病理之火。马莳认为："火"为当直气味。"气味太厚者，火之壮也……气味之温者，火之少也。"李东垣在《内伤论》中说："火与元气不两立，一胜则一负"和"元气不足，心火独盛，心火者，阴火也。"李氏所指"阴火"和《内经》"壮火食气"中"壮火"，只是病程中的不同阶段，是正气抗邪，正邪力量胶着状态合力最终体现的一种描述，"状火"是正气奋起抗邪的状态（免疫反应），而"阴火"则是抗邪无力的正气略显不足，邪气留恋缠绵，内伤而产生的虚火。不管是"壮火"还是"阴火"，都要有物质基础（比如代表正气的现代医学所说的白细胞、免疫球蛋白、白蛋白等，代表邪气的细菌病毒以及免疫应答过程中的炎症介质），同时也会有一些戕伐正气的结果（如精微物质的消耗和脏器的损伤）。

关于急性虚证，王兵在《多器官功能障碍综合征中急性虚证发病与辅助T淋巴细胞 1/2 平衡之间的关系及治疗对策》一文中写道：MODS 免疫抑制阶段存在急性虚证，它与中医传统理论"久病多虚"的虚证不同，是致病因素导致机体短时间内出现阴阳、气血、脏腑功能迅速虚衰的证候，起病急，变化快，并发症多，病情危重。按中医基础理论结合急性虚证的特点，急性虚证可以概括为急性气虚证、急性血虚证、急性阴虚证、急性阳虚证、急性气阴两虚证和急性阴阳两虚证六大证型。现代免疫学基础研究显示，MODS 中急性虚证主要以人类白细胞抗原 DR（HLADR）持续减少，通过主要组织相容性复合物 II（MHC II）类抗原表达抑制，白细胞介素 10（IL10）和转化生长因子（TGF）抑制抗原特异性 T 淋巴细胞增生等细胞内缺陷为主要表现的"免疫麻痹"，这些缺陷包括重要细胞表面抗原表达缺失、细胞因子调节障碍、抗原表达能力的变化、细胞因子凋亡加速。关于急性虚证的治疗，同时他还提出：依据急性虚证"本虚标实"的病机特点，以"祛邪扶正"为治则开始应用中医"清热解毒、通里攻下、活血化瘀、扶正固本"的治疗，通过清除内毒素，维护肠道屏障，拮抗炎性细胞因子，调整促炎与抗炎的平衡，提高机体免疫力，增加器官功能的储备等途径，起到了"菌毒并治""釜底抽薪"的功效，进而达到防治 MODS 的目的。

综上，急性虚证的治疗为"祛邪存正"为首要，例如黄连解毒汤、片仔癀、大承气汤等，而治疗"阴火"则是要"扶正祛邪"，如补中益气汤等。治法上的次序不同，代表了主次不同。结合现在临床的特点，由于抗生素、糖皮质激素、免疫球蛋白、白蛋白等的应用，治疗急性虚证的治法也应该有所调整，要根据患者整体的治疗方案，选择祛邪和扶正的比例，机圆法活。

● 23. 如何理解少阴之为病

答：《伤寒论》中少阴病的提纲证为"少阴之为病，脉微细，但欲寐也。"脉微细中间是可以断开的，也就是说可以出现脉微和脉细两种情况。脉微说明阳气不足，而脉细则提示阴分不足。一个偏向于足少阴肾经病变（阳气不足），一个偏向于手少阴心经的病变（阴分受损）。所以在治疗的时候我们可以看到阳气不足者常用附子剂，而以阴分不足伴有虚热者常用黄连阿胶汤。

● 24. 谈谈半夏泻心汤的使用经验

半夏泻心汤出自《伤寒论》，原方由半夏半升（洗），黄芩、干姜、人参各三两，黄连一两，大枣十二枚（擘），甘草三两（炙）组成。用法要注意去滓再煎，一般的解释是本证寒热错杂于中焦常常伴有呕吐、下利等症状，所以去滓再煎后药性醇和，药更浓，且药量减少有利于药效的发挥。本方主要是和胃降逆、开结除痞。主治胃气不和、心下痞证。心下痞，但满不痛，或呕吐，肠鸣下利，舌苔黄腻，脉弦数。临床上要注意本方原由小柴胡汤证因误下，少阳邪热乘虚内陷中焦，以致寒热错杂而成心下痞证。本方为治疗中气虚弱、寒热错杂、升降失常而致肠胃不和的常用方。临床以心下痞满不痛、呕吐泻痢、苔腻微黄为辨证要点。但临床上不仅仅限于心下痞，也可以治疗胃脘痛等属于寒热错杂于中焦焦膜的疾病。也就是说临床实际上应用本方的指征要比原方要宽一些。临床上把握本方的指征，有一个简单的判断方法：患者平时胃脘是怕凉的，一旦进食凉性的食物就会出现腹泻、胃疼等不适，如果单纯用热药的话，患者又会出现上火的症状，比如口臭、便秘等。患者的临床表现集中在中焦。本方常用于治疗急慢性胃肠炎、慢性结肠炎、慢性肝炎、早期肝硬化等病属寒热互结、虚实夹杂者。

● 25. 对扶阳热有何看法

答：近年火神派的兴起，对认识中医扶阳学说及其理论有一定的积极意义，但是由于过度地推崇扶阳也产生了很多负面消极的影响。近代的扶阳学派主张阳主阴从的观点，违背了阴阳学说阴平阳秘的基本观点。而我们从张仲景的《伤寒论》里面也可以看到，既有温阳的处方，也有清热的处方。而且在用药中，温热药和寒凉

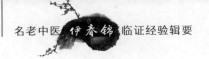

药的应用大体也相当。而且在治病的过程中，我们有八法（汗、吐、下、和、温、清、消、补），岂能执一法而废八法？过用温药也会产生一些危害，不可不慎。八法改用哪一个要根据临床需要来选择，而不能偏执一法。

● 26. 谈谈对食用水果的看法

答：内经有言："五果为助"，可见水果对人体有一定的辅助作用，其地位为"助"。可是由于现在人们生活水平的提高，水果进食量也大了。由于水果大部分都是酸、甘、寒性，所以对于寒性体质的人是不宜多食的。而脾胃病种很多患者属于虚寒型或者寒热错杂型，进食水果除了其寒性影响以外，还有生成内湿，湿邪缠绵，所以对体内湿邪过剩的患者，水果也不宜多食。同时由于水果含果糖、葡萄糖，从现代医学的角度而言，糖尿病、高尿酸血症或者痛风的患者，也不宜多食。而对于阴虚内热的患者来说，水果是可以适度进食。

二、方　剂

● 1. 如何看待"十八反"

答：无论在历代本草还是历版教材，"十八反"都属于配伍禁忌，是临床医生要遵守的用药规定，可也是一个有着学术争议的问题。目前已有学者专门对其科学性进行研究。有临床医生认为，在《伤寒论》中就有附子粳米汤中附子和半夏配伍的记载，"十八反"的提出有其时代性，"十八反"也并非完全用药禁忌，临床上使用十八反的药物，特别是治疗沉疴痼疾，并没有出现严重的不良反应，却出现相反相激，呈现意想不到的疗效。但《中华人民共和国药典》中明确规定了"十八反"的配伍禁忌，作为规范性国家法规具有法律效力，所以必须重视，临床上尽量避免使用十八反的配伍。

● 2. 谈谈对左金丸的临床使用及体会

答：左金丸出自《丹溪心法》："左金丸，治肝火。一名回令丸"，由黄连、吴茱萸按 6∶1 比例组成。其作用原方仅"泻肝火"。

左金丸功效清肝泻火、降逆止呕，目前主要用于肝火犯胃型急慢性胃炎、消化道溃疡等的治疗。方中重用黄连泻肝火、清胃热，为君药；少用吴茱萸散肝郁、降胃逆，并制黄连苦寒，为佐药。药仅二味，病机兼顾，寒热并用，主辅相成，深得配伍之要义。现代研究也表明，左金丸有抗溃疡、保护胃黏膜、抑制胃酸分泌、抑菌、影响胃肠运动等作用，对于急慢性胃炎、胃溃疡等均有较好的治疗作用。

研究发现黄连、吴茱萸的配伍比例不同，功效侧重也有不同。而根据黄连、吴茱萸的不同比例组成的左金丸类方。二者药量相等或近似时，主要用于治疗泻痢，如《圣惠方》茱萸丸（黄连、吴茱萸比例为1：1）、赤龙丹（黄连、吴茱萸比例为1：1，《幼幼新书》卷二十九）、戊己丸（黄连、吴茱萸比例为1：1，《朱氏集验方》卷六）、茱萸丸（黄连、吴茱萸比例为3：2，《圣济总录》卷一六五）。两药相配，以黄连为主，佐以吴茱萸，则药组偏寒，主要用治肝火，如左金丸（黄连、吴茱萸比例为6：1或12：1，《丹溪心法》卷一）、甘露散（黄连、吴茱萸比例为2：1，《圣济总录》卷三十四，去吴茱萸，单用黄连）、抑青丸（黄连、吴茱萸比例为1：1，《张氏医通》卷十六，去吴茱萸，单用黄连）。若以吴茱萸为主，佐以黄连，则药组偏温，主治呕吐吞酸，可理气降逆、化湿散寒，如反左金丸（黄连、吴茱萸比例为1：6，源于《丹溪心法》中左金丸，由刘时觉提出）。这些组方的配比和功效体现了中医经典类方中药味的微小变化使类方的功效产生实质性差异的精妙。根据中医"寒者热之，热者寒之"的理论，只有辨明证候的寒热之性才能起到好的疗效。我在临床应用的时候也会根据患者寒热的比例不同而用不同的比例，临床效果颇佳。药物剂量应根据临床辨证而确立，做到有是证选是药，证药相符，寒多热少者重用吴茱萸，热多寒轻者重用黄连，寒热相同者二药用量相近，不可拘泥于左金丸黄连、吴茱萸6：1之药量比例。

随着左金丸在临床上的广泛运用，在此基础上也出现了许多左金丸加味药，其正是临床实践中不断摸索出来的新方。目前，左金丸及其加味药在消化道系统疾病的治疗作用非常广泛，不仅可以影响胃肠动力治疗胃肠溃疡，抑制胃酸的过多分泌，还有抑菌作用，尤其是现在公认的对胃炎及其癌前病变有致病作用的幽门螺杆菌，其抑菌效果还是比较明显的。同时，左金丸及其加味药已经开始应用于胃癌及其癌前病变的治疗研究中。总之，左金丸及加味药在消化系统疾病的防治中具有非常好的研究前景，值得医学工作者和研究人员的深入研究。

● 3. 谈谈对逍遥散的理解、认识和临床使用

答：逍遥散始载于《太平惠民和剂局方·卷九·治妇人诸疾》，由柴胡、当归、白术、白芍、茯苓、薄荷、生姜、甘草组成，是四逆散衍化而成。多用于因情志不

遂或肝之气阴不足，影响肝之疏泄，肝气郁结，肝郁及脾，脾失健运，生痰生湿，日久气滞痰凝血瘀之证。君药柴胡疏肝解郁，使肝气条达。当归甘、苦、温，养血和血，白芍养血柔肝，共为臣药。木郁不达致脾虚不运，故以白术、甘草、茯苓健脾益气，既能实土以御木侮，又能使营血生化有源；薄荷疏散郁遏之气，透达肝经郁热；煨生姜温胃和中且能辛香达郁，共为佐药。诸药合用，达到《内经》"木郁达之""疏其气血，令其条达"效果。凡属肝郁血虚、脾胃不和者，皆可化裁应用。其功效为疏肝解郁、健脾和营，是调和肝脾的常用方剂。

逍遥散方药虽简单，但配伍严密。①柴胡少佐薄荷，疏解肝经之郁，"木郁者达之"。柴胡入肝经，轻清疏解，能遂肝木条达之性而舒解肝郁，肝气得以条达，气机舒畅；薄荷少许，疏散郁遏之气，透达肝经郁热，以助柴胡疏肝解郁之意。②当归、白芍滋养肝体。白芍酸苦微寒，养血敛阴，柔肝缓急；当归甘辛苦温，养血和血，与芍药合用，共补肝体，二者再与柴胡同用，补肝体而助肝用。③白术、茯苓、煨姜、炙甘草健脾化痰。肝之体用，赖脾胃化生气血以培之，脾健使气血生化有源。"见肝之病，知肝传脾，当先实脾"。"肝体阴而用阳"这一生理特性，配伍用药切记"体用兼顾"方可达到调畅气机的治疗效果。

逍遥散现代药理研究：①保肝作用。逍遥散的保肝作用机制可能是通过抑制脂质过氧化反应来实现的。②抗抑郁，对于伴有情绪障碍的消化系统疾病有一定作用。③镇痛、镇静和抗惊厥作用。④抗应激作用。⑤调节内分泌作用。⑥改善微循环的作用。⑦逍遥散可使正常肠平滑肌的自动节律性收缩活动增强，使小肠平滑肌的紧张度升高，收缩频率增加。

逍遥散作为调和肝脾的经典方，在临床上应用广泛。常用于治疗慢性萎缩性胃炎脾虚肝郁型并随证加减，同时也可以治疗脂肪肝、慢性乙型肝炎、妇科病、肝胆病、胃肠病、神经官能症、抑郁性神经症、心脑血管病及糖尿病、肿瘤等躯体疾病继发的抑郁状态等的治疗。

逍遥散病机重点在"郁"，临证所见各脏、各经病证，但见肝郁为主者，均可以逍遥散为主方加减或与他方合方使用，逍遥散功效核心为疏肝、健脾、养血3个方面。肝郁甚者，加疏肝理气药；肝郁化火者，用丹栀逍遥散为主方加减；脾虚甚者，加益气健脾药；脾虚则可生湿，酌加化湿药；血虚甚者，加养血药或以黑逍遥散为主方加味。病在肝脾者，宜考虑其继发病变，如继发肝不藏血或脾不统血者，加止血药；有血瘀痰凝而成癥块者，加活血化瘀及消痰散结药；病在上部或下部者，加引经药。

● 4. 谈谈对中医十大名方之一温胆汤的认识和临床应用

答：有学者将温胆汤纳入中医十大名方，归结于它广泛的临床应用及确切的临床疗效。本方在我日常临证过程中也应用颇多，借此温故而知新。

温胆汤首见南北朝时期名医姚僧垣《集验方》中，由生姜、半夏、竹茹、枳实、陈皮和炙甘草组成。《外台秘要》和《千金方》有引用，其中《千金方》云："温胆汤疗大病后虚烦不得眠"；后世《三因极一病症方论》在上方基础上加入茯苓、大枣，亦称之为温胆汤，应用最为广泛，后世医家又根据温胆汤变化出了一系列方剂。如清代陆廷珍的《六因条辨》黄连温胆汤，《重订通俗伤寒论》之蒿芩清胆汤，《世医神效方》之十味温胆汤。历代多认为温胆汤的"温"指少阳温和之气，无论用药凉温，其义皆在恢复少阳温和之气。

我这里主要阐述的是《三因极一病症方论》里的温胆汤。方中半夏燥湿化痰、降逆和胃；陈皮理气化痰，气顺则痰降，气行则痰化；枳实破气祛痰，降痞宽中；竹茹清化痰热，止咳除烦，更助生姜和胃止呕；甘草调和药性，茯苓健脾利水，大枣补气和中，诸药合用，清热化痰，宁心除烦。该方的服用禁忌，《外台秘要》引《集验方》指出"忌羊肉、海藻、菘菜、饧"。

温胆汤加味可被广泛用于治疗精神神经、心血管、消化、呼吸、泌尿、生殖、内分泌等系统疾病，如精神分裂症、失眠、癫痫、抑郁症、心绞痛、心律失常、慢性胃炎、肝炎、肺炎、支气管哮喘急性发作、尿毒症、肾下垂、前列腺增生、糖尿病等，还可用于其他杂症。

由于日常门诊消化系统疾病较多，故将几种常见消化系统疾病应用温胆汤的治疗体会归纳如下：

（1）胃炎：本方所治急慢性胃炎，临床表现大致相似，多表现为胃脘部疼痛、纳差、脘痞、嗳气、口干口苦、胃中烧灼、恶心、呕吐黄苦水等症状；同时可伴有心悸、失眠、遇事易惊、心虚胆怯、舌红苔黄腻、脉滑等。胃镜以胃黏膜充血水肿为特征，或胆汁反流。中医辨证多属痰热内阻、胆胃不和。因此可用温胆汤治疗，痛甚可加广香、香附、台乌药、延胡索；脘痞、呕恶、胆汁反流者，宜重用法半夏、竹茹、枳实。

（2）消化系溃疡：选用温胆汤加味治疗本病以气郁痰热证型为主，温胆汤的主要效用是健脾燥湿，兼以清利痰热或湿热余邪。湿热偏盛者，以温胆汤加黄连、黄芩等清热燥湿药；气滞而痞满偏盛者，以温胆汤加莱菔子、木香、厚朴等理气消满之品；而对胃酸过多者，常用乌贼骨、瓦楞子、浙贝母制酸；胃脘疼痛严重者，常加活血止痛之品，如延胡索、台乌药等。

（3）慢性胆囊炎：胆囊炎发病日久，或失治或误治，发展为慢性病变。中医辨证为本虚标实之证，部分患者表现胆气不足、气郁痰阻证，属于温胆汤适应范畴。因此，治疗上应注意标本兼顾，在清胆和胃的同时兼以疏肝理气、化痰祛滞、清热化痰。方以温胆汤加味，兼肝阴不足者加白芍、麦冬、沙参；兼气滞血瘀者加丹参、青皮、郁金、桃仁等；兼结石者，加海金沙、鸡内金、金钱草等。随证加减，灵活应用。

（4）非酒精性脂肪肝：中医学认为本病归属"痰浊""积聚""胁痛"等范畴，最早相关记载见于《难经》："肝之积，名曰肥气。"痰为本病最基本、最重要的病理因素。脾虚为本，痰壅是标，证属本虚标实。以治痰要剂温胆汤加减治疗，同时加用山楂、决明子、泽泻等，取得较满意疗效。现代药理研究发现，半夏、陈皮、山楂、决明子、泽泻等具有调节血脂的作用。温胆汤加减可以改善症状，降低肝功能血清酶，且能有效降低血脂、清除肝脏脂肪。

● 5. 谈谈对升降散的理解及临床使用

答：升降散载于清代医家杨栗山的《伤寒瘟疫条辨》，将其作为治疗瘟疫十五方之首。但杨栗山明确写道：升降散"是方不知始自何氏，《二分晰义》改分量变服法，名为赔赈散，用治温病，服者皆愈，以为当随赈济而赔之也。"可见升降散并非杨氏创制，而是由于受到杨栗山的推崇而备受医家的重视。此方用于瘟疫治疗，但全方未见一味清热解毒药，和温病学上芳香化湿去秽似又有所不同，近代赵绍琴老中医尤为推崇，临床应用屡建奇功。现通过原文、文献及现代研究，冀进一步加深理解。

升降散由白僵蚕（酒炒）二钱、全蝉蜕（去土）一钱、广姜黄（去皮）三钱、川大黄（生）四钱组成。细末研匀成散，以黄酒、蜂蜜调匀冷服，中病即止。杨氏释方义为：僵蚕为君，蝉蜕为臣，姜黄为佐，大黄为使，米酒为引，蜂蜜为导，六法俱备，方乃成。僵蚕味辛苦气薄，喜燥恶湿，得天地清化之气，轻浮而升阳中之阳，故能胜风除湿、清热解郁，引清气上朝于口，散逆浊结滞之痰也。夫蝉蜕气寒无毒，味咸且干，吸风得清阳之真气，所以能祛风而胜湿；饮露得太阴之精华，所以能涤热而解毒。姜黄气味辛苦，大寒无毒，其驱邪伐恶，行气散郁。大黄味苦，苦寒无毒，上下通行。酒引之使上行，蜜润之使下导。该方主治温病亦杂气中之一也，表里三焦大热，其证不可名状者。

由于瘟疫的特点和本质是火毒重，所以辛凉宣透、解毒逐秽为瘟疫治疗的重要环节，升降散充分体现了这种治疗思想。火热内郁为升降散适应证的主要病机特点。从升降散的组成我们知道，它的功效是辛凉宣透、升清降浊、攻下逐瘀。它是治疗瘟疫火毒内郁三焦、气机不畅病证的主要方剂。

临床上有用升降散加减治疗瘟疫（如非典型肺炎）、感冒、乙型肝炎、淋证、不寐、荨麻疹、糖尿病并发症、神经性耳聋、带状疱疹、皮肌炎后遗症、血小板减少性紫癜、慢性阑尾炎急性发作和病毒性角膜炎等病证的报道。

现代药理研究认为僵蚕有抗惊厥、镇静、抗血凝、降血糖、降血脂的作用，对金黄色葡萄球菌、大肠杆菌、铜绿假单胞菌等有一定的抑制作用；蝉蜕有抗惊厥、镇静、解热作用，有明显抗过敏作用；姜黄有抗炎、利胆、护肝、降血脂、抗血凝和抑制血小板聚集的作用；大黄药理作用广泛，对消化系统有导泻、利胆、保肝、抗胃和十二指肠溃疡作用，对病原微生物有抗菌、抗病毒等作用，还有抗炎止血、降血脂、降血糖等作用。升降散具有抗炎、抗病毒、抗过敏、解痉、利胆、抗惊厥、调节免疫、抑制变态反应、解热、镇静、镇痛、抑菌等作用，提高机体非特异性免疫力，提高机体耐受不良损害的能力，治疗肾脏病等功能。另外尚具有升压降压、止泻通便等双向调节作用。

● 6. 谈谈对乌梅丸的认识及拓展应用

答：乌梅丸是《伤寒论·辨厥阴病脉证并治篇》治疗蛔厥的代表方剂。原文："厥阴之为病，消渴，气上撞心，心中疼热，饥而不欲食，食则吐蛔，下之利不止。"厥阴病理为肝风内动、阴阳相兼、寒热错杂，而提纲所述之症正是厥阴病理所致的主要症状，故乌梅丸为厥阴病主方，主治肝风内动、寒热错杂之本证。阴阳错杂与风气内动是厥阴主证的统一病理，肝风内动则是其中的重要病机。寒热虚实的错杂表现之中，内扰他脏是厥阴风动的显象特征。

随着人们生活水平的提高和卫生条件的改善，蛔厥证已经很少看到了，乌梅丸不仅仅用于蛔厥证，在临床中的应用也非常广泛，叶天士更是对乌梅丸的应用进行了拓展，现代临床工作者也进行了大量的尝试，将乌梅丸广泛应用于内、外、妇、儿各科，积累了宝贵的经验，并开展了乌梅丸的药理实验研究。但我们在日常的临证工作中对乌梅丸的理解很欠缺，应用常常没有头绪，借助相关文献对乌梅丸进行再学习和理解。

乌梅丸由乌梅、细辛、干姜、黄连、当归、附子、花椒、桂枝、人参、黄柏

10 味药物组成，以米饭、白蜜为丸。加入米饭、白蜜制为丸剂，意在缓图，可助正气渐渐恢复，以治其本。该方重用乌梅，取其至酸之味、至柔之性，入肝经以敛肝泻肝，以川椒、细辛、干姜、附子、桂枝之辛温干燥，配黄连、黄柏之苦寒，寒热刚柔并用，复以人参、当归补益气血，集酸苦辛甘、大寒大热于一身，养肝阴、疏肝用、清上热、温下寒，燮理阴阳，具有安蛔制蛔、调肝理脾和胃、敛肝息风等功效。正如柯韵伯所说："仲景制乌梅丸方，寒热并用，攻补兼施，通理气血，调和三焦，为平治厥阴之主方""制乌梅丸以收火，是曲直作酸之义，佐苦寒以和阴，主温补以存阳，是肝家调气之法也"。

乌梅丸方与其他寒热错杂诸方的鉴别应用：黄连汤清上温中，用于胸热腹寒之腹中痛欲呕吐证，治在上中二焦，偏于辛开；半夏、生姜、甘草三泻心汤，煎法宜去渣再煎，调和中焦气机的升降失常，功在治痞，重在脾胃而偏和；干姜黄芩黄连人参汤，苦寒降泄、辛温通阳，只煎一次，取气不取味，主治胃热脾寒、寒热格拒的寒格吐利证，重在治胃，偏于苦降；麻黄升麻汤清上温下，主治阳气内郁、肺热脾寒之咽喉不利、唾脓血泄利证，治在肺而偏于升透；乌梅丸寒热刚柔补泻升降并用，泻厥阴、和少阳、温太阴、护阳明，面面俱到，涉及肝胆脾胃心包等脏腑，但重在治肝而偏于潜敛。上述方证，皆为寒热错杂之证，但其病因、病位、主证各异，临证时当详审细辨，区别应用。

乌梅丸具有麻醉蛔虫虫体、促进胆囊收缩、调整免疫功能、促进溃疡性结肠炎恢复、提高巨噬细胞吞噬能力、抗疲劳及耐缺氧能力、抗诱变、抗癌及抗氧化等多种作用。乌梅丸还有降低糖尿病动物空腹血糖、延缓或阻止肝纤维化的作用。乌梅丸的多种药理作用不仅为其临床用于消化、免疫及内分泌等多系统疾病提供了实验依据，而且对其今后临床运用范围的进一步拓展也有一定的启示。

● 7. 谈谈对《伤寒论》中栀子豉汤的理解和临床使用心得

答：栀子豉汤首见于《伤寒论》，在《伤寒论》中栀子豉汤的条文如下：76 条，发汗吐下后，虚烦不得眠，若剧者，必反复颠倒，心中懊，栀子豉汤主之。77 条，发汗，若下之，而烦热胸中窒者，栀子豉汤主之。78 条，伤寒，五六日，大下之后，身热不去，心中结痛者，未欲解也，栀子豉汤主之。221 条，阳明病，脉浮而紧、咽燥、口苦、腹满而喘、发热汗出、不恶寒反恶热、身重，若发汗则躁，心愦愦反谵语；若加温针，必怵惕烦躁不得眠；若下之，则胃中空虚，客气动膈，心中懊憹。舌上苔者，栀子豉汤主之。228 条，阳明病，下之，其外有热，手足温，不结胸，心中懊憹，饥不能食，但头汗出者，栀子豉汤主之。

栀子豉汤中栀子在《本经》中记载为"气味苦寒，主五内邪气，胃中热气，面赤。"栀子形似心，色赤，且入三焦经、心包经，故取象比类，其清热除烦助眠之功著。淡豆豉在《别录》被记载为"气味苦寒治伤寒头痛寒热，烦躁满闷。"为入肾经。栀子、淡豆豉二药皆性寒，栀子苦降、淡豆豉辛寒，可清透郁热、降宣相因、交通心肾，起到宣郁、清热、和胃之功。

清代叶天士认为栀子豉汤能"解其陈腐之郁热，宣其陈腐之郁结"。叶氏之言确为启慧之语。本方中淡豆豉乃"腐"物，是黑豆经青蒿、桑叶发酵至"黄衣上遍"，淡豆豉取其黑豆之有形之质（黑豆蛋白经微生物分解）为补，有补益、和胃作用，取桑叶、青蒿之气为用，有透邪之功。

《伤寒论》第81条云："凡用栀子豉汤，患者旧微溏者，不可服之。"可见适用胸中有郁热而脾胃不虚者，尤其是脾胃阳气不虚者不宜用栀子豉汤，因为本方剂中的两味药皆性寒（根据目前《中华人民共和国药典》炮制方法淡豆豉为性凉）。但若在治疗的时候，和顾护脾胃的药物酌情合用便可以减少这种副作用。

● 8. 栀子豉汤、酸枣仁汤和《备急千金要方》温胆汤均可治疗虚烦不眠，如何理解？

答：栀子豉汤首见于《伤寒论》，其代表性条文：76、77、221、228条。

栀子豉汤可以治疗热扰胸膈的失眠，同时治疗热扰胸膈的其他如身热不去、心中结痛等症。同时81条提出栀子豉汤的禁忌："凡用栀子汤，患者旧微溏者，不可服之。"提示栀子豉汤这个方剂的整体偏寒凉，但寒凉之中有透发之意。对于脾胃虚寒者，有所不宜。

方中栀子治疗三焦热证，治疗上以"经热"而非"腑实"为主；淡豆豉是黑豆在炮制的过程中，加入了青蒿、桑叶等清热透表之品，经衍生物发酵，使其豆之味结合青蒿、桑叶之气，使其性具有滋、清、透之功。唐容川在《本草问答》中解释道："豆为肾之谷，蒸发为豉，能升肾中水阴，以降心中之热……"

叶天士谓栀子豉汤能"解其陈腐之郁热，宣其陈腐之郁结"。刘渡舟认为"栀子豉汤为开火郁虚烦的组方"。可见郁热致烦是其重要病机。

栀子豉汤之虚，言其"经热"而非"腑实"，其热为郁热。邪之所凑，其气必虚。因其存在热邪，故病理也存在耗伤精气的因素，但不是主要病机，故选用了兼有和胃、透邪的淡豆豉，此处的和胃是指和胃气。

温胆汤载于唐代孙思邈的《备急千金要方》："治大病后，虚烦不得眠，此胆寒故也，宜服温胆汤方：半夏、竹茹、枳实各2两，橘皮3两，生姜4两，甘草1两。"而宋代医学家陈言的《三因极—病证方论》所载的温胆汤用药与此略有不同，其增加了白茯苓、大枣，减少了生姜的用量而成。我们教材上所载为后者。胆者，主决断，十一官取决于胆，"胆寒"即指病后阳气受伤，胆寒痰结，郁而化热，决断失司，阳不能入于阴而寐，故而失眠，此处的"虚烦"和栀子豉汤的"虚烦"均相对于"腑实"而言，不同的是栀子豉汤的病理因素是郁热、热扰胸膈，而温胆汤是病后胆寒，痰郁化热。

酸枣仁汤载于《金匮要略·血痹虚劳病脉证并治》："虚劳虚烦不得眠，酸枣仁汤主之"。此处"虚烦"之前冠以"虚劳"，胡希恕先生认为此处的"虚烦"为"精气夺则虚"之"虚"，我深以为然。而通过对酸枣仁汤药物的分析，我认为酸枣仁汤的病机应该为肝血虚，肝不能摄魂，故而出现失眠。

综上，可以看出以上3个方子均治疗虚烦不眠，但具体的病机又有所不同。细细分析起来，三方均存在正气不足，但前两者以邪气重为主，后方以肝血虚为主，临证当细心体会其中的病机，可见中医的辨证论治是临床必须遵循的原则。

● 9. 如何从"血必净"结合临床看待温病学中凉血活血药的作用

血必净注射液是国家食品药品监督管理局批准（国药准字 Z20040033）、由天津红日药业股份有限公司和天津先灵医药研究所研制的中药复方注射剂。血必净在临床上应用广泛，通常和抗生素联用，即细菌、内毒素、炎性介质并治，用于治疗如由感染引发的多器官功能障碍综合征（MODS），以及由于细菌感染引起的脓毒症及毒物中毒等急危重病。

血必净注射液（主要成分为红花、赤芍、丹参、川芎、当归，辅料为葡萄糖。）是我国中西医结合急救医学奠基人王今达教授以古方血府逐瘀汤为基础，根据"毒邪是主要致病因素，瘀血是毒邪致病的结果"病理基础，在"菌（细菌）毒（内毒素）炎（炎症递质）并治"的理论指导下精炼出的静脉制剂，具有活血化瘀、疏通经络、溃散毒邪等功效。现代医学上看，血必净是含有红花黄色素 A、川芎嗪、丹参素、阿魏酸、芍药苷、原儿茶醛等活性物质，具有强效的抗内毒素作用及拮抗内毒素诱导单核/巨噬细胞产生内源性炎症介质（TNF、IL-6等）失控性释放的作用，可增加血小板、纤维蛋白原含量及血小板聚集力，减轻弥散性血管内凝血的凝血机制异常，提高超氧化物歧化酶活性，同时能调节过高或过低的免疫反应，限制细胞凋亡，保护和修复应激状态下受损的脏器。

有学者通过动物实验研究发现早期应用凉血解毒活血中药可抑制 TGF-β 及 IL-6 的表达，抑制肺组织内胶原蛋白的合成，减轻 I／Ⅲ型胶原比例的失调，从而减轻早期放射性肺炎的炎症反应和后期放射性肺纤维化程度。因此，无论是从传统医学还是从现代医学角度，凉血活血解毒中药的机制和疗效都得到了验证，广泛用于脓毒症、毒物中毒、急性胰腺炎、急性肺损伤等急危重症的救治过程中，这就给我们在临床中应用凉血活血药提供了很多启示。

根据温病学"卫气营血"的辨证理论，外感病尤其是温病、疫病的发病过程中，由于外邪（细菌或者病毒）经由气分、卫分进入营分、血分，甚至是一些慢性病（糖尿病、肿瘤、慢性阻塞性肺疾病、血液病等）如果伴有一些邪热入营分、血分的情况（如现代医学所谓的慢性炎症状态），均可以用一些凉血活血药物。

中药中的凉血活血药无论在急危重症还是在一些慢性疾病中都有很重要的作用。从中医角度，应用凉血活血药能溃散毒邪的主要致病因素，通过活血化瘀、疏通经络从而消除毒邪致病的病理结果，即现代医学抗内毒素作用及拮抗内源性炎症介质失控性释放的作用，改善凝血功能，同时能调节过高或过低的免疫反应，保护和修复应激状态下受损的组织，在感染性疾病治疗中可达到"菌（细菌）毒（内毒素）炎（炎症递质）并治"的结果。除了上面我们提到的疾病，从文献资料中可以看出凉血活血药在临床上的应用也很广泛。如凉血活血法治疗过敏性紫癜、银屑病、淤胆型肝炎、冠心病、慢性特发性血小板减少、结节性红斑、紫癜性肾炎等疾病。

应用凉血活血药一定要抓住血分郁热这一基本病机，同时要根据临床辨证灵活配伍，这样才能起到良好的效果。如果存在正气（阳气）亏虚，一味应用凉血活血药反而会凉遏生机，使病情恶化。在正气虚的情况下，初期在补益正气的基础上可酌情加用一般剂量的凉血活血药（必要时可根据情况加大剂量），及时截断邪气传变，防止邪气戕伐正气，要做到重病即止，后期凉血活血药剂量宜小至逐渐停用。另外在肿瘤的治疗中通常我们也会加入一些清热凉血、活血化瘀的药，有一定的抗肿瘤作用，但在应用的过程中也要根据上述的原则，以免损伤正气，这样对提高肿瘤患者疗效有一定好处。

三、中 药

● 1. 如何看待中药的不传之秘在剂量

答：中医中药有其特殊的学科特点，人体是黑箱，不过在现代医学发展的今天，很多秘密逐渐被揭示。中药也是黑箱，每一味中药成分复杂，也是中药难以掌握的原因。关于剂量，自古至今都有剂量的不传之密，确实同一种药物在不同的剂量就有不同的生理反应。现代药理有量效关系，这个现象在中药中也是存在的。且同一药物在不同剂量下，发挥的药效也是不同的。比如柴胡小剂量升提，大剂量疏风退热。同时由于临床经验不同，对药物的剂量使用也是不同的，这也是中医临床中的一种现象。关于不同剂量药物的不同效果，需要医者胆大心细，根据不同体质和病情的患者服药的反应认真细致地观察，反复地临床才能获得。不传，有保守的意思在里面，除了珍惜自己的智慧成果外，还有一部分原因是这部分靠实践取得的体悟，难以用言语传承，传承出现偏差可能会造成严重后果，所以不传非真正不传、非其人勿传。

● 2. 对于临床上使用中成药有何看法和注意事项

答：首先中成药是经过大量临床验证的对于某一类特定证型疾病有效的方剂制作而成的。其在特定条件下的有效性可以肯定。患者有确切符合该药使用指征是使用的必须条件。其他使用场景包括：急性疾病应急，长期慢性疾病调理，不想煎药或没有煎药条件者，有些中成药所含成分在配方饮片中很难配到或饮片剂量、炮制、煎煮法上操作存在难度等。使用中成药值得注意的是，对于急性疾病中成药往往达不到剂量要求，可以酌情增加剂量。中成药的选择最好选择老字号品牌，质量有保证，容易产生效果，比如同仁堂、九芝堂、胡庆余堂等。

● 3. 如何认识"细辛不过钱"

答：古有"细辛不过钱，过钱命相连"之说。《大观本草·卷六·细辛》曰："又细辛若单用末，不可过半钱匕，多即气闷塞，不通者死。"可见最早提出细辛不过钱，是用末。张锡纯认为此说不可废，认为细辛可"麻肺"导致气闭。

《伤寒论》中细辛的用量也明显超过 3 克，近代亦有医家用量较大如李可，并没有出现严重不良反应，认为在久煎的复方汤剂中细辛不仅可以过钱，必要时还可剂量偏大或超大剂量，前提是要辨证准确。《中华人民共和国药典》规定细辛用量最大为 3 克。这影响了细辛的临床使用及疗效。但毕竟《中华人民共和国药典》是法规性文件，意在避免出现中毒危及生命。临床上一边是法规、一边是疗效，希望越来越多的证据出现，使药典能做出合适的剂量范围。目前建议在治疗一般性疾病时尽量遵守《中华人民共和国药典》的规定。

● 4. 仙鹤草是您在临床中使用的高频药物，能给我们讲解一下这个药吗

答：好的。临床中仙鹤草是临床常用的一个中药，临床中除了用于治疗出血、肿瘤性疾病之外，还用于治疗虚人外感。其作用机制可能源于它补虚的作用。

仙鹤草始载于《本草图经》，为蔷薇科多年生草本植物龙芽草的全草，常用名为脱力草、龙芽草、石打穿、狼牙草等。

全草含仙鹤草素、仙鹤草内酯、鞣质（为焦性儿茶酚鞣质、没食子鞣质等）、甾醇、有机酸、酚性成分、皂苷等。性平，味苦、涩，归肺、肝、脾经，为强壮性收敛止血剂，具有收敛止血、解毒杀虫、益气强心的功能。根及冬芽驱绦虫。主治胃溃疡出血、吐血、咯血、衄血、便血、子宫出血、痔出血、肿瘤、梅尼埃病、胃肠炎、痢疾、肠道滴虫、劳伤无力、闪挫腰痛等。外用治痈、疔、疮、阴道滴虫。用量 15~30g，鲜草 50~100g。外用鲜草捣敷或煎浓汁及熬膏涂患部。近代药理研究表明，仙鹤草汁液对金黄色葡萄球菌、大肠杆菌、福氏痢疾杆菌、伤寒杆菌均有抑制作用，并有很强的抗癌作用。

现代药理研究：①近年来报道认为仙鹤草具有很好的抗凝、抗血栓形成的作用。②抗肿瘤作用。仙鹤草辑酸是一种潜在的抗肿瘤物质，能作用于肿瘤细胞和一些免疫细胞而增强动物机体的免疫反应。③降血糖作用。仙鹤草可促进胰岛素释放和类似胰岛素的降血糖作用。④降血压。仙鹤草中的黄酮类化合物可能是其降压活性成分。⑤抗心律失常作用。对心脏功能有双向调节作用，其对窦性心动过缓的治疗机制在于"通过解除迷走神经抑制使心率增快而起作用"。⑥增强免疫力。仙鹤草具有非特异性免疫作用，尤其对肿瘤的免疫监视可能有增强作用，对机体免疫系统有调节作用。⑦抗炎镇痛作用。

临床应用：①用于各种出血证的治疗，如咯血、吐血、便血、尿血、崩漏等病症。②用于治疗肿瘤性疾病，如泌尿系肿瘤、消化系统肿瘤等。③用于治疗糖尿病。④用于治疗梅尼埃病。大剂量仙鹤草可扩张血管，缓解神经水肿，改善毛细血管通透性。⑤用于治疗消化系统疾病，尤其是消化性溃疡效果较好，因其可以改善微循环，减轻黏膜炎症，加速黏膜的修复，从而达到清热止血、敛溃护膜、益气生肌的

作用。⑥用于治疗其他疾病，如心律失常、细菌性痢疾、各种汗证、非淋菌性尿道炎、化疗引起的骨髓抑制、腰椎间盘突出症等。

仙鹤草的不良作用：临床中一般认为仙鹤草无毒，但现代药理研究证明，仙鹤草的有效成分鹤草酚有毒，毒性主要表现在胃肠道及神经系统反应，大剂量应用能够引起视神经炎甚至失明，临床上不良反应主要有失明、皮疹、恶心、呕吐、呼吸困难、头昏，甚至过敏性休克。其教科书中用量为 15~30g，最大用量不要超过500g。

● 5. 老师您经常使用土木香，它和木香两者之间是如何区别使用呢

答：土木香和木香的确是我临床常用药。

木香为常用中药材，名称近似"木香"的中药材有木香、川木香、土木香、青木香等。

其中木香为菊科植物木香的干燥根，又称云木香、广木香，具有行气止痛、健脾消食的功效。川木香为菊科植物川木香或灰毛川木香的干燥根，具有行气止痛、和胃消胀、止泻的作用。土木香为菊科植物土木香的干燥根，也称为祁木香、藏木香，具有健脾和胃、调气解郁、止痛安胎的作用。青木香为马兜铃科植物马兜铃的干燥根，具有平肝止痛、解毒消肿的作用。青木香因具有较强的毒副作用，2004 年国家食品药品监督管理局已取消青木香的药用标准，并用土木香替代青木香在中药制剂中的使用。有研究对这种替代方式持否定态度，因其在植物来源、有效成分等诸多方面均存在较大差异。这 4 种木香在临床调剂工作中，要仔细辨别谨防混用，以确保临床用药安全准确有效。

木香始载于《神农本草经》，有行气止痛、温中和胃之功效，其有效成分主要为萜类，还有生物碱、蒽醌、黄酮等，药理作用：①抗炎，其抗炎作用的药理学基础主要表现为其有效成分对致炎性因子的抑制作用。②抗肿瘤，大量药理学研究也证实木香中有效成分对多种癌细胞具有杀伤作用。③利胆、促胃动力、抗溃疡作用。④解痉镇痛、降血压和抗血液凝集等。⑤木香还具有抗病原微生物、抗血管生成、调节免疫、调控中枢神经系统、抗氧化、抗寄生虫等方面的作用。

木香依据现代炮制方式分为生木香、煨木香、麸炒木香 3 种，麸炒是煨制的一种发展和替代方法。木香的主要活性成分为挥发油，经煨制后挥发油含量减少。生木香擅长调中宣滞、行气止痛，常用于脘腹气滞胀痛之证；煨木香抑制肠管蠕动作用显著增强，可止泻痢，因木香气味俱厚，且熟则无走散之性，唯觉香燥而守，故

能实大肠，凡治泄泻恒用之。临床应用时，应区别不同疾病证候，选择不同炮制品。

土木香的名字出自宋朝的《图经本草》的"木香"项下。土木香辛、苦、温，归肝、脾经，可健脾和胃、行气止痛、安胎。土木香的主要化学成分是土木香内酯、异土木香内酯、土木香酸、土木香醇和三萜类成分达马二烯醇乙酸酯等。药理作用：①抗病原微生物，对链球菌、金黄色与白色葡萄球菌、大肠杆菌、白喉杆菌、副伤寒甲杆菌等具有一定的抑制作用。②轻度兴奋小鼠离体小肠、舒张支气管、扩张血管、利胆等。土木香应用过量，可发生四肢疼痛、吐、泻、眩晕及皮疹等。土木香内酯对蛙、小鼠和家兔一般毒性表现为自发性及反射性活动麻痹，随后呼吸停止而死。土木香入脾、肝经，具健脾和胃、行气止痛、安胎的作用，用于胸胁、脘腹胀痛，呕吐泻痢，胸胁挫伤，岔气作痛，胎动不安。据报道土木香对肺部有温和作用以及能轻柔地促进胸部黏液咳出，可用于几乎所有的胸腔疾病。

● 6. 六腑以通为用，故通腑泄热是临床上常用之法，这自然就少不了大黄，谈谈您对大黄的看法和临床体会

答：大黄有"将军"之名，可见其作用峻猛，与人参、附子、熟地黄一起合称"四大金刚"。赞其功专力宏，临证独当一面，挽危亡于旦夕之间。但囿于滋补为风民间陋见，故有"大黄救人无功，人参杀人无过"之说。全面了解大黄的功用，方能临证不惑。

大黄始载于《神农本草经》，至今已有约2000多年的药用历史。《本经》载：味苦寒。主下瘀血，血闭，寒热，破癥瘕积聚，留饮，宿食，荡涤肠胃，推陈致新，通利水杀（《御览》，此下有道字），调中化食，安和五脏。生山谷。其别名有将军、黄良、火参、肤如、蜀大黄、锦纹大黄、牛舌大黄、锦纹等，其主要有效成分为大黄素、大黄酸、大黄酚、大黄素甲醚、芦荟大黄素等。

其药理作用：①对血液和造血系统的作用：止血、改善血液流变性和降低血脂。②对消化系统的作用：泻下、利胆、保肝作用。③对泌尿系统的作用：利尿、改善肾功能、抗前列腺癌。④对中枢神经系统的作用：解热、抗炎。⑤对心血管的作用：大黄抗动脉粥样硬化是多方面的，抗炎、降血脂、抗血栓等均在抗动脉粥样硬化中发挥着不同的作用。大黄还可以降血压、抗心律失常，并具有一定的强心作用。⑥抗病原微生物：大黄对金黄色葡萄球菌、铜绿假单胞菌、痢疾杆菌、伤寒杆菌及大肠杆菌等均有一定抑制作用，大黄鞣质对多种细菌、真菌及酵母菌有明显抑制能力。大黄煎剂对流感病毒有较强的抑制作用。

历代医家中善用大黄者莫若仲景，据统计，汉代张仲景的《伤寒杂病论》中，共有 41 首方剂（《伤寒论》16 首、《金匮要略》25 首）配伍了大黄。而伤寒论中大黄的应用也是历代医家学习和效仿的对象，其对大黄的应用也可视为中医界应用大黄的范例。

（1）大黄用于治疗里实证。里实证包括阳明腑实、瘀血、痰浊水饮、里（湿）热证。如阳明腑实证用承气汤类方，治疗瘀血用抵当汤、抵当丸，痰浊水饮用己椒苈黄丸，里湿热证用茵陈蒿汤等。上述应用之中，总结一点就是有驱除病理产物的作用。

（2）根据表里虚实不同配伍也不同，所起的功效也不同。不管和下列哪种类型的方剂配伍，其均起到攻伐的作用，和其相伍的药物起到协同的作用。①解表类：桂枝加大黄汤、厚朴七物汤。②和解类：大柴胡汤。③攻下类（寒下、温下、润下、逐水）：承气汤、大黄附子汤、麻子仁。④逐水类：大黄甘遂汤。⑤清湿热类：泻心汤、茵陈蒿汤。⑥活血逐瘀：抵当汤。

可见，作为"四大金刚"之一的大黄，从现代研究上来说，含有不同的成分存在不同的功效；从传统意义上来说，和不同的药物配伍，就更突出了某一种功效。就像一个人有不同的社会身份，不同的场合他的身份或者称呼就不同一样。大黄是一个临床有着突出疗效的药物，深入对其研究和学习，才能让"将军"常胜，解决患者的苦痛。

● **7. 临床跟师过程中，老师常用五味子来降低转氨酶，据说和联苯双酯还有一定的关联，请老师详细讲解一下，同时谈一谈中药西用及西药中用的看法**

答：临床过程中常用五味子来降低转氨酶，这是参考了中药的现代研究成果，联苯双酯临床上用于肝功能异常的治疗，疗效也不错。下面我阐述下两者之间的关系。

五味子为常用中药之一，系木兰科植物五味子的干燥成熟果实。其果实甘、酸、辛、苦、咸五味俱全，故名五味子，又名五梅子、玄及、会及、山花椒等。五味子始载于《神农本草经》，属上品，《神农本草经》曰其"主益气，咳逆上气，劳伤羸瘦，补不足，强阴，益男子精"，《中药学》将其作为收涩药收录。《中华人民共和国药典》规定其功能主治：收敛固涩、益气生津、补肾宁心，用于久嗽虚喘、梦遗滑精、遗尿尿频、久泻不止、自汗、盗汗、津伤口渴、短气脉虚、内热消渴、心悸失眠。

联苯双酯是从北五味子果仁提取物中分离出来的一种有药理活性的单一木脂素化合物。联苯双酯是合成五味子丙素的中间体，作为一种降转氨酶药物已广泛应用于临床。①保肝：保护肝细胞免受毒物损伤，增强肝脏的解毒功能，促进肝细胞再生作用，抗细胞突变作用。②抗氧化抗疲劳作用：五味子多糖具有良好的抗衰老和抗疲劳作用。③镇静催眠作用：实验证明，北五味子醇提取物具有明显的镇静、催眠作用。④五味子中含有多种有效成分，能减少氧自由基对心肌细胞的损伤，对心肌缺血再灌注损伤可起到保护作用；同时还可以舒张血管、降低血压、调节心肌细胞代谢、降低心肌收缩力、降低血脂、产生抗血小板聚集作用。临床报道的不良作用：①联苯双酯引起血压升高。②有报道联苯双酯速发型变态反应。③发现少数患者在治疗过程中出现黄疸，加重肝损害。④停药后反跳。

中药按照西药药理来用药称为"中药西用"，如抗生素类药物一般多认为性寒凉，具清热解毒之功，适用于实热证细菌感染者，若对虚寒证细菌感染者使用，易致菌群失调的二重感染；维生素B族多具健脾养胃作用，适用于脾胃虚弱病证。西药中用则是给西药赋以中药化的基本内容，即归纳总结出它的性味、归经、升降浮沉、功效、禁忌等，在中医药辨证施治等理论指导下供中医临床使用。如利尿剂或伴有利尿作用的降压药对于痰湿壅盛型高血压疗效较好；β受体阻滞剂适用于肝阳上亢证高血压。

理论上中药可"西用"，西药也可"中用"。在临床治疗的过程中，常常结合现代药理用药，中西合参，如蒲公英、黄芩等有抗幽门螺杆菌的作用，如白花蛇舌草等有抗肠化等作用。临床上可运用中西药合用的办法以扩大思路、拓展原有中药范围，而且增加了中药的使用途径，使患者多多得益。

● **8. 随着人们生活方式的改变、生活节奏的加快，人们脱发的现象也越来越普遍，且有年轻化的趋势，请老师谈谈对脱发的认识和治疗。**

答：头发是人体健美的重要标志之一，当今社会竞争日趋激烈，近年来脱发的发病率有上升的趋势。以下从3个不同的角度来论治。

从肝肾论治。中医学认为，发为血之余，发的生长赖血以养，但发的生机根源为肾，肾藏精，精化血，精血旺盛则毛发粗壮润泽，故有"肾，其华在发"之说。研究发现补肾活血复方能促进血管新生、改善局部血液循环、改善毛囊营养、刺激毛囊再生，最终达到促进毛发生长和再生的目的。

从肺论治。《素问·六节藏象论》云："肺者，气之本，魄之处也，其华在毛，其充在皮。"而毛发的正常代谢亦依赖于肺的正常生理活动，若肺气不足，肺的宣降功能出现障碍，不能将精微物质输送至皮毛而滋养毛发，则会出现毛发枯槁不泽甚至脱落的现象。肺与毛发的关系主要体现在肺气宣发、输精于皮毛、保证毛发正常生长的功能方面。

从气血论治。气血不足和失于调达是脱发的主要机制。血为头发的生长提供物质基础，气则为头发的生出提供了推动力。在脱发的治疗中，通过补血活血、补气调气，达到气血的阴阳平衡，才能取得效果。

对毛发有治疗作用的中药有何首乌、生姜、桑葚、铁皮石斛等。

何首乌，又名首乌，为蓼科植物何首乌的块根，是中药补益剂中的一味常用药。味苦、甘、涩，性微温，归肝、肾经。根据炮制方法的不同，可分为生首乌和制首乌。生首乌味苦、涩、性平，具有解毒、消痈、润肠通便之功效，常用于肠燥、便秘等。生首乌经炮制，成为制首乌，味苦、甘、涩、性温，具有补肝肾、益精血、乌须发、强筋骨之功效，主治精血亏虚、头昏目眩、肢体麻木、须发早白、腰膝酸软、崩漏带下、腰膝酸软及遗精等。历代《本草》均记载何首乌为黑发的主药，《本草纲目》云：足厥阴，少阴药也，肾主闭藏，肝主疏泄。此物气温，味苦、涩，苦补肾，温补肝，涩能收敛精气，所以能养血益肝、固精益肾、健筋骨、乌髭发，为滋补良药。不寒不燥，功在地黄、天门冬之上。现代药理研究发现其有降脂保肝、抗氧化、抗骨质疏松、抗肿瘤、益智、通便等作用，大量服用会引起胃肠道不适症状，出现皮肤过敏、肝损害、恶心、呕吐、乏力、腹泻、腹痛、肠鸣等。重者可出现阵发性强直性痉挛，甚至发生呼吸麻痹。何首乌导致的肝损伤问题较为常见，据最新的研究成果，何首乌的肝功能异常和基因有一定的相关性，也就是说体质的特异性。

生姜中的姜辣素、姜烯油等成分，具有刺激头皮，加快气血运行的作用。清《医林改错·通窍活血汤所治之症目》曰："头发脱落，各医书皆言伤血，不知皮里肉外血瘀，阻塞血络，新血不能养发，故发脱落。"可见，生姜治疗脱发具有一定的中医理论支持。

有研究表明铁皮石斛多糖有促毛发生长的功效。

● 9. 谈谈对淡豆豉的认识

答：淡豆豉是以黑色种皮品系大豆为主要原料，桑叶、青蒿等药材配伍其中进行发酵加工而成，为药食兼用的传统药物，为历版《中华人民共和国药典》的收录品种，具有解表除烦、宣发郁热功效，主治感冒、寒热头痛、烦躁胸闷、虚烦不眠等。近几年研究发现其具有抗骨质疏松、保护血管、降血糖、降血脂、抗围绝经期综合征等多方面的作用。

临证中常用于治疗郁热在内的虚烦及感冒，治疗虚烦常配以栀子，即常用的栀子豉汤，治疗风热感冒清解郁热常以银翘散加减，治疗阴虚感冒的加减葳蕤汤中常使用淡豆豉。

● 10. 谈谈对僵蚕的认识和使用心得

答：白僵蚕异名为僵蚕、天虫、僵虫、白僵虫，它为蚕蛾科昆虫家蚕 4~5 龄的幼虫感染（或人工接种）白僵菌而致死的干燥体，多于春、秋季生产，将感染白僵菌病死的蚕干燥。白僵蚕入药始载于《本经》列为中品，有记载：僵蚕味咸、辛，性平，无毒，主小儿惊痫、夜啼，去三虫，令人面色好，男子阴痒病，具有祛风止痉、活血通络、化痰散结等功效。

现代药理研究发现证实：僵蚕具有抑菌、催眠、抗惊厥、抗癌、降糖、降脂等作用，其提取液还有抗凝活性，所含蛋白质有刺激肾上腺皮质的作用。在临床中应用时间长，应用范围日益广泛，尤其在一些疑难杂症的治疗中发挥出人意料的作用。白僵蚕使用单方或结合其他中药组成配方，可用于外感发热、癫痫、抽搐、头痛、偏头痛、咳嗽、哮喘、剥脱性皮炎、失眠、甲状腺瘤、糖尿病、荨麻疹、脑血栓、高脂血症等。随着研究的不断深入，白僵蚕的应用越来越广。

但在临床应用时也要关注其不良反应，有报道口服僵蚕发生过敏反应的病例，也有僵蚕中毒的报道，既有人为因素也有僵蚕自身因素。人为因素包括劣质僵蚕、变质僵蚕、炮制不当等；僵蚕自身因素与其所含化学成分如草酸铵、特异神经毒素、白僵菌素、蛋白质等导致神经毒性和过敏反应有关。因此对虫类药过敏者慎用，且剂量不宜过大。由于白僵蚕有抗凝作用，能使血小板减少，故凝血机制障碍或有出血倾向者慎用；由于白僵蚕抗惊厥作用主要是草酸铵，其代谢易产生氨，肝性脑病应慎用。同时过敏体质的人应慎用，孕妇应慎用或忌用本品。

我们要更新认识，建立僵蚕有毒的新概念。严格控制剂量，尽可能避免使用僵蚕粉。尽管牵正散、升降散、普济消毒饮中多数以散剂形式出现，故也是一个值得商榷的问题。

● 11. 临床上常常见您重用生白术通便，能详细地讲解一下吗

答：好的。在中药教科书中，白术归为补虚药中补气类药。白术为菊科苍术属植物白术的干燥根茎，性温，味甘、苦，归脾、胃经，具有健脾益气、燥湿利水、止汗安胎的作用。主产于浙江、安徽等地，又以浙江磐安、鄞县地区产量最大，於潜所产品质最佳，亦称为"於术"。白术主要成分为挥发油、多糖及内酯类等化学物质，其中挥发油在白术中含量约 1.4%，其主要含苍术酮、苍术醇、苍术醚、白术内酯Ⅰ、白术内酯Ⅱ、白术内酯Ⅲ、白术内酯Ⅳ等成分，白术挥发油是白术抗肿瘤的主要有效成分，白术多糖可提高免疫力，而内酯类成分具有调节胃肠道功能和促进营养物质吸收、健脾运脾的作用，且以白术内酯作用最为显著。

白术的通便作用主要是指治疗一些功能性便秘如结肠慢传输性便秘，而对于其他器质性便秘如肿瘤梗阻性的就不适宜了，但如果原发器质性病变并不严重在治疗原发病（如手术、化疗等）的基础上也是可以酌情应用的。结肠慢传输型便秘病机多为脾虚气弱、阴血不足，其中脾虚气弱津亏是导致结肠慢传输型便秘的根本原因，故应以益气养阴、行气润下之法治之。生白术可燥湿利水、补气健脾并具有促进肠道动力作用，可以明显增强肠道肌肉的收缩力预防便秘，从而标本兼治。

关于白术应用剂量的问题，用于通便时应大量应用，常用到 30~60g，相关现代药理试验也证明了这点。白术煎剂能促进小鼠的胃排空及小肠推进功能；较大剂量的白术水煎剂能显著加强豚鼠回肠平滑肌的收缩，并呈量效反应关系。而关于白术的安全问题，有学者对白术提取物的急性毒性、细胞毒性及遗传毒性进行动物实验表明，白术提取物的急性毒性较低，属无毒级物质，细胞毒性较低，无遗传毒性。

● 12. 福建漳州片仔癀全国都有名，能否谈谈您对片仔癀以及其主要成分三七的认识和使用经验

答：好。先谈三七吧。三七为五加科植物三七的干燥根，主产于云南、广西等地。三七又名参三七、滇七、田七、金不换等，始载于《本草纲目》。《本草纲目》中记载三七味甘，微苦，性温，能止血、散血、定痛，另有补虚、强壮机体的作用，归肝、胃经。《医学衷中参西录》载："三七，善化瘀血，为吐衄要药……兼治二便下血，女子血崩，痢疾下血久不愈……化瘀血而不伤新血，允为理血妙品。"三七化学成分主要为三七总皂苷、三七素、黄酮、挥发油、氨基酸、糖类及微量元素等。三七总皂苷具有活血与凝血双向调节作用，包括人参皂苷、三七皂苷等。三七临床主治咯血、衄血、外伤出血、跌打肿痛等，近年来用于治疗冠心病、

糖尿病、抗心绞痛、抗血栓等。

三七药理作用：①血液系统，有止血、补血、活血作用。②循环系统，有降低血液黏度、抗血栓、降血脂、降血压、保护脑组织、改善脑血循环等作用，对缺血性脑损伤有保护作用。③中枢神经系统，有镇静、镇痛提高记忆力和增智作用。④增强免疫力，具有抗氧化、延缓抗衰老的作用。目前尚未有试验证明三七有毒性。

三七现如今的临床应用已经越来越广泛，不再仅仅局限于止血、定痛，还在消化系统、神经系统、免疫系统、物质代谢系统，以及抗炎、抗衰老、抗肿瘤等多方面有着越来越多的应用。

片仔癀是国家绝密级中药保护品种，片仔癀方由田七、麝香、牛黄、蛇胆等组成。三七作为片仔癀中的分量比例最大的中药成分，起到既有祛瘀又有补虚的作用，邪气去而正不伤，祛除邪气而达到正气不至于严重损耗。片仔癀能驱除湿热、热毒、湿毒、瘀血等多种邪气，使邪去则正安，瘀去则血脉通畅，诸病皆去。这使片仔癀具有祛邪安正、养生保健的作用。根据片仔癀中三七的含量尤重，可以看出片仔癀应用于跌打损伤后凝血功能异常（血瘀）伴有炎症（血热）的患者，能改善凝血、肝功能及炎症指标。同时本方中还有麝香、牛黄、蛇胆均对炎症（血热、热证）有着很好的作用，但对于患者体弱辨证为寒证者，可以在中药辨证补虚补阳的基础上加用本药。

● 13. 古代典籍中常以芍药作为药名，是白芍还是赤芍，临床应该如何选择

答：芍药一药，临床应用非常广泛，《神农本草经》将芍药列为中品，谓："芍药，味苦，平。主邪气腹痛，除血痹，破坚积，寒热疝瘕，止痛，利小便，益气。生于川谷及丘陵"，赤、白芍未分。宋金元时期就有将白芍和赤芍区分的本草著作，但并没有将芍药分为白芍与赤芍进行专题论述。到了明代时期，《滇南本草》是现存本草著作中最早将芍药分为白芍与赤芍两种记述的："白芍主泻脾热，止腹痛，止水泻，收肝气逆痛，调养心肝脾经血，疏肝降气，止肝气痛。""赤芍泻脾火，降气行血，破瘀血，散血块，止腹痛，散血热，攻痈疽，治疥癞疮。"清代以后的大部分医学著作将白芍与赤芍分别立论。

历代以来，对于赤芍、白芍药材本身的认定，以及功效的研究，至今也未形成统一明晰的认识，影响了今人对经方使用芍药的正确理解和吸收运用。陶弘景虽称芍药有白有赤，但并未明确其相应名称。《开宝本草》谓："此有两种，赤者利小便、下气，白者止痛散血。其花亦有红白两色。"元代《汤液本草》："今见花赤者为

赤芍药，花白者为白芍药，俗云白补而赤泻。"总之，白偏于补、赤偏于破，乃是赤白芍二药分用的基本特点。《伤寒论》中的芍药应该是赤芍还是白芍，《太平惠民和剂局方》《医宗金鉴》、孙尚方、许叔微等认为应为白芍，而《太平圣惠方》、李中梓等认为应为赤芍。明代许宏在《金镜内台方议》中说："如桂枝加芍药汤，乃下之腹满时痛，属太阴，此脾虚也，故用白芍以补之。如桂枝加大黄汤，乃下之因尔腹大实痛，乃脾气实也，故用赤芍药加大黄以利之。如建中汤、当归四逆汤、真武汤等，皆用白芍。如大柴胡汤、葛根汤、麻黄升麻汤，皆用赤芍。"现代经方名家黄煌认为痉挛性疾病用白芍较多，如果舌质黯紫，或血液黏稠者，或为血管病者，使用赤芍较多。

现代药理研究证实，白芍对动物子宫平滑肌的收缩活动有调节作用，其提取物有抗血栓作用，能减轻血小板血栓的湿重，故具有调经、止痛、止崩漏等作用。白芍还具有保肝、镇痛及抗炎等药理作用，与其平肝止痛功效有关；亦可用于中枢镇静，与其敛阴止汗功效有关。实验又证明，赤芍有抗血栓形成、抗血小板聚集等作用，与其清热凉血的功效有关；其还具有保肝、镇痛的作用，与其散瘀止痛的功效有关。

根据《中华人民共和国药典》（2020版），白芍的基源为毛茛科植物芍药的干燥根。赤芍的基源为毛茛科植物芍药或川赤芍的干燥根。可见白芍和赤芍，有一种基源为毛茛科植物芍药的干燥根是相同的，成为两种药品的原因是修制和炮制不同。经过洗净，除去头尾和细根，置沸水中煮后除去外皮或去皮后再煮晒干者为白芍；而除去根茎、须根及泥沙，晒干者为赤芍。

现今以来，赤、白芍两者来源及成分相同或相似，其药理作用亦应有较多共性。因此仅将赤芍作为清热凉血、化瘀止痛之品，或仅将白芍视为补血敛阴、平肝柔肝止痛之品是值得进一步探讨的。《赤、白芍对血瘀证动物模型内皮功能及血液流变学的影响》一文表明，赤、白芍功用相同或相似，虽各有特点，但不足以如现行教科书或药典所表述的那样，成为了互不关联、功效迥异两味药物，该文认为赤、白芍是在具有共同功效的前提下，各有其特点。从芍药漫长的应用历史中，也可以推测赤、白芍均具有清热凉血、活血养血、平肝、止痛等功效，其中赤芍更长于清热、活血，白芍更长于养血柔肝。此说颇贴近临床实际。

至于《伤寒论》中所用芍药是赤芍还是白芍，应该根据临床实际选用单用或者合用。

而根据《神农本草经》中的论述，《本经》中所载芍药以通利祛邪为主，至于益气的功效可能为邪去正安，正气自复。对于赤芍偏于清热活血而忽视了其邪去正安的一面，白芍胶着于其补血养肝阴而忽视了其活血通利的一面，均是不够全面的。

● 14. 请老师谈谈关于贝母的临床使用体会

日常临诊过程中，贝母是我经常会用到的一味药物，因为平时门诊以消化系统疾病为主，将贝母用于消化系统疾病上似乎和传统上对贝母的认识有所差异。传统上川贝母用于呼吸系统疾病的概率比较高，而浙贝母除了用于呼吸系统疾病以燥湿化痰之外，还常常用于软坚散结。但根据现代药理研究发现，川贝母除了具有镇咳、祛痰的作用外，还有解痉、降压、增加子宫张力、抗溃疡等作用；浙贝母除了具有明显扩张支气管、镇咳作用外，还有镇静镇痛，大剂量可使血压中等程度降低，呼吸抑制，小量可使血压微升的作用。所以根据现代药理，川贝母可通过抗溃疡达到止痛作用，而浙贝母本身就有止痛作用。临床中我常使用贝母就是取其止痛、抗溃疡的作用。常用乌贼骨和贝母同用称作乌贝散，用于治疗消化系统溃疡疗效不错。

● 15. 大枣是日常药食两用的药品或食品，请老师谈谈对大枣的认识和临床使用

答：大枣为我们常见的食品，它同时也是临床常用的药品，属于药食两用之物。早在《神农本草经》中列为上品，谓其"主心腹邪气，安中养神，助十二经，平胃气，通九窍。补少气少津，身中不足，大惊，四肢重，和百药，久服轻身长年。"后世认为大枣性甘温，功能补中益气、养血安神、缓和药性。上述说法颇为笼统，不便于临床具体应用。比如说补中益气还可以选党参、黄芪等，养血安神可以选酸枣仁，缓和药性可以选甘草，为什么要用大枣呢？它有什么独特之处呢？

在《伤寒论》《金匮要略》中大枣应用广泛，医圣仲景对大枣的药性体悟深入透彻，制法得当，使用精准，应用灵活，广泛用于外感表虚、虚劳、水饮、呕吐等病证的治疗，为后世所推崇。

后世对大枣的药性也多有阐发，近世以岳美中的《论大枣》尤为精当，颇贴近临床。他把大枣的临床常用的方法归纳为以下4个方面：①凡外感表虚的多用大枣。②凡逐水竣剂多用大枣。③凡和剂多用大枣。④凡孪引强急多用大枣。以上4点中有一个主线就是约束卫气而"存津液"以"保胃气"。具体原因阐述如下：

我们可以看看在治疗外感表虚证中，大枣和生姜常配伍应用以调和营卫，大枣就是起到存胃中津液，防止过汗；在治疗悬饮中，十枣汤以大枣为君药，亦是为了防止峻下剂后体液丢失过多；治疗和解剂中，通常都是寒温并用、辛开苦降，为了防止过辛、过苦、过温损伤脾胃津液，同时大枣味甘性温，也可避免过寒损伤中气，

影响其运化津液的功能；凡挛引强急多用大枣，当归四逆汤中佐当归以补血，麦门冬汤中帮助麦冬增津液，炙甘草汤中辅大量生地以生血。

综上，岳美中的对大枣论述可以归纳为：约束卫气而"存津液"以"保胃气"。至于有痰湿水饮的病症，配伍得当亦可应用，如十枣汤。大枣会助湿生热，令人中满故湿盛脘腹胀满、痰热咳嗽等需慎重用药。

四、读　书

● 1. 请老师谈谈《温疫论》的部分学术思想和临床指导意义

答：《温疫论》是我国第一部讨论温疫类疾病的专著，作者是明末医家吴有性（字又可，1582-1652）。通过阅读本书，感受吴又可是来自临床一线的医学大家，不仅在临床上功夫很深，在理论上也能发前人所未发、补前人之不及，对后世温病学的形成与发展产生了深远影响。

（1）承气本为逐邪而设，非专为结粪而设也。

他认为因邪热导致燥结，非燥结导致邪热，邪为本，热为标，结粪又为其标也。能尽去其邪，安患燥结也。甚至热结旁流，也可以用下法，和"温病下不厌早"思想一致。但下法要"谅人之虚实，度邪之轻重，察病之缓急，揣邪气离膜原之多寡，然后药不空投，投药无太过不及之弊"。这和我们现在临床上治疗急性胰腺炎等疾病中应用大黄等泻药理论上应是同工之妙。现代药理研究发现大黄有抗炎、止血等作用。所以下法应该是逐邪（抗炎）的一种方法。

（2）对于舌苔腻的患者可以酌情应用下法。

平时临床上遇到舌苔厚腻的患者，常常应用大黄会取得很好的效果，有一些患者舌苔化而复生，通过阅读《温疫论》中有"白苔未可下，黄苔宜下。"温疫病中出现黑苔，也是宜下之列。

（3）达原饮在于疏利透达气机。

"膜原"一词最早出现在《黄帝内经》中。吴又可创造性地运用膜原的概念。疏利透达是治疗温疫初起，邪在膜原的方法。达原饮：槟榔二钱，厚朴一钱，草果仁五分，知母一钱，芍药一钱，黄芩一钱和甘草五分。槟榔能消能磨，除伏邪，为疏利之药；厚朴破戾气所结；草果辛烈气雄，除伏邪盘踞。三味协力，直达其巢穴，使邪气溃败，速离膜原，是以为达原也。热伤津液，加知母以滋阴；热伤营血，加芍药以和血；黄芩清燥热；甘草和中。后4味不过调和之剂。此7味药共奏疏利透达之效，将疫邪驱离膜原。

（4）在温病的治疗中寒凉药、破气药、补益药要慎重。

温疫初起，邪结膜原，与卫气并而发热，此时胃本无病，如误用寒凉，就会妄损生气；等到病邪传胃，舌干苔刺，烦渴口燥之时，为邪结在胃，阻碍正气，郁而不通，积火成热，是因邪而为火为热，如逐去其邪，气行火泄而热自己，此为承气汤证。芩连栀柏专务清热，亦与病机不符，因此他指出不要妄投芩连栀柏等寒凉药。对于破气药，破正气，损伤津液，热结愈固，滞气无门而出，疫毒无路而泄。对于补药，投补剂，邪气益固，正气日郁，转郁转热，转热转瘦，转瘦转补，转补转郁，循环不已，乃至骨立而毙。

通过阅读本书，发现吴氏是一个临床大家，因为临床上遇到的情况是千变万化的，吴氏心中有法，临证时随机应变，但最终的大法是不变的，通过下法、吐法等方法疏利气机，恢复人自身的抗邪能力和固护正气，恢复自我修复能力。对于传染病的认识吴又可提出了"戾气"之说，这在古代是超前的。

● 2. 请老师谈谈《医林改错》部分学术思想及体会

答：王清任，是清代著名医家，著有《医林改错》。这部著作影响较大，把"活血化瘀"理念提到了一个高度。这在当时看来是先进的，在今天仍有很高的临床指导意义。

（1）重实践。王清任通过解剖尸体得到感性认识，然后再通过大量的临床实践升华为理性认识。这和现在拿实验室里的老鼠、兔子做试验得出数据，然而疏于临床实践的科研学术是不同的。虽然囿于当时的科学条件有一些附会之处，但贡献还是很大的。

（2）人之灵机不在心而在脑。王清任通过观察发现并明确提出了人的智慧及记忆等神态功能不在心而在脑，如《医林改错》中指出：人之灵机不在心而在脑，因为咽喉两旁，有气管两根，行至肺管前，归并一根入心，由心左转出，过肺入脊，名曰卫总管，前通气府、精道，后通脊，上通两肩，中通两肾，下通两腿，此管乃存心气与津液之所，气之出入，由心所过，心乃出入气之道路，何能生灵机，贮记性。王清任还认为，脑的功能和脑髓的充盈程度和五脏六腑的健旺有关。如《医林改错》

中："灵机记性在脑者，因饮食生气血、长肌肉、精汁之清者，化而为髓，由骨上行入脑，名髓海"。又"两耳通脑，所听之声归于脑、两目即脑汁所生，两目系如线生于脑，所见之物归于脑、鼻通于脑，所闻香臭归于脑"。这些对传统认为"心主神明"是一个挑战和创新，至于其观点是否正确，至今仍是有争论的，但其理论应用于临床还是有很高指导意义的。

（3）重瘀血。临床上很多疾病，一些怪病、奇病，从瘀血论治，常会取到意想不到的效果。王清任认为许多疾病都是由瘀血所致，导致瘀血的主要因素如气虚、风、寒、湿、热、情志异常、食积、失治误治、季节交替犯病、百药无效、温疫等。在导致瘀血的各种原因中，尤其重视气血，强调气虚致瘀。《医林改错·气血合脉说》中说道："治病之要诀，在明白气血，无论外感、内伤，要知初病伤人何物，不能伤脏腑，不能伤筋骨，不能伤皮肉，所伤者无非气血。""正气虚，当与半身不遂门四十种气虚之症……血有亏瘀，血亏，必有亏血之因……若血瘀，必有血瘀之症可查""人皆知百病生于气，而不知道血为百病之始也。"主张"诸病之因，皆由血瘀"。瘀血的临床表现多端，治法也不是固执一法，而是灵活多变的，也是辨证的。治法上补气活血法、行气活血法、泻热活血法、温阳活血法、解毒活血法、通窍活血法、祛痰活血法、祛风除湿活血法、滋阴活血法、逐水活血法、活血止血法等，创造了很多临床用之有效的著名方剂，如：益气活血类，补阳还五汤、助阳止痒汤、足卫和荣汤、黄芪桃红汤、黄芪赤风汤、可保立苏汤、开骨散等；理气活血类，血府逐瘀汤、膈下逐瘀汤、会厌逐瘀汤、通气散等；破血逐瘀类，身痛逐瘀汤、下瘀血汤、没竭散、加味止痛没药散等；温里活血类，少腹逐瘀汤、急救回阳汤、止泻调中汤等；解毒活血类，解毒活血汤、通经逐瘀汤等；通窍活血类，通窍活血汤；祛痰活血类，癫狂梦醒汤等。

王清任一生善于实践，勇于探索，敢于质疑，大胆创新，历经42年才写成《医林改错》。叶天士一生也少有著作，仅《温热论》存世。仲景也仅《伤寒论》，为传万世之作。这和我们当今浮躁的学术气氛形成了截然对比。《医林改错》本身也有一些认识上的不足，但他的精神和不少学术观点还是值得我们学习和继承的。

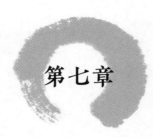

第七章

伊春锦及传承团队论文摘要选录

一、伊春锦论文摘要选录

疣状胃炎临床疗效观察

伊春锦[1]，黄德清[2]

（福建省立医院　福州　350001）[1]（福建医科大学附属第一医院　福州　350001）[2]

摘要　目的：观察疣状胃炎临床疗效，探讨其临床病理机制。方法：病例选择2006年以来消化专科门诊符合疣状胃炎诊断患者80例，随机分为治疗组40例、对照组40例；两组在性别、年龄、病程、临床症状、体征、胃镜像、病理、Hp 阳性率方面均无明显差异（$P<0.05$）。治疗组按辨证分为脾胃湿热型、脾胃虚弱型、气滞血瘀型；中药分别用三仁汤加减、香砂六君汤加减、血府逐瘀汤加减。对照组采用胃复春片，每次4片，每日3次。两组均以12周为1个疗程。结果：①治疗组总有效率95%，对照组总有效率82.5%，两组总有效率比较有显著差异（$P<0.05$），治疗组优于对照组。②治疗组根治 Hp 有明显疗效，但两组疗效相当无统计学意义。

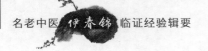

③临床观察过程发现脾胃湿热型 Hp 感染率高于脾胃虚弱型、气滞血瘀型，且治疗效果也比其他两型佳。

关键词：疣状胃炎；辨证治疗；疗效确切

〔伊春锦，黄德情.疣状胃炎临床疗效观察 [A].中国中西医结合学会消化系统疾病专业委员会、广西壮族自治区中西医结合学会.第二十一届全国中西医结合消化系统疾病学术会议暨国家级中西医结合消化系统疾病新进展学习班论文汇编 [C].中国中西医结合学会消化系统疾病专业委员会、广西壮族自治区中西医结合学会：中国中西医结合学会，2009：3.〕

健脾活血汤治疗慢性萎缩性胃炎的临床观察

伊春锦

（福建省立医院，福州　350001）

摘要　目的：观察健脾活血汤治疗慢性萎缩性胃炎的临床疗效。方法：将60例慢性萎缩性胃炎随机分为治疗组30例，用健脾活血汤，每日1剂，早晚分服；对照组30例，用胃苏颗粒，每次1袋，每日3次，胃复春每次4片，每日3次治疗。结果：总有效率治疗组83%、对照组67%，两组比较差异显著（$P<0.01$），治疗组疗效优于对照组。结论：健脾活血汤治疗慢性萎缩性胃炎有较好疗效。

关键词：慢性萎缩性胃炎；健脾活血汤；中医药疗法

〔伊春锦.健脾活血汤治疗慢性萎缩性胃炎的临床观察 [J].光明中医，2008（06）：809-812.〕

夏枯草、白花蛇舌草治疗慢性萎缩性胃炎"癌前病变"初探

伊春锦[1]，黄德清[1]，黄昉萌[1]，金一顺[2]

（福建省立医院，福州　350001）[1]（福建中医学院，福州　350001）[2]

摘要　目的：探讨夏枯草、白花蛇舌草治疗慢性萎缩性胃炎"癌前病变"的临床疗效。方法：将126例慢性萎缩性胃炎以夏枯草、白花蛇舌草为主组方治疗，依据2003年中国中西医结合重庆会议关于"慢性胃炎的中西医结合诊治方案（草案）"判定疗效。结果：治愈17例、好转91例、无效18例，总有效率为85.7%。结论：以夏枯草、白花蛇舌草为主治疗慢性萎缩性胃炎"癌前病变"有一定临床疗效，且副作用小。

关键词：慢性萎缩性胃炎；夏枯草；白花蛇舌草；辨病与辨证

〔伊春锦，黄德清，黄昉萌，等.夏枯草、白花蛇舌草治疗慢性萎缩性胃炎"癌前病变"初探[J].福建中医药，2007（04）：34.〕

珍白合剂加辨证分型治疗反流性食管炎60例

伊春锦　黄德清

（福建省立医院，福州　350001）

摘要　目的：观察珍白合剂加辨证分型治疗反流性食管炎临床疗效。方法：将110例反流性食管炎患者随机分成2组，治疗组60例用珍白合剂加辨证分型治疗、对照组使用兰索拉唑治疗。结果：治疗组总有效率达96.6%、对照组总有效率达84.0%，差异有显著性意义（$P<0.01$）。结论：珍白合剂加辨证分型治疗优于西药治疗。

关键词：反流性食管炎；辨证分型；中药治疗；珍白合剂

〔伊春锦，黄德清.珍白合剂加辨证分型治疗反流性食管炎60例[J].福建中医药，2006（01）：11-12.〕

配合保肝降脂方治疗脂肪肝 60 例

伊春锦

（福建省立医院，福州　350001）

摘要　目的：观察保肝降脂方治疗脂肪肝临床疗效。方法：治疗组 60 例使用保肝降脂方加易善复，对照组 40 例使用易善复治疗。结果：治疗组 60 例，总有效率 96.7%；对照组 40 例，总有效率 85.0%。两组总有效率比较有显著性差异（$P<0.01$）。结论：保肝降脂方对脂肪肝临床症状和血脂水平均有一定的改善作用。

关键词：保肝降脂方；脂肪肝

〔伊春锦．配合保肝降脂方治疗脂肪肝 60 例 [J]．中国中西医结合杂志，2003（02）：142.〕

中西医结合治疗功能性消化不良 58 例疗效观察

伊春锦

（福建省立医院，福州　350001）

摘要　目的：观察中西医结合治疗功能性消化不良（FD）的疗效。方法：将 108 例患者随机分为两组，中西医结合组（治疗组）58 例，用香乌消痞汤合西沙比利治疗；西药组（对照组）50 例，单用西沙比利治疗。结果：治疗组治愈 29 例、显效 20 例、进步 7 例、无效 2 例，总有效率 96.6％；对照组治愈 19 例、显效 16 例、进步 8 例、无效 7 例，总有效率 86.0％。2 组总有效率比较，差异有显著性意义（$P<0.05$）。结论：中西医结合治疗 FD 能改善临床症状，提高治疗效果。

关键词：消化不良；中西医结合疗法；香乌消痞汤

〔伊春锦．中西医结合治疗功能性消化不良 58 例疗效观察 [J]．新中医，2002（09）：46-47.〕

康复训练、中药和针刺治疗脑卒中偏瘫的临床观察

伊春锦　黄德清

（福建省立医院，福州　350001）

摘要　目的：探讨康复训练、中药和针刺治疗脑卒中偏瘫的效果。方法：120
例脑卒中偏瘫患者，随机分为康复组和对照组，两组各60例，前者采用康复训练、
中药和针刺治疗，后者采用中药和针刺治疗。两组患者治疗前及治疗1个月后采用
Brunnstrom 偏瘫运动功能恢复的6期标准进行评价。结果康复组疗前、疗后相比，
对照组疗前、疗后相比，运动功能均有显著提高。两组治疗后相比，康复组有效率
明显优于对照组，$P<0.01$。结论：早期康复训练对脑卒中偏瘫患者的功能恢复具有
重要意义。

关键词：脑卒中偏瘫；康复训练；中药；针刺；早期

〔伊春锦，黄德清.康复训练、中药和针刺治疗脑卒中偏瘫的临床观察 [J].中华物
理医学与康复杂志，2002（10）：14-16.〕

芝芪汤治疗 132 例慢性乙型病毒性肝炎临床观察

伊春锦[1] 林春妹[1] 翁绳文[2]

（福建省立医院，福州　350001）[1]（平潭县中医院，平潭　350400）[2]

摘要　目的：观察芝芪汤治疗慢性乙型病毒性肝炎临床效果。方法：治疗组
132 例予芝芪汤。对照组 50 例分为 I 组给予常规护肝西药、维生素等，II 组常规西
药治疗再加用干扰素。每组治疗时间均以 3 个月为 1 个疗程。结果患者血清 HBsAg
转阴率、ALT 下降率，治疗组均 > 对照组。结论：芝芪汤通过益气活血、清热化湿
解毒对慢性乙型病毒性肝炎有一定治疗作用。

关键词：芝芪汤；慢性乙型病毒性肝炎

〔伊春锦，林春妹，翁绳文 . 芝芪汤治疗 132 例慢性乙型病毒性肝炎临床观察 [J].
福建中医药，2000（01）：19-20.〕

治疗乙型病毒性肝炎 200 例报告

伊春锦　张月华　陆霞

（福建省立医院，福州　350001）

　　摘要　用自拟肝炎 1 号方（白花蛇舌草、柴胡、虎杖、栀子等）治疗乙型病毒
性肝炎 200 例。服药 1 个月肝功能恢复正常 184 例，2 个月 10 例，3 个月 6 例。全
部有效。

　　关键词：乙型病毒肝炎／中医药疗法；白花蛇舌草；栀子；虎杖；牡丹皮；车
前子等

〔伊春锦，张月华，陆霞 . 治疗乙型病毒性肝炎 200 例报告 [J]. 河北中医，
1994（01）：5.〕

胃痛与血液流变学之关系临床观察

伊春锦

（福建省立医院，福州 350001）

　　摘要　　目的：观察胃痛与血液流变学的关系。方法：本组病例均经过纤维胃镜
检查诊断为胃溃疡，十二指肠球部溃疡 80 例，年龄在 20~60 岁，病程 2 个月至 30 年；
慢性胃炎 20 例，年龄在 23~65 岁，病程在半年至 20 年。结果：胃脘痛患者（指胃
或十二指肠球部溃疡、慢性浅表性胃炎、慢性萎缩性胃炎）80 例的血液流变学表明

不论男女，全组患者全血比黏度、血浆比黏度、纤维蛋白原、血沉、血沉方程 K 值等均有明显的差异（$P<0.05$ 或 $P<0.001$）。结论：说明胃脘痛患者在血液流动方面、血凝固性质及血浆成分等方面的变化是广泛而明显的。

关键词：胃痛；血液流变学

〔伊春锦 . 胃痛与血液流变学之关系临床观察 [J]. 新中医，1993（09）：55-56.〕

甘温法治愈心脏术后高热 1 例

伊春锦

（福建省立医院，福州　350001）

阮某某，女，38 岁，因为风湿性心脏瓣膜病行机械瓣膜置换术，术后 1 周咳嗽痰多黄稠、胸闷、寒战高热，曾用多种抗菌素（青霉素，链霉素，氨苄青霉素，先锋霉素等）效果不显。经血培报告为铜绿假单胞菌败血症，高热持续不退，邀余会诊。证见寒战高热、纳呆、大便不爽无力排出、面色苍白、气短、言语声低、动则汗出、舌质淡且暗、舌苔白腻、脉数弱。虽见高热，实属脾虚内伤之发热。在未请余会诊之前已服用安宫牛黄丸未能退热，根据辨证及经验用甘温除热之法，即西洋参 10g 炖服，并用补中益气汤加减（黄芪 30g，炙甘草 9g，当归身 9g，陈皮 9g，升麻 9g，柴胡 9g，白术 12g，茯苓 12g）。每日 1 剂，分 2 次上下午各 1 次煎服，服用当日热度即从原来的 39.8℃下降至 38.5℃。继服 2 日，体温逐渐下降至 38℃左右，继上方加减服至 1 周体温降至正常，纳增，诸证改善，血培养已无致病菌。由此可见，《脾胃论》之甘温除热法对于败血证高热有一定的疗效。

〔伊春锦 . 甘温法治愈心脏术后高热 1 例 [J]. 福建中医药，1993（04）：16.〕

芪香汤治疗消化性溃疡活动期 120 例临床观察

伊春锦　张月华　陆霞

（福建省立医院，福州　350001）

摘要　目的：观察芪香汤治疗消化性溃疡活动期临床疗效。方法：120 例均应用芪香汤加辨证分型治疗。结果：临床治愈 75%、显效 15%、有效 5.8%、总有效率 95.8%。结论：说明芪香汤治疗消化性溃疡活动期有显著的临床疗效。

关键词：消化性溃疡；胃脘痛；芪香汤

〔伊春锦，张月华，陆霞．芪香汤治疗消化性溃疡活动期 120 例临床观察 [J]．福建中医药，1992（06）：10-11.〕

止泻灵灌肠液治疗慢性结肠炎

伊春锦

（福建省立医院，福州　350001）

摘要　目的：观察自拟中药方"止泻灵"保留灌肠治疗慢性结肠炎临床疗效。方法：对 30 例患者应用"止泻灵"每晚睡前保留灌肠 1 次，1 个疗程为 2 周，一般治疗 1~2 个疗程。结果：治愈 23 例，好转 6 例，无效 1 例。结论：说明止泻灵灌肠液治疗慢性结肠炎有显著的临床疗效。

关键词：止泻灵灌肠液；慢性结肠炎

〔伊春锦．止泻灵灌肠液治疗慢性结肠炎 [J]．福建中医药，1992（04）：17.〕

二、传承团队论文选录

伊春锦主任分期论治反流性食管炎经验浅述

叶颖、邱志洁、马坤

（福建省立医院，福州　350001）

摘要　伊春锦主任对运用中医药治疗反流性食管炎（RE）有其独到见解，认为反流性食管炎病位在食管与胃，与肝、脾密切相关，基本病机为胃失和降、胃气上逆，不同阶段病理特点不同。治疗应根据不同阶段分期论治，初期宜"清"、宜"消"、宜"疏"，久病宜"补"、宜"养"，同时应注意攻补兼施、谨守平衡，并衷中参西、制酸护膜、解郁怡情、调护起居，疗效显著。

关键词：反流性食管炎、辨证论治、名医经验、伊春锦

〔叶颖,邱志洁,马坤.伊春锦主任分期论治反流性食管炎经验浅述[J].现代中医药,2021（02）〕

健脾活血解毒方治疗慢性萎缩性胃炎伴癌前病变临床观察

马坤　蒋宇　伊春锦

（福建省立医院，福州　350001）

摘要　目的：观察健脾活血解毒法治疗慢性萎缩性胃炎的疗效及安全性。方法：将符合纳入标准的慢性萎缩性胃炎伴癌前病变患者按照随机数字表法分为治疗组 27 例、对照组 29 例，治疗组采用健脾活血解毒方，对照组采取胃复春治疗。根

据两组治疗前后临床症状积分、胃镜病理积分及中医证候积分变化来判断疗效。结果：治疗组在临床症状、肠化及萎缩改善情况上均优于对照组（$P<0.05$），差异有统计学意义；而在上皮内瘤变、Hp 感染情况治疗前后差别不明显，无统计学意义。两组均无不良反应。结论：应用健脾活血解毒方能有效改善患者临床症状，并一定程度改善胃镜病理（萎缩、肠化）。

关键词：痞满；健脾；活血；解毒；慢性萎缩性胃炎；癌前病变；中医药疗法

〔马坤，蒋宇，伊春锦. 健脾活血解毒方治疗慢性萎缩性胃炎伴癌前病变临床观察[J]. 光明中医，2020，35（12）：1823-1825.〕

伊春锦老中医治疗脂肪肝的经验述要

邱志洁　马坤　伊春锦

（福建省立医院，福州　350001）

摘要　随着生活水平的提高以及饮食结构的改变，脂肪肝发病率较前明显升高。伊春锦主任认为，脂肪肝中医病因病机主要是因饮食不节、年老体弱、七情内伤、服用肝损伤药物等导致肝失条达，气郁血瘀，脾失健运，湿痰内生；肾失气化，浊邪不泄，致使瘀血、湿痰、浊邪蓄积于肝，形成本病。临床常辨肝气郁滞、痰湿瘀阻、肝郁脾虚、肝肾阴虚证4型，强调化痰清湿、健脾消导、活血化瘀、疏肝解郁，临床取得较好的疗效。

关键词：脂肪肝；中医师承；伊春锦

〔邱志洁，马坤，伊春锦. 伊春锦老中医治疗脂肪肝的经验述要[J]. 光明中医，2016，31（01）：32-34.〕

保肝降脂方治疗非酒精性脂肪肝的临床研究

邱志洁[1] 伊春锦[1] 黄美珍[2]

（福建省立医院，福州 350001）[1]（福建中医药大学，福州 350001）[2]

摘要 目的：观察保肝降脂方对非酒精性脂肪肝的治疗效果及血脂、血尿酸、肌酐等的影响。方法：将入选的 117 例 NAFLD 患者随机分为治疗组 58 例和对照组 59 例，两组均予饮食运动控制等基础治疗。在此基础上对照组予易善复胶囊治疗，治疗组在服用易善复胶囊的基础上，联合保肝降脂方，随证加减。观察两组治疗前后血清肝功能、血脂、血糖、血尿酸、血肌酐及 FAI 的变化情况。结果：①两组治疗后的 FAI 均较治疗前降低（$P<0.05$），且较对照组，治疗组的降低较为明显（$P<0.05$）；②与对照组相比，治疗组疗效明显升高（$P<0.05$）。结论：保肝降脂方具有明显的降酶保肝效果，且能改善 NAFLD 的肝脏脂肪变性程度。

关键词：非酒精性脂肪肝；保肝降脂方；中医药疗法；中医肝胆病学

〔邱志洁，伊春锦，黄美珍.保肝降脂方治疗非酒精性脂肪肝的临床研究 [J].光明中医，2016，31（11）：1524-1527.〕

伊春锦老中医基于"毒邪"理论论治胃病

马坤 邱志洁

（福建省立医院，福州 350001）

摘要 本文从解"毒"、识"毒"、治"毒"等几个方面介绍全国第五批名老中医学术继承人指导老师伊春锦基于"毒邪"理论论治胃病的经验。

关键词：脾胃病；毒邪；治毒

〔马坤，邱志洁.伊春锦老中医基于"毒邪"理论论治胃病 [J].福建中医药，2014，45（06）：24-25.〕

伊春锦老中医诊治胃痛临床经验

马坤　邱志洁

（福建省立医院，福州　350001）

摘要　本文从病机独重"不通则痛"、四诊合参尤重察舌、分型加减纲举目张、衷中参西相得益彰等6个方面介绍全国第五批名老中医学术继承人指导老师伊春锦治疗胃痛临床经验。

关键词：胃痛；老中医经验；不通则痛；四诊合参；分型加减

〔马坤，邱志洁.伊春锦老中医诊治胃痛临床经验[J].福建中医药，2013，44（06）：20-21.〕

柴胡疏肝散治疗幽门螺杆菌阳性痞满证伴抑郁症的临床研究

邱志洁[1] 伊春锦[1] 王玲玉[2]

（福建省立医院，福州　350001）[1]（福建中医药大学，福州　350001）[2]

摘要　目的：探讨柴胡疏肝散联合多潘立酮、根除 Hp 治疗 Hp 阳性痞满证伴抑郁症的临床疗效。方法：将108例确诊为 Hp 阳性痞满证伴抑郁症患者，按就诊顺序分层随机方法分为中西医治疗组（36例）、黛力新治疗组（36例）、对照组（36例）。中西医治疗组用柴胡疏肝散联合多潘立酮、根除 Hp 治疗；黛力新治疗组用黛力新、多潘立酮、根除 Hp 治疗；对照组用多潘立酮、根除 Hp 治疗，总疗程6周。治疗结束后复查 Hp 根除情况，观察临床疗效及汉密尔顿抑郁量表（HAMD）评分改善程度。结果：中西医治疗组总有效率为91.67%，黛力新治疗组总有效率为94.44%，对照组总有效率为86.11%，按照痊愈、显效、有效、无效的疗效分层比较，中西医、黛力新治疗两组效果优于对照组（$P<0.05$）；中西医组及黛力新治疗组治疗后症状积分低于治疗前及对照组，比较有显著性差异（$P<0.05$）；中西医组及黛力新治疗组治疗后 HAMD 评分低于治疗前及对照组，比较有显著性差异（$P<0.05$）。

中西医、黛力新治疗组 Hp 根除率为 88.89%，对照组 HP 根除率为 86.11%，两组比较无显著性差异（$P>0.05$）。结论：柴胡疏肝散联合多潘立酮、根除 Hp 治疗 Hp 阳性痞满证伴抑郁症的疗效较显著。

关键词：柴胡疏肝散；痞满证；Hp；抑郁症；临床研究

〔邱志洁，伊春锦，王玲玉.柴胡疏肝散治疗幽门螺杆菌阳性痞满证伴抑郁症的临床研究 [J].中国现代医药杂志，2012，14（02）：10-13.〕

一贯煎加减对慢性萎缩性胃炎 IL-12 和 TNF-α 的影响

邱志洁[1] 伊春锦[1] 李新民 1 叶颖[1] 王玲玉[2]

（福建省立医院，福州 350001）[1]（福建中医药大学，福州 350001）[2]

摘要 目的：了解一贯煎加减辅助治疗慢性萎缩性胃炎的效果，及治疗后患者血清中白细胞介素 -12（IL-12）和肿瘤坏死因子 -α（TNF-α）的变化。方法：选择在我院确诊的慢性萎缩性胃炎患者，共 86 例，依患者入院顺序分为观察组 43 例与对照组 43 例。观察组在常规治疗上加用一贯煎加减进行治疗，对照组应用常规性的治疗。观察两组治疗后的临床效果及对血清中 IL-12 和 TNF-α 的影响。结果：观察组患者的总有效率（95.35%）明显高于对照组（81.40%），治疗后观察组血清中 IL-12 和 TNF-α 的表达明显低于对照组。结论：一贯煎加减治疗慢性萎缩性胃炎的疗效明显，且能有效下调血清中 IL-12 和 TNF-α 的表达，从机体微环境中进行调节，临床治疗中可以应用。

关键词：中药；一贯煎；慢性萎缩性胃炎；白细胞介素 -12；肿瘤坏死因子 -α

〔邱志洁，伊春锦，李新民，叶颖，王玲玉.一贯煎加减对慢性萎缩性胃炎 IL-12 和 TNF-α 的影响 [J].中国实验方剂学杂志，2012，18（11）：248-250.〕

香乌消痞汤治疗功能性消化不良疗效观察

邱志洁　伊春锦

（福建省立医院，福州　350001）

摘要　目的：观察中西医结合治疗功能性消化不良（functional dyspepsia，FD）的疗效。方法：将96例FD患者随机分为两组，中西医结合组（治疗组）48例，用香乌消痞汤合莫沙比利治疗；西药组（对照组）48例，单用莫沙比利治疗。结果：治疗组治愈30例、显效12例、有效3例、无效3例，总有效率93.75%；对照组治愈12例、显效26例、有效4例、无效6例，总有效率87.50%。两组总有效率比较，差异有显著性意义（$P<0.05$）。结论：中西医结合治疗FD能改善临床症状，提高治疗效果。

关键词：消化不良；中西医结合疗法；香乌消痞汤

〔邱志洁，伊春锦.香乌消痞汤治疗功能性消化不良疗效观察[J].光明中医，2011，26（09）：1814-1816.〕